食管癌放射治疗靶区勾画

主　编　肖泽芬　周宗玫　李晔雄

副主编　王　鑫　田　源

主　审　殷蔚伯　戴建荣　张红志

编　委　邓　玮　倪文婕　李　晨
　　　　常　笑　王文卿　邓　垒
　　　　章文成（天津医科大学肿瘤医院）
　　　　孙立力（湖南省岳阳市一人民医院）
　　　　李幼梅（河北医科大学第四医院）
　　　　王　姿（贵州省人民医院）
　　　　阚方功（淄博市第一医院）
　　　　张荣君（桂林医学院附属医院）
　　　　陈东福　冯勤付　梁　军　吕纪马　王小震
　　　　毕　楠　张　涛　王绿化
　　　　以上未注明工作单位的编者均是国家癌症中心/
　　　　中国医学科学院北京协和医学院肿瘤医院

人民卫生出版社

图书在版编目（CIP）数据

食管癌放射治疗靶区勾画/肖泽芬,周宗玫,李晔雄主编. —北京:人民卫生出版社,2017

ISBN 978-7-117-24260-8

Ⅰ.①食… Ⅱ.①肖…②周…③李… Ⅲ.①食管癌-放射治疗学 Ⅳ.①R735.105

中国版本图书馆 CIP 数据核字（2017）第 051973 号

| 人卫智网 | www. ipmph. com | 医学教育、学术、考试、健康,购书智慧智能综合服务平台 |
| 人卫官网 | www. pmph. com | 人卫官方资讯发布平台 |

食管癌放射治疗靶区勾画

主　　编：肖泽芬　周宗玫　李晔雄
出版发行：人民卫生出版社（中继线 010-59780011）
地　　址：北京市朝阳区潘家园南里 19 号
邮　　编：100021
E - mail：pmph @ pmph. com
购书热线：010-59787592　010-59787584　010-65264830
印　　刷：北京盛通印刷股份有限公司
经　　销：新华书店
开　　本：889×1194　1/16　印张：18.5
字　　数：546 千字
版　　次：2017 年 9 月第 1 版　2017 年 9 月第 1 版第 1 次印刷
标准书号：ISBN 978-7-117-24260-8/R·24261
定　　价：158.00 元
打击盗版举报电话：010-59787491　E-mail：WQ @ pmph. com
（凡属印装质量问题请与本社市场营销中心联系退换）

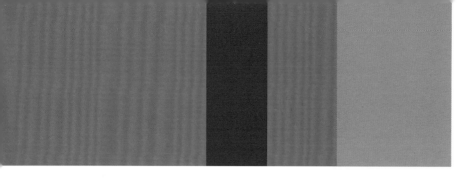

主编简介

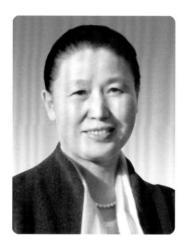

肖泽芬

主任医师、教授，博士生导师。 中华医学会放射肿瘤治疗学分会第八届委员会食管癌治疗学组副组长。 北京医学会放疗肿瘤学分会泛京津冀食管肿瘤多中心专业协作组组长。

1982 年 12 月毕业于华西医科大学医学系，获医学学士学位。在中国医学科学院肿瘤医院放射治疗科工作至今已 35 年。 主要从事肿瘤的放射治疗、同步放化疗、与手术的综合治疗，特别是胸部肿瘤如食管癌、肺癌、胸腺瘤、胸膜间皮瘤等胸部恶性肿瘤，长期在临床一线工作并积累了丰富的临床经验，如气管癌、食管癌的后装治疗等。 先后承担国际原子能、863 重点支持课题、首都发展基金、首都特色、国家自然科学基金等多项科研课题。 在食管癌综合治疗方面做了一系列研究并取得优异的成绩，分别于 2004 年、2010年、2011 年获中华医学科技奖二等奖、中国医学科学院肿瘤医院杰出贡献奖、中国女医师协会五洲女子科技奖。 在国内外有影响的杂志发表论文 60 余篇，其中以第一作者或通信作者发表 SCI 论文 15篇。 参与《肿瘤放射治疗学》食管癌、气管癌放射治疗的编写。

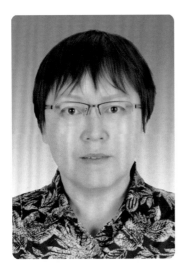

周宗玫

主任医师，教授、硕士生导师。 一直从事肿瘤的放射治疗工作。 专业方向为胸部肿瘤的放射治疗（包括肺癌、食管癌、纵隔肿瘤及转移瘤的治疗及并发症处理），并在该领域具有丰富的诊断及治疗经验。 2006—2007 年赴美国洛杉矶加州大学（UCLA）肿瘤中心放疗科做访问学者。 2005 年作为主要参与者获中华医学科技奖二等奖（"食管癌根治术后预防性放射治疗的临床前瞻性研究"）。 2013 年参与完成的"提高肺癌放疗疗效的临床及转化研究"获得华夏医学科技奖二等奖。 参与科室食管癌及肺癌术后的多项前瞻性和随机分组研究。 独立承担科研课题 10 余项。 发表学术论文 60 余篇。 参与多部医学专著编写（《肿瘤放射治疗学（3、4版）》《肿瘤放射治疗手册》《肺癌诊断治疗学》及《胸部肿瘤学》。《中华放射肿瘤学杂志》《中华放射医学与防护杂志》编委；科技部科研成果评审专家；老年肿瘤专业委员会委员；首届中国研究型医院放射肿瘤学专业委员会委员；北京医学会放疗分会泛京津冀食管肿瘤多中心专业协作组副组长。

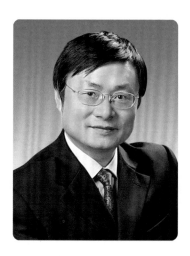

李晔雄

主任医师，教授，博士生导师。 曾在瑞士洛桑大学医学院和美国德克萨斯大学 M. D. Anderson 癌症中心工作和学习。

现任中国医学科学院肿瘤医院放疗科主任。 兼任中华医学会放射肿瘤治疗学分会第七届主委，中华医学会肿瘤学分会委员，北京医学会肿瘤学分会副主委，中国医师学会放射肿瘤学会副会长，临床肿瘤研究协会（CSCO）常委，国际淋巴瘤放射肿瘤研究组（IL-ROG）常委和《中华放射肿瘤学杂志》主编等。 获新世纪百千万人才工程国家级人选，卫生部突出贡献中青年专家和吴阶平-保罗·杨森医学药学奖等。

承担国家重大研发计划、"863"和卫生部临床学科重点项目等多项国家和省部级研究课题，发表论文 200 余篇，系列研究发表于 J Clin Oncol、Blood、Leukemia、JAMA Oncol、Ann Oncol、Clin Cancer Res、Cancer、Int J Radiat Oncol Biol Phys、Cancer Res 等国内外学术期刊，SCI 论文累积影响因子 200 余分。

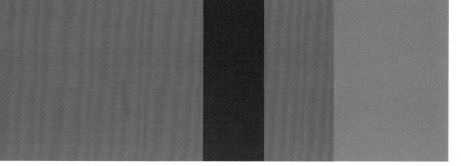

序 言

　　从 2001 年国内引进先进的三维放疗技术以来，无论是放射治疗的临床医生还是物理师均需要从二维的思维模式转变到三维甚至四维的思维以实施该模式下的临床治疗，包括放射治疗靶区的确定与勾画、正常组织的勾画与保护、放射物理计划的设计等，从零起一直在临床上探索、研究、实践、应用以及调整和修改，至今已十几个年头。经过临床经验的积累和不断完善，在我院放疗科已初步具备靶区勾画、物理计划设计的规范并在临床上指导应用。

　　目前，国内关于食管癌放疗靶区勾画方面的书籍不多，主要源于不同患者该如何选择合适的照射范围争议较大。经常会听到一些医生问："这靶区怎么画？有什么标准？"鉴于现存的临床实际问题，由我科肖泽芬教授主持编写了《食管癌放射治疗靶区勾画》。她专注于食管癌放射治疗方面的临床应用与研究几十年，精心挑选了四十例经典病例，基本涵盖了所有临床上会遇到的各种食管癌放疗的情况。本书主要是以图片形式展示不同部位、不同分期、不同治疗目的，甚至是不同年龄食管癌放疗靶区的勾画，都是临床实际治疗的案例。这本书图片细致，病例丰富多样，对于年轻的放疗科医生、物理师在临床的实际工作中可提供帮助与参考，具有较高的临床应用价值。

　　希望借助这本书的出版，能够推动食管肿瘤放疗专业的规范化治疗，提高各单位的治疗水平，促进多中心前瞻性研究以及多学科的协同发展。

中国医学科学院肿瘤医院放疗科

殷蔚伯

2017 年 3 月 6 日

据陈万青2016年报道中国癌症流行病学的调查结果发现，在中国预计食管癌的发病率与死亡率分别为477.9万、377.5万。在中国90%以上为食管鳞状细胞癌。而美国2015年报道预计食管癌的发病率和死亡率只有16.98万与15.59万。然而，规范化治疗指南来自于美国NCCN或欧洲ESMO，源于这些指南推荐多数为欧美等国家的多中心、前瞻性随机对照研究结果，是高级别的研究证据。因此，国内仍然以此作为治疗的主要依据。

70%左右的食管癌患者需要以放射治疗为主或与放射治疗相结合的综合治疗。作者从事食管癌放射治疗的临床一线工作与研究近三十余年，经历了从单一手段治疗如单一手术或单一放射治疗到多学科的综合治疗如放射治疗＋手术或手术＋放射治疗或放射治疗＋化疗等，从二维常规放疗到三维放疗技术、从简单的物理剂量计算到多维物理计划以及在图像引导下的放射治疗。同时也见证了局部进展期食管癌放射治疗后的生存率从10%提高到20%的生存结果。然而，即使生存率有所提高，但远低于其他恶性肿瘤的生存率如乳腺癌、鼻咽癌等。因此，还有很艰巨的临床科研任务。

本书的出版期望借助于医科院肿瘤医院几十年来致力于临床前瞻性的研究结果、靶区勾画的规范以及改进，与兄弟医院充分的交流、分享、沟通、相互学习共同进步，达到提高多中心临床资料的一致性和可行性的目的。期望不久的将来有更多高级别前瞻性的研究结果成为规范化的治疗指南，获得更适合中国食管癌患者的治疗模式。

本书的内容主要分两部分：第一部分主要介绍医科院肿瘤医院放疗科对食管癌常规放疗靶区的勾画原则和案例、特殊情况下靶区勾画的案例；第二部分是介绍正在研究的课题，根据前期研究结果将靶区进行了修改并在临床执行的前瞻性随机研究的方案。靶区的勾画是放射治疗的重中之重，而放射物理计划的设计也是重点之一。因此，本书的重点和特色是介绍不同段的食管癌、不同治疗模式下靶区勾画的原则并展示每例患者靶区的勾画以及放射物理计划设计的特点与评述。通过这些案例的展示与评述，期望对年轻医生规范靶区的勾画有帮助，同时提高放射物理师的实际操作能力。

因时间有限，　也有不尽如人意之处，　难免存在一些问题。　敬请读者谅解。

　　本书能顺利出版，　得到了中国医学科学院肿瘤医院放射治疗科各位主任、　全体胸组医生和物理师的大力支持，　再次深表谢意。

肖泽芬　　周宗玫　　李晔雄

2017 年 3 月 2 日

目 录

食管癌简述

一、 食管的解剖

食管上接下咽起于环状软骨，上端相当于第六颈椎下缘平面，沿气管后缘经上纵隔、后纵隔通过横膈的食管裂孔，相当于第11胸椎水平止于贲门。成年人的食管长度一般为25～30cm，但随人体身高和胸廓纵径长度不同而有所差别。食管正常有三个生理性狭窄：第一个狭窄位于食管入口处，即由环咽肌和环状软骨所围成；第二个狭窄位于主动脉弓处，由主动脉弓从其左壁越过和左支气管从食管前方越过而形成；第三个狭窄位于膈肌入口处，即食管穿经膈的食管裂孔。

食管的组织：食管壁由黏膜、黏膜下层、肌层和外膜组成。①黏膜：位于食管壁的内层，包括上皮（为未角化的复层扁平上皮，受损后修复能力很强），固有膜（由细密的结缔组织构成）和黏膜肌（由纵行平滑肌和细弹性纤维网组成）。②黏膜下层：由疏松结缔组织组成。黏膜和黏膜下层突入管腔，形成7～10条纵行皱襞，在食管造影黏膜相显示食管黏膜紊乱和（或）黏膜连续性中断要怀疑早期食管癌。③肌层：分内环、外纵两层。食管各段的肌组织成分不同，在食管上1/4段为骨骼肌，其下1/4段含有骨骼肌和平滑肌两种成分。而食管癌下半段只有平滑肌。④外膜：为纤维膜。由疏松结缔组织构成，与周围结缔组织相连续，富有淋巴管、血管、神经。

二、 食管癌蔓延及转移途径

食管癌的蔓延及转移主要通过3条途径：直接浸润、淋巴结转移和血行转移。

（一） 直接浸润

由于食管外膜为疏松结缔组织，与周围结缔组织连续，故食管癌侵入外膜时可累及邻近器官。由于食管各段邻近的组织器官不同，所以造成的后果不同。据尸检结果显示，肿瘤直接侵犯邻近组织器官为32%～36%，其中最常见的是气管支气管（49%～53%），其次为主动脉（6%～18%）和心包（13%），没有侵及周围组织器官占39%。

（二） 淋巴结转移

由于食管全程的黏膜下层有广泛而密集的淋巴网，纵横方向分布。且淋巴管网之间相互沟通，汇集成输出淋巴管穿出管壁，因此早期食管癌即出现淋巴结转移，且淋巴引流没有明显的节段性，但有主要引流的方向，分别为向上、向下或呈跳跃式的淋巴引流。食管上2/3主要是向上引流，进入食管旁、锁骨上及颈深淋巴结，主要收集颈段和上胸段食管的淋巴液，下1/3主要是向下引流，进入贲门旁及胃左动脉旁淋巴结，主要收集胸下段食管或胸中段食管的淋巴液。

早期浅表性食管癌（表1和表2）除了原位癌无淋巴结转移外，其余均随着浸润深度的增加，淋巴结转移率增加，如达黏膜固有层（T_{1a}的m2）到黏膜下层下1/3（T_{1b}的sm3），其淋巴结转移率为3%～46%；还有手术中淋巴结清扫的范围不同而淋巴结的转移率也有一定的差异（如两野清扫术为10.6%，三野清扫术为30.0%）。据研究报道，T_2期食管癌淋巴结转移率为45%～75%，T_3有80%～85%的淋巴结转移率。表1、表2、图1和图2均显示不同T分期、不同肿瘤部位、不同手术淋巴结清扫与淋巴结转移有相关性。即使在同一浸润深度，二野淋巴结清扫术的淋巴结转移率也要低于三野淋巴结清扫术，这提示我们注意在手术没有清扫或不易清扫的范围，存在一定比例出现术后复发转移的风险。淋巴结的转移率，对放射治疗照射范围的设计很有帮助。

表1 浅表食管癌浸润深度与淋巴结转移率的关系

	肿瘤浸润深度	淋巴结转移率	
▶ 图1	黏膜上皮层（m1）	0%（0/199）	0%（0/9）
	侵及黏膜固有层（m2）	3.3%（5/153）	0%（0/12）
	穿透黏膜肌层（m3）	12.2%（28/230）	6%（1/16）
	黏膜下层上 1/3（sm1）	26.5%（58/219）	32%（8/25）
	黏膜下层中 1/3（sm2）	35.8%（133/372）	31%（10/32）
	黏膜下层下 1/3（sm3）	45.9%（260/567）	42%（28/66）

注：m1：黏膜上皮层；m2：侵及黏膜固有层；m3：侵及黏膜肌层；sm1：侵及黏膜下层上 1/3；sm2：侵及黏膜下层中 1/3；sm3：侵及黏膜下层下 1/3

表2 肿瘤浸润深度与淋巴结转移率的关系

肿瘤浸润深度	淋巴结转移率（%）	
	三野淋巴结清扫术（n = 1791）	二野淋巴结清扫术（n = 2799）
Ep（黏膜上皮层）	0%（0/14）	0（0/41）
Mm（穿透黏膜肌层）	30%（12/40）	10.6%（11/104）
sm 黏膜下层	51.7%（119/230）	33.8%（125/338）
Mp 固有肌层	67.9%（197/290）	55.1%（237/550）
a1 累及外膜	77.5%（224/289）	63.3%（338/534）
a2 穿透外膜	81.4%（557/684）	70.5%（593/841）
a3 侵入邻近组织	83.0%（181/218）	73.6%（320/435）
不能确定	57.7%（15/26）	40.9%（18/40）

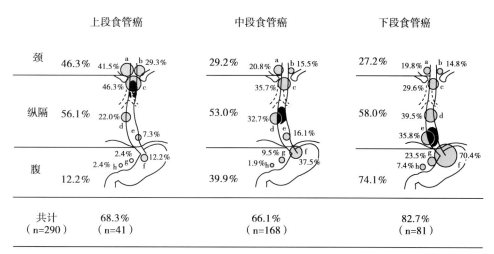

	上段食管癌	中段食管癌	下段食管癌
颈	46.3% 41.5% a b 29.3% 46.3% c	29.2% 20.8% a b 15.5% 35.7% c	27.2% 19.8% a b 14.8% 29.6% c
纵隔	56.1% 22.0% d 7.3% e	53.0% 32.7% e 16.1%	58.0% 39.5% d 35.8% e
腹	2.4% g 12.2% f 2.4% h 12.2%	9.5% g f 1.9% h 37.5% 39.9%	23.5% g 70.4% 7.4% h f 74.1%
共计	68.3% (n=41)	66.1% (n=168)	82.7% (n=81)

（n=290）

▶ 图2　胸段食管癌三野淋巴结清扫时淋巴结转移率与病变部位的关系

a、b. 右、左颈淋巴结；c. 上纵隔淋巴结；d. 中纵隔淋巴结；e. 下纵隔淋巴结；f. 胃上淋巴结；g. 腹腔干淋巴结；h. 肝总动脉淋巴结

（三）血行转移

殷蔚伯等1980年报道3798例放射治疗食管癌，远处转移率为4.5%。其主要原因为早年报道食管癌放射治疗后局部失败率高（占68%~80%）致使生存时间短，还有CT检查不能普及等，使文献报道的远处转移率低。肖泽芬等2005年报道549例食管癌根治术后预防性放射治疗后分析失败原因时发现，远处转移率为37%，其中远处淋巴结转移率为16.5%（80/486例）；血行转移率为20.6%（100/486例）。章文成等2004—2009年对食管癌根治术后采用调强放疗后随访的结果显示，血行转移率单一手术组为21%，手术+放疗组为30.7%，血行转移的时间分别为8.8个月和14.5个月。Sudo K等2014年报道的对食管癌根治性放化疗276例的随访和挽救治疗的结果发现，无复发转移33.3%（92/276例），仅局部复发23.3%（64/276例），远处失败率有或没有局部复发43.5%（120/276例）（引自：J Clin Oncol，2014，32：3400-3405.）。这一研究结果明确局部复发率较早年报道的明显降低，而远处失败率高与定期随访、详细检查有关。

三、食管癌分期

目前国际上采用UICC/AJCC的食管癌临床分期。但由于2009年第七版的N分期是根据术后淋巴结转移个数细分为N_0、N_1（淋巴结阳性个数1~2枚）、N_2（淋巴结阳性个数3~6枚）、N_3（淋巴结阳性个数≥7枚），而非手术食管癌包括术前放疗/同步放化疗或根治性放疗/同步放化疗的患者，无法确定或难以确定淋巴结的转移个数，且2002年第六版UICC/AJCC分期在临床上具有很高的实用性和有效性。因此，对于术前新辅助治疗包括根治性放疗/同步放化疗的食管癌，中国医学科学院肿瘤医院采用第六版UICC/AJCC食管癌分段和TNM分期系统。对于食管癌术后的病理分期按第七版UICC/AJCC分期。

Machiels M等2016年报道105例不能手术食管癌PET-CT所示淋巴结转移的结果发现，上段食管癌仍然以颈段食管旁（101R组）、喉返神经链（106Rec组）淋巴结转移率最高，分别为45%、35%；中段食管癌以锁骨上区域（104R组30%）、胸上段食管旁（105组30%）淋巴结转移率高；下段食管癌常见的转移部位为胃小弯（21%）（图3）。

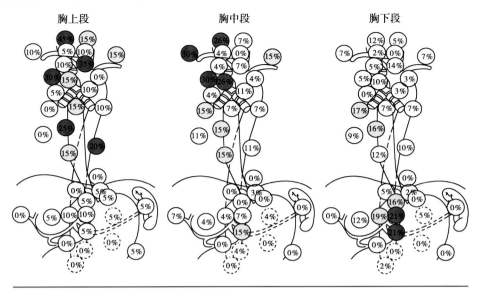

▶ 图3　不能手术食管癌不同部位 PET-CT 所示淋巴结转移率（根据日本食管疾病和胃癌协作组对淋巴结部位的定义）

红色：≥20% 高危淋巴结转移区域，黄色：≥15% 中危淋巴结转移区域

四、食管癌淋巴结分区与定义

AJCC/UICC 2017 年进一步明确并用解剖术语定义了食管癌淋巴结的引流区域，但没有日本对食管癌淋巴结区域定义的细致（表3与图4）。目前，国际上也没有在 CT 图片上具体展示其相应解剖定义的食管癌淋巴结区域的文献发表。

为了便于大家记忆，根据 AJCC/UICC 关于食管癌淋巴结的解剖分区定义，并参照国际肺癌联盟和美国胸部协会对淋巴结的定义（表4、图5、图6），我们对食管癌淋巴结的定义见图7～图51。关于锁骨上淋巴结引流区域引用 AJCC 的定义（图52），但我们细分为三段即内侧段（指颈鞘内的区域）、中间段（颈鞘外侧至颈外静脉的区域）、外侧段（颈外静脉外），见图53。

表3　日本食管疾病协会及胃癌协作组对食管癌、胃癌区域淋巴结的分区定义

100	颈部浅表	1	贲门右
101	颈段食管旁	2	贲门左
102	颈深	3	胃小弯
103	咽周	4	胃大弯
104	锁骨上	5	幽门上

续表

105	胸上段食管旁	6	幽门下
106rec	喉返神经	7	胃左动脉
106pre	气管前	8	肝总动脉
106tb	气管支气管	9	腹腔干
107	隆突下	10	脾门
108	胸中段气管旁	11	脾动脉
109	主支气管	12	肝十二指肠韧带
110	胸下段食管旁	13	胰头后
111	横膈上	14	肠系膜上静脉
112	后纵隔	15	中结肠
113	肺动脉韧带	16	腹主动脉旁
114	前纵隔	17	胰头前
		18	胰腺体下
		19	膈下
		20	食管裂孔

▶ 图 4

表 4　国际肺癌联盟对肺癌的淋巴结和 AJCC/UICC 对食管癌的淋巴结分区与解剖定义

1R	右下颈、锁骨上和胸骨切迹淋巴结的引流区域
1L	左下颈、锁骨上和胸骨切迹淋巴结的引流区域
	上纵隔区域（奇静脉上缘上的区域）
2R	右侧上段气管旁、食管旁、食管气管沟淋巴结的引流区域
2L	左侧上段气管旁、食管旁、食管气管沟淋巴结的引流区域
3A	血管前淋巴结的引流区域
3P	气管后淋巴结的引流区域
4R	右侧下段气管旁淋巴结的引流区域
4L	左侧上段气管旁淋巴结的引流区域
	主动脉弓下的区域
5	主动脉弓下淋巴结的引流区域

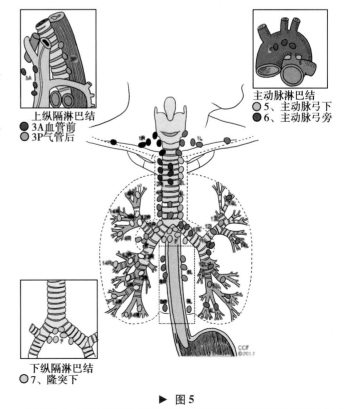

上纵隔淋巴结
3A 血管前
3P 气管后

主动脉淋巴结
5、主动脉弓下
6、主动脉弓旁

下纵隔淋巴结
7、隆突下

▶ 图 5

续表

6	主动脉弓旁淋巴结的引流区域	
	隆突下区域	
7	隆突下淋巴结的引流区域	
	下纵隔区域（奇静脉下缘上的区域）	
8	食管旁淋巴结的引流区域	
9	下肺韧带旁淋巴结的引流区域	
	膈肌及膈下淋巴结的区域	
15	膈肌淋巴结的引流区域	
16	贲门旁淋巴结的引流区域	
17	胃左淋巴结的引流区域	
18	肝总动脉淋巴结的引流区域	
19	脾动脉淋巴结的引流区域	
20	腹腔干淋巴结的引流区域	

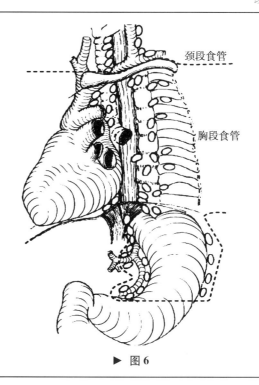

► 图6

注：为了更容易记忆，我们1~9淋巴结区域的划分按照国际肺癌淋巴结分区
　　15~20区按照AJCC的定义

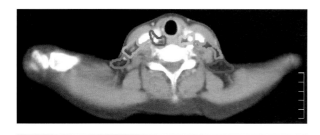

► 图7
浅紫色：锁骨上淋巴引流区内侧段（左，即1L）
紫色：锁骨上淋巴引流区内侧段（右，即1R）
钢蓝色：锁骨上淋巴引流区中间段（左）
浅绿色：锁骨上淋巴引流区中间段（右）
深蓝色：锁骨上淋巴引流区外侧段（左）
深绿色：锁骨上淋巴引流区外侧段（右）

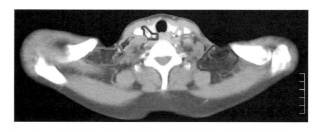

► 图8
浅紫色：锁骨上淋巴引流区内侧段（左，即1L）
紫色：锁骨上淋巴引流区内侧段（右，即1R）
钢蓝色：锁骨上淋巴引流区中间段（左）
浅绿色：锁骨上淋巴引流区中间段（右）
深蓝色：锁骨上淋巴引流区外侧段（左）
深绿色：锁骨上淋巴引流区外侧段（右）

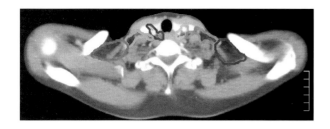

▶ 图9

浅紫色：锁骨上淋巴引流区内侧段（左，即1L）

紫色：锁骨上淋巴引流区内侧段（右，即1R）

钢蓝色：锁骨上淋巴引流区中间段（左）

浅绿色：锁骨上淋巴引流区中间段（右）

深蓝色：锁骨上淋巴引流区外侧段（左）

深绿色：锁骨上淋巴引流区外侧段（右）

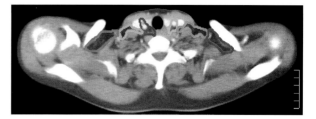

▶ 图10

浅紫色：锁骨上淋巴引流区内侧段（左，即1L）

紫色：锁骨上淋巴引流区内侧段（右，即1R）

钢蓝色：锁骨上淋巴引流区中间段（左）

浅绿色：锁骨上淋巴引流区中间段（右）

深蓝色：锁骨上淋巴引流区外侧段（左）

深绿色：锁骨上淋巴引流区外侧段（右）

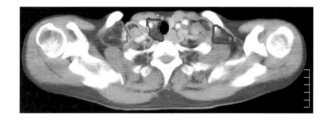

▶ 图11

浅紫色：锁骨上淋巴引流区内侧段（左，即1L）

紫色：锁骨上淋巴引流区内侧段（右，即1R）

钢蓝色：锁骨上淋巴引流区中间段（左）

浅绿色：锁骨上淋巴引流区中间段（右）

深蓝色：锁骨上淋巴引流区外侧段（左）

深绿色：锁骨上淋巴引流区外侧段（右）

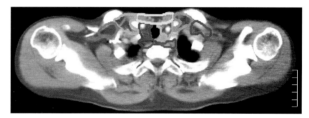

▶ 图12

浅紫色：锁骨上淋巴引流区内侧段（左，即1L）

紫色：锁骨上淋巴引流区内侧段（右，即1R）

钢蓝色：锁骨上淋巴引流区中间段（左）

浅绿色：锁骨上淋巴引流区中间段（右）

深蓝色：锁骨上淋巴引流区外侧段（左）

深绿色：锁骨上淋巴引流区外侧段（右）

黄色：血管前淋巴引流区（3A）

褐色：气管后淋巴引流区（3P）

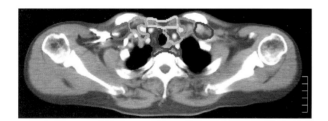

▶ 图13

浅紫色：锁骨上淋巴引流区内侧段（左，即1L）

紫色：锁骨上淋巴引流区内侧段（右，即1R）

钢蓝色：锁骨上淋巴引流区中间段（左）

浅绿色：锁骨上淋巴引流区中间段（右）

深蓝色：锁骨上淋巴引流区外侧段（左）

深绿色：锁骨上淋巴引流区外侧段（右）

黄色：血管前淋巴引流区（3A）

褐色：气管后淋巴引流区（3P）

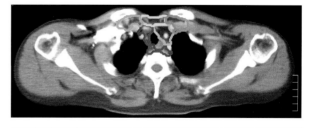

▶ 图14

浅紫色：锁骨上淋巴引流区内侧段（左，即1L）

紫色：锁骨上淋巴引流区内侧段（右，即1R）

钢蓝色：锁骨上淋巴引流区中间段（左）

浅绿色：锁骨上淋巴引流区中间段（右）

黄色：血管前淋巴引流区（3A）

褐色：气管后淋巴引流区（3P）

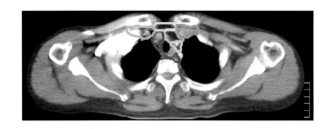

▶ 图 15

浅紫色：锁骨上淋巴引流区内侧段（左，即 1L）

紫色：锁骨上淋巴引流区内侧段（右，即 1R）

钢蓝色：锁骨上淋巴引流区中间段（左）

浅绿色：锁骨上淋巴引流区中间段（右）

天蓝色：上段气管旁淋巴引流区（左，即 2L）

蓝色：上段气管旁淋巴引流区（右，即 2R）

黄色：血管前淋巴引流区（3A）

褐色：气管后淋巴引流区（3P）

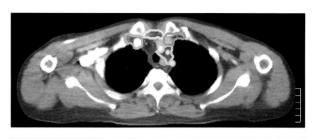

▶ 图 16

钢蓝色：锁骨上淋巴引流区中间段（左）

浅绿色：锁骨上淋巴引流区中间段（右）

天蓝色：上段气管旁淋巴引流区（左，即 2L）

蓝色：上段气管旁淋巴引流区（右，即 2R）

黄色：血管前淋巴引流区（3A）

褐色：气管后淋巴引流区（3P）

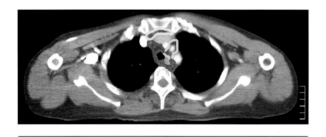

▶ 图 17

天蓝色：上段气管旁淋巴引流区（左，即 2L）

蓝色：上段气管旁淋巴引流区（右，即 2R）

黄色：血管前淋巴引流区（3A）

褐色：气管后淋巴引流区（3P）

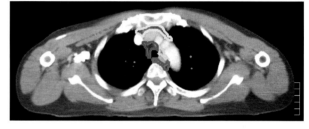

▶ 图 18

天蓝色：上段气管旁淋巴引流区（左，即 2L）

蓝色：上段气管旁淋巴引流区（右，即 2R）

黄色：血管前淋巴引流区（3A）

褐色：气管后淋巴引流区（3P）

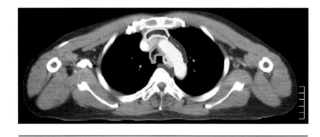

▶ 图 19

浅粉色：下段气管旁淋巴引流区（左，即 4L）

橘黄色：下段气管旁淋巴引流区（右，即 4R）

黄色：血管前淋巴引流区（3A）

褐色：气管后淋巴引流区（3P）

红色：主动脉旁淋巴引流区（6）

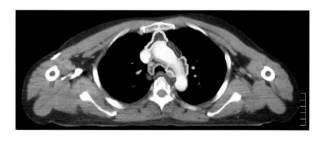

▶ 图 20

浅粉色：下段气管旁淋巴引流区（左，即 4L）

橘黄色：下段气管旁淋巴引流区（右，即 4R）

黄色：血管前淋巴引流区（3A）

褐色：气管后淋巴引流区（3P）

红色：主动脉旁淋巴引流区（6）

草绿色：主动脉下淋巴引流区（5）

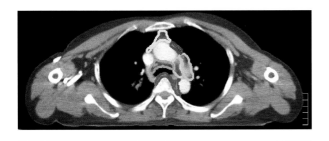

▶ 图21

浅粉色：下段气管旁淋巴引流区（左，即4L）

橘黄色：下段气管旁淋巴引流区（右，即4R）

黄色：血管前淋巴引流区（3A）

褐色：气管后淋巴引流区（3P）

红色：主动脉旁淋巴引流区（6）

草绿色：主动脉下淋巴引流区（5）

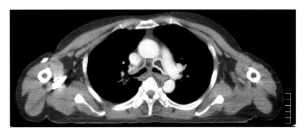

▶ 图22

天蓝色：肺门淋巴引流区（左，即10L）

钢蓝色：肺门淋巴引流区（右，即10R）

浅红色：隆突下淋巴引流区（7）

紫红色：中段食管旁淋巴结引流区（8M）

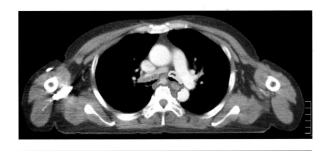

▶ 图23

天蓝色：肺门淋巴引流区（左，即10L）

钢蓝色：肺门淋巴引流区（右，即10R）

浅红色：隆突下淋巴引流区（7）

紫红色：中段食管旁淋巴结引流区（8M）

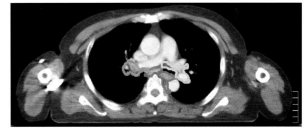

▶ 图24

天蓝色：肺门淋巴引流区（左，即10L）

钢蓝色：肺门淋巴引流区（右，即10R）

浅红色：隆突下淋巴引流区（7）

紫红色：中段食管旁淋巴结引流区（8M）

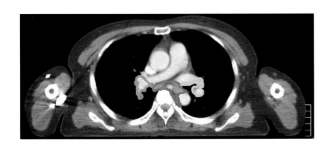

▶ 图25

天蓝色：肺门淋巴引流区（左，即10L）

钢蓝色：肺门淋巴引流区（右，即10R）

浅红色：隆突下淋巴引流区（7）

紫红色：中段食管旁淋巴结引流区（8M）

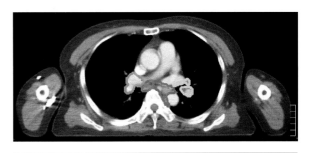

▶ 图26

天蓝色：肺门淋巴引流区（左，即10L）

钢蓝色：肺门淋巴引流区（右，即10R）

浅红色：隆突下淋巴引流区（7）

紫红色：中段食管旁淋巴结引流区（8M）

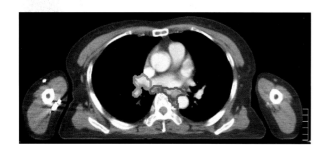

▶ 图27
钢蓝色：肺门淋巴引流区（右，即10R）
浅红色：隆突下淋巴引流区（7）
紫红色：中段食管旁淋巴结引流区（8M）

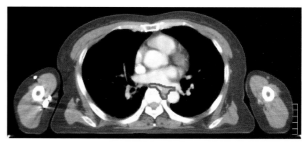

▶ 图28
紫红色：中段食管旁淋巴引流区（8M）

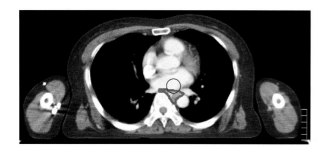

▶ 图29
紫红色：中段食管旁淋巴引流区（8M）

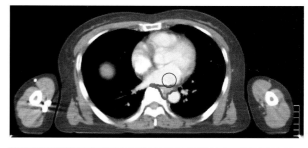

▶ 图30
紫红色：中段食管旁淋巴引流区（8M）

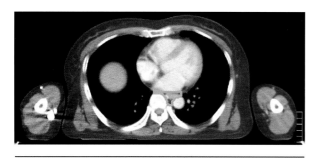

▶ 图31
绿色：下段食管旁淋巴引流区（8L）

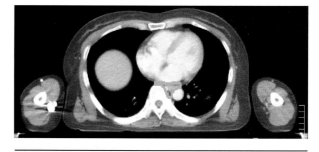

▶ 图32
绿色：下段食管旁淋巴引流区（8L）

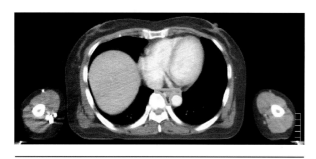

▶ 图33
绿色：下段食管旁淋巴引流区（8L）

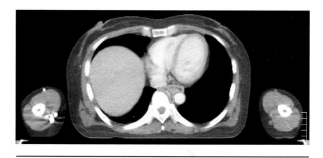

▶ 图34
绿色：下段食管旁淋巴引流区（8L）

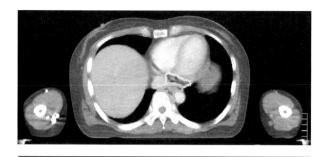

▶ 图 35
    绿色：下段食管旁淋巴引流区（8L）
    黄色：膈肌上淋巴结引流区（15）

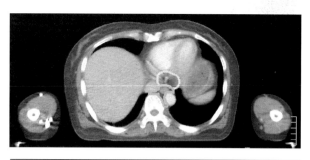

▶ 图 36
    绿色：下段食管旁淋巴引流区（8L）
    黄色：膈肌上淋巴结引流区（15）

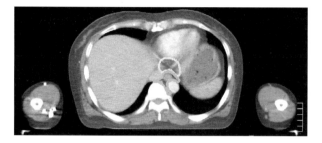

▶ 图 37
    绿色：下段食管旁淋巴引流区（8L）
    黄色：膈肌上淋巴结引流区（15）

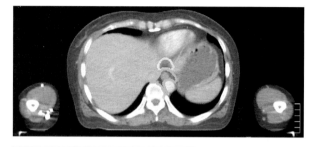

▶ 图 38
    绿色：下段食管旁淋巴引流区（8L）
    黄色：膈肌上淋巴结引流区（15）

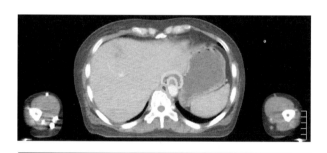

▶ 图 39
    绿色：下段食管旁淋巴引流区（8L）
    浅绿色：贲门旁淋巴引流区（16）

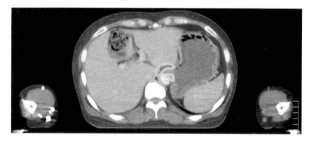

▶ 图 40
    绿色：下段食管旁淋巴引流区（8）
    浅绿色：贲门旁淋巴引流区（16）

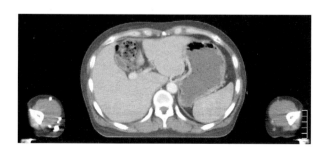

▶ 图 41
    橙色：胃左淋巴引流区（17）

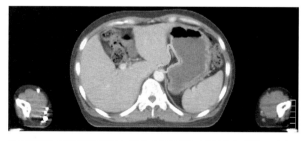

▶ 图 42
    橙色：胃左淋巴引流区（17）

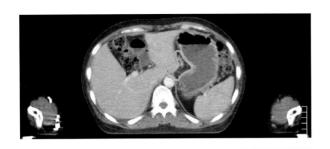

▶ 图 43
橙色：胃左淋巴引流区（17）

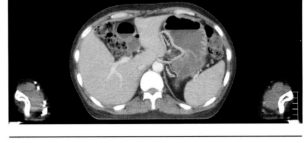

▶ 图 44
橙色：胃左淋巴引流区（17）
浅红色：脾动脉淋巴引流区近端（19）

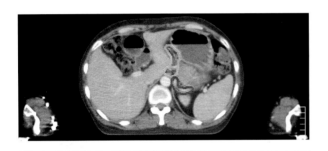

▶ 图 45
橙色：胃左淋巴引流区（17）
浅红色：脾动脉淋巴引流区近端（19）

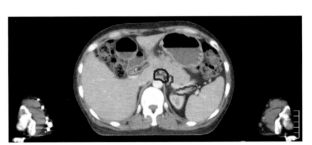

▶ 图 46
橙色：肝总动脉淋巴引流区远端（18）
浅红色：脾动脉淋巴引流区远端（19）
红色：腹主动脉旁淋巴引流区（20）

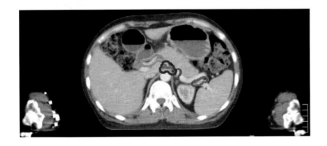

▶ 图 47
橙色：肝总动脉淋巴引流区（18）
浅红色：脾动脉淋巴引流区远端（19）
红色：腹主动脉旁淋巴引流区（20）

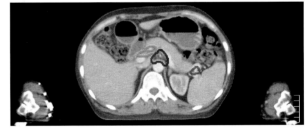

▶ 图 48
橙色：肝总动脉淋巴引流区近端（18）
浅红色：脾动脉淋巴引流区远端（19）
红色：腹主动脉旁淋巴引流区（20）

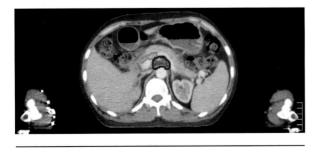

▶ 图 49
橙色：肝总动脉淋巴引流区近端（18）
红色：腹主动脉旁淋巴引流区（20）

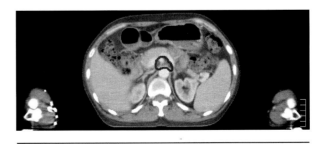

▶ 图 50
红色：腹主动脉旁淋巴引流区（20）

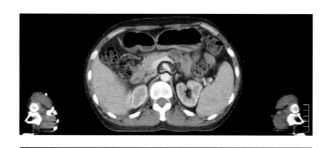

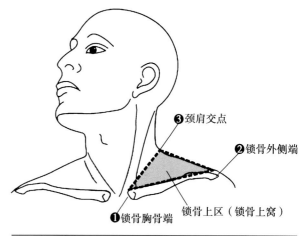

▶ 图51

红色：腹主动脉旁淋巴引流区（20）

▶ 图52　AJCC 第七版锁骨上区域的定义（引自 2009
年 AJCC 第七版）

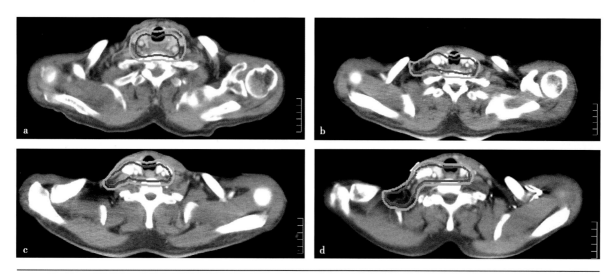

▶ 图53

　　a. 锁骨上区域——内侧段（指颈动脉外侧脉以内的区域）

　　b. 锁骨上区域——中间段（指颈动脉外侧至颈外静脉之间的区域）

　　c. 锁骨上区域——中间段同 b

　　d. 锁骨上区域——外侧段（指颈外静脉以外的区域）

临床规范化放射治疗的靶区勾画

一、食管癌放射治疗靶区的定义

1. GTV

原发肿瘤。以食管造影片、内镜[食管镜和（或）腔内超声]可见的肿瘤长度、CT（纵隔窗和肺窗）或 PET-CT 所显示的食管原发肿瘤（左右前后）为 GTV。

2. GTVnd

转移淋巴结。查体和影像学（CT/PET-CT/腔内超声）所示转移淋巴结或异常肿大的淋巴结。

3. CTV

临床靶区。指亚临床病灶的区域包括原发灶（T）和高概率转移的淋巴结区域（N）。

4. PTV

计划靶区。国际上多数在 CTV 的基础上各外扩 0.5cm，颈段食管癌外扩 0.3cm 形成 PTV。

二、不同治疗模式、不同治疗目的靶区勾画

根据食管癌期别的早晚、患者的年龄、一般情况等由上级医生（可能是多个科室共同会诊）确定其治疗的目的，即根治性还是非根治性、术前同步放化疗还是术前单一放疗的不同治疗模式。放射治疗的范围也因此不同。下面介绍临床常规的几种情况下靶区的勾画与放疗剂量。

治疗目的分类：

■ 根治性放射治疗目的的定义：能手术切除的早期食管癌（Ⅰ-Ⅲ期），因患者拒绝手术，或高龄、或有手术禁忌证如心肺疾患，不可控制的糖尿病等；

■ 潜在根治性放射治疗目的的定义：初诊不可手术的局部晚期患者，包括局部病灶侵犯广泛（T4a），伴或不伴纵隔多发淋巴结转移，无区域外的淋巴结转移。此类患者可能经过术前同步放化疗或术前单一放疗后，肿瘤临床降期，继而可能手术切除。

■ 非根治性放射治疗目的的定义：无法手术切除，包括肿瘤分期晚，有非区域淋巴结转移伴或不伴脏器转移，局部病灶侵犯广泛（T4b）。

（一）食管癌单一放疗或同步放化疗

1. 放疗剂量分割方式

放疗剂量

目前国内常规剂量认为应为 60Gy/30 次/6 周。但 NCCN 指南放化同步治疗的推荐剂量为 50 ~ 50.4Gy（每次 1.8 ~ 2.0Gy，25 ~ 28 次）。

中国医学科学院肿瘤医院推荐剂量

①单一放疗：95% PTV 60 ~ 64Gy/30 ~ 33 次（每次 2Gy）。

②同步放化疗：95% PTV 54 ~ 60Gy/27 ~ 33 次（每次 1.8 ~ 2Gy）。

推荐中晚期食管癌进行同步放化疗（如患者 KS≥70 分，年龄≤70 岁，至少能进半流食或只能进流食但及时给予鼻饲管营养支持治疗的患者），体重下降不明显、放疗靶区不大（指双肺 V20≤28% 能接受 95% PTV 60Gy 放疗剂量的靶区），没有严重心肺疾患、严重的糖尿病、严重的高血压患者。

同步放化疗的化疗方案

紫杉醇＋顺铂或奈达铂

顺铂＋氟尿嘧啶

21～28d 每周期方案，放疗期间为 2 个周期或者每 7d 1 次，放疗期间共 5～6 次的每周方案。

2. 靶区勾画原则

原发灶的勾画根据前面介绍的食管癌 GTV 和 GTVnd 的定义。CTV 区域的勾画却存在争议或不确定的干扰因素。下面归纳总结主要有 3 种不同 CTV 勾画的方式与原则：

1）不做相应淋巴引流区域预防照射的靶区勾画

以大体肿瘤范围的（即 GTV）左右前后方向（四周）均外扩 0.6～0.8cm，外扩后如解剖屏障包括在内需做调整，在 GTV 上下方向各外扩 3～5cm。这类靶区的勾画方式比较适合于早期拒绝手术、高龄、体弱或有严重并发症，如心肺疾患、糖尿病等，且无远离原发病灶的淋巴结转移的靶区勾画。

例1　胸中段食管癌根治性同步放化疗

这种类型的靶区勾画需要注意的是：原发肿瘤上下缘的上、下各外扩 3cm 还是 5cm，除考虑原发灶外，还要顾及 3cm 至 5cm 范围内食管旁等周围淋巴引流区是否有不能除外转移淋巴结，还有食管镜是否有黏膜下转移结节等因素。这类靶区强烈建议行 EUS、MRI 和 PET-CT 检查。

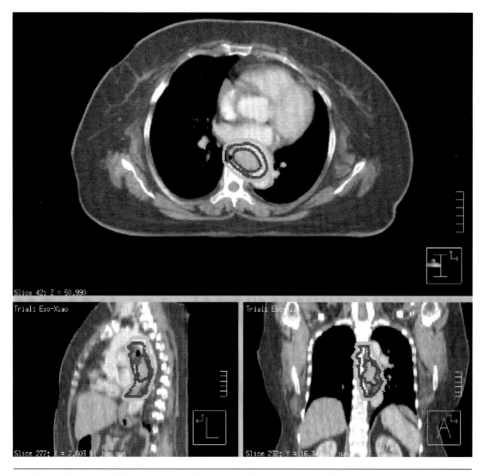

▶ 图1　等中心点层面　绿色：PTV；蓝色：CTV；红色：GTV；粉色：GTVnd

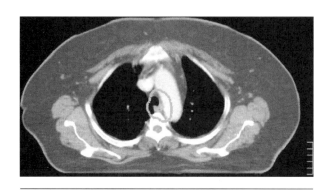

▶ 图2　PTV上界：肿瘤上3cm　绿色：PTV

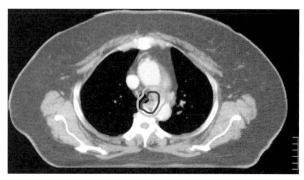

▶ 图3　绿色：PTV；蓝色：CTV

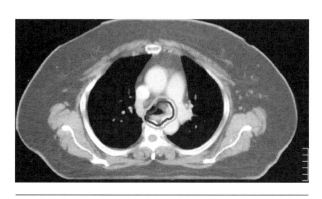

▶ 图4　绿色：PTV；蓝色：CTV

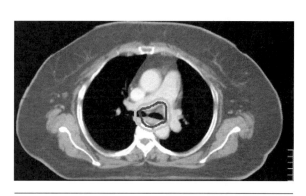

▶ 图5　隆突水平　绿色：PTV；蓝色：CTV

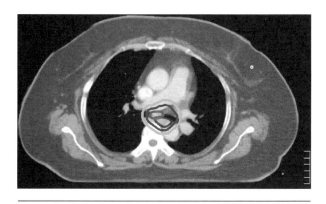

▶ 图6　隆突下　绿色：PTV；蓝色：CTV；红色：GTV；
粉色：GTVnd

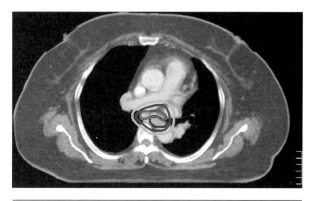

▶ 图7　绿色：PTV；蓝色：CTV；红色：GTV；粉
色：GTVnd

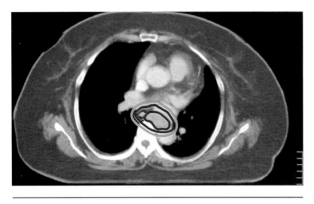

▶ 图 8　绿色：PTV；蓝色：CTV；红色：GTV；粉
色：GTVnd

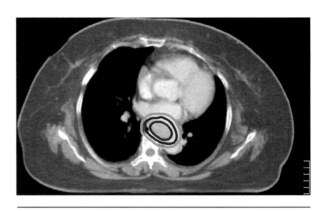

▶ 图 9　绿色：PTV；蓝色：CTV；红色：GTV

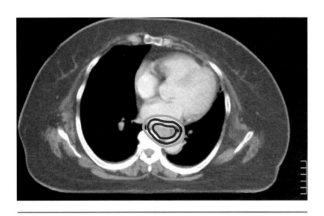

▶ 图 10　绿色：PTV；蓝色：CTV；红色：GTV

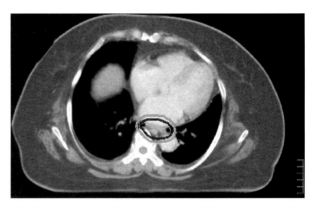

▶ 图 11　绿色：PTV；蓝色：CTV

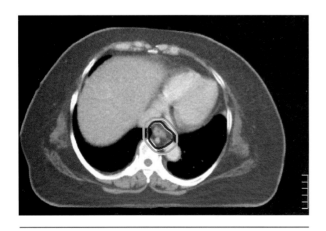

▶ 图 12　绿色：PTV；蓝色：CTV

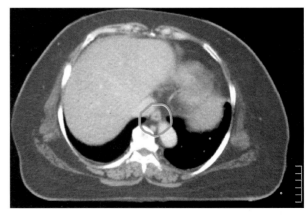

▶ 图 13　PTV 下界，即肿瘤下 3cm　绿色：PTV

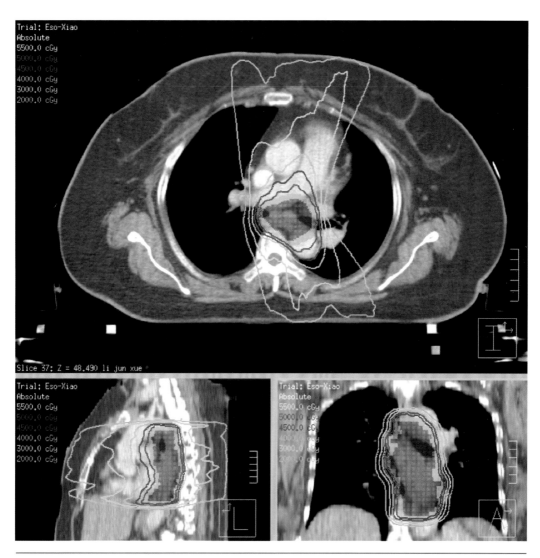

▶ 图 14 等剂量线 绿色：PTV；蓝色：CTV；红色：GTV；粉色：GTVnd

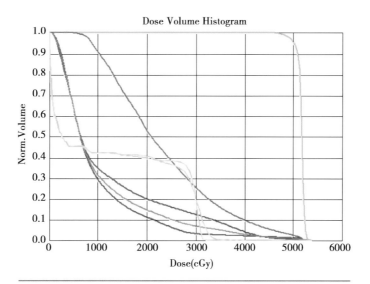

▶ 图 15 DVH 图（第一程放疗计划）（疗中建议二程 CT 定位，根据肿瘤退缩情况决定是否更改靶区并执行二程计划至 60Gy 以上）

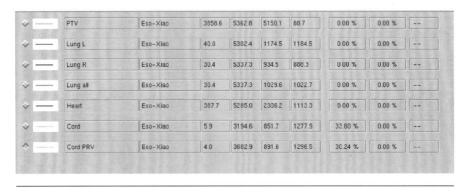

PTV	Eso-Xiao	3858.6	5362.8	5150.1	88.7	0.00 %	0.00 %	--
Lung L	Eso-Xiao	40.0	5302.4	1174.5	1184.5	0.00 %	0.00 %	--
Lung R	Eso-Xiao	30.4	5337.3	934.5	888.3	0.00 %	0.00 %	--
Lung all	Eso-Xiao	30.4	5337.3	1029.6	1022.7	0.00 %	0.00 %	--
Heart	Eso-Xiao	387.7	5285.0	2306.2	1113.3	0.00 %	0.00 %	--
Cord	Eso-Xiao	5.9	3194.6	851.7	1277.9	33.60 %	0.00 %	--
Cord PRV	Eso-Xiao	4.0	3682.9	891.6	1296.5	30.24 %	0.00 %	--

▶ 图 16　PTV 及主要的正常组织器官 Dmax 和 Dmean

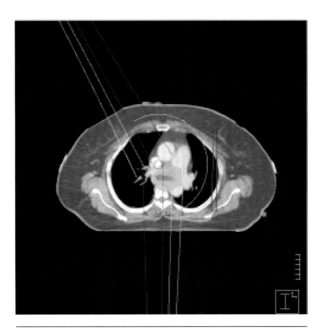

▶ 图 17　红色弧：330°~180°；绿色弧：180°~330°

本例计划布野点评

　　该计划采用部分弧旋转调强技术进行计划设计。该技术的优势是能显著提高靶区的适形度，有助于脊髓的保护。部分弧的旋转范围偏向于病人左侧，能较好地保护右肺，同时让心脏分担部分剂量。同时，在水平方向射野入射方向体表勾画器官，并在优化过程中对其设置最大剂量约束条件，以降低水平方向控制点的射野权重，降低肺低剂量受照体积。

2) 做相应淋巴引流区域预防照射的靶区勾画

能根治性或潜在有根治目的的食管癌靶区勾画的基本原则：以大体肿瘤（即 GTV）范围的左右前后方向（四周）均外扩 0.6～0.8cm，外扩后解剖屏障包括在内需做调整，在 GTV 上下方向各外扩 3～5cm 范围，包括高危转移的淋巴引流区域。如有远离原发灶的区域淋巴结转移或不能除外转移的淋巴结也可包括入 CTV。

例 2　颈段食管鳞癌根治性同步放化疗

颈段包括 1 区、部分颈部淋巴结、锁骨上淋巴引流区、2 区、3P 区、4 区等淋巴引流区域。需要注意：治疗前需要做下咽食管造影和下咽食管镜检查以除外合并下咽癌或下咽受侵的可能。本例包括 7 区是因为 GTVnd 下界达隆突水平，因此包括部分 7 区。如仅是较局限的颈段食管鳞癌，7 区不必包括在 CTV 内。

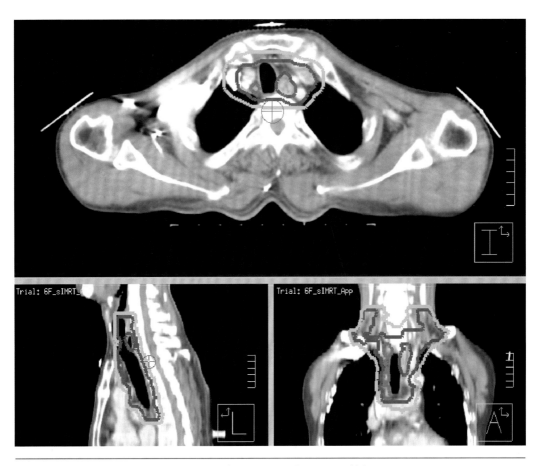

▶ 图 1　等中心点层面　绿色：PTV；蓝色：CTV；红色：GTV；粉色：GTVnd

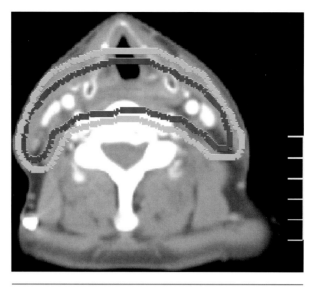

▶ 图2　CTV 上界　绿色：PTV；蓝色：CTV

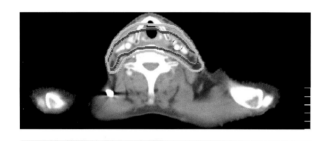

▶ 图3　绿色：PTV；蓝色：CTV

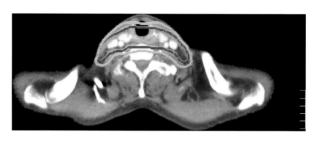

▶ 图4　绿色：PTV；蓝色：CTV

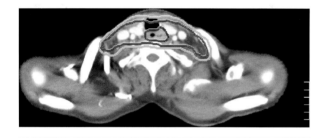

▶ 图5　绿色：PTV；蓝色：CTV；红色：GTV

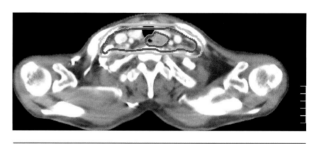

▶ 图6　绿色：PTV；蓝色：CTV；红色：GTV

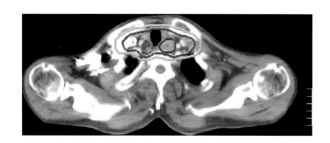

▶ 图7　绿色：PTV；蓝色：CTV；红色：GTV；粉色：
GTVnd

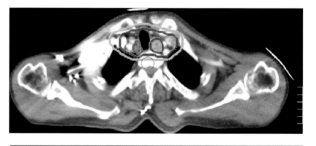

▶ 图8　绿色：PTV；蓝色：CTV；红色：GTV；粉色：
GTVnd

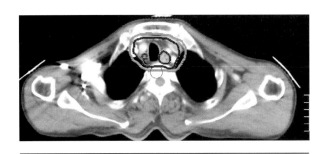

▶ 图9　绿色：PTV；蓝色：CTV；红色：GTV；粉色：GTVnd

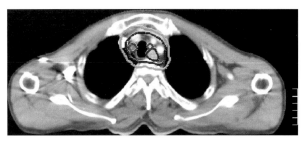

▶ 图10　绿色：PTV；蓝色：CTV；红色：GTV；粉色：GTVnd

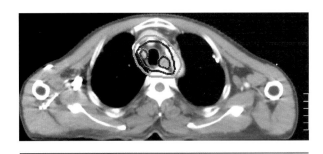

▶ 图11　主动脉弓上层面　绿色：PTV；蓝色：CTV；红色：GTV；粉色：GTVnd

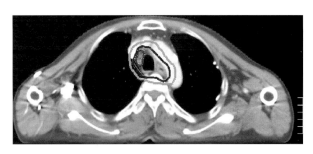

▶ 图12　绿色，PTV；蓝色，CTV；粉色，GTVnd

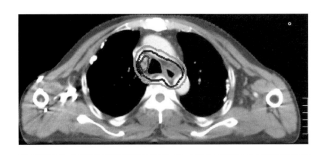

▶ 图13　绿色：PTV；蓝色：CTV；粉色：GTVnd

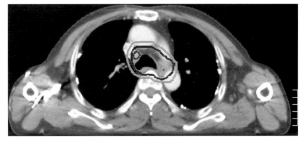

▶ 图14　主动脉弓下缘　绿色：PTV；蓝色：CTV；粉色：GTVnd

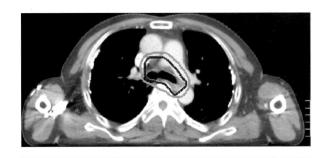

▶ 图15　隆突层面　绿色：PTV；蓝色：CTV

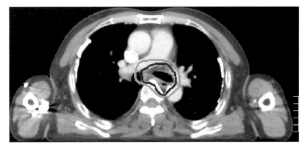

▶ 图16　绿色：PTV；蓝色：CTV

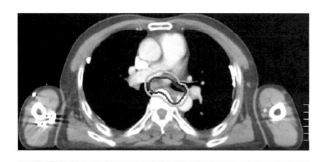

▶ 图17　绿色：PTV；蓝色：CTV

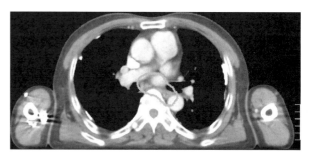

▶ 图18　隆突下2cm层面　绿色：PTV

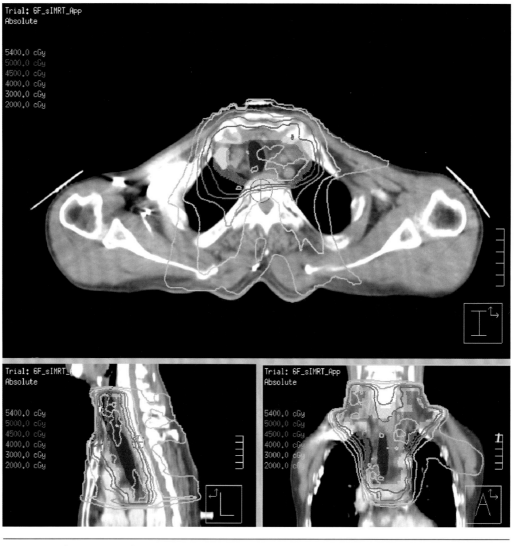

▶ 图19　等剂量线　绿色区域：PTV；蓝色区域：CTV；红色区域：GTV；粉色区域：GTVnd

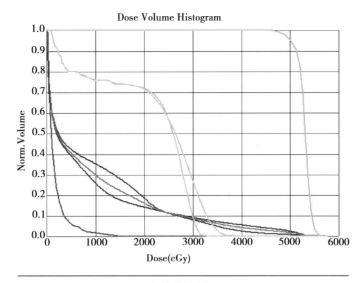

▶ 图20　DVH 图（第一程放疗计划）

Line Type	ROI	Trial or Record	Min.	Max.	Mean	Std. Dev.	% Outside Grid	% > Max	Generalized EUD
	Lung L	6F_sIMRT_App	11.6	5561.1	916.0	1176.2	0.00 %	0.00 %	--
	Lung R	6F_sIMRT_App	11.8	5460.1	835.1	1266.7	0.00 %	0.00 %	--
	Lung all	6F_sIMRT_App	11.6	5581.1	870.9	1229.1	0.00 %	0.00 %	--
	Heart	6F_sIMRT_App	21.7	1471.6	167.1	202.1	0.00 %	0.00 %	--
	Cord	6F_sIMRT_App	97.1	3283.9	1889.6	1167.9	9.26 %	0.00 %	--
	Cord PRV	6F_sIMRT_App	92.9	3868.9	1978.6	1251.0	9.26 %	0.00 %	--
	PTV	6F_sIMRT_App	3975.5	5740.7	5291.4	150.5	0.00 %	0.00 %	--

▶ 图21　PTV 及主要的正常组织器官 Dmax 和 Dmean

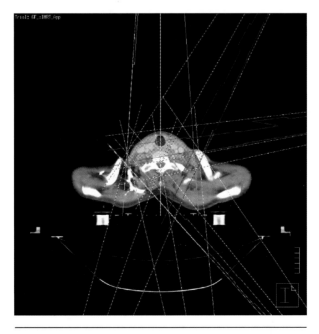

▶ 图22　锁骨上靶区布野示意图

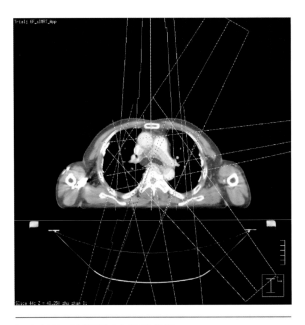

▶ 图 23　肺段靶区布野示意图

红色野：200°；绿色野：0°；深蓝色野：30°；玫红
色野：80°；天蓝色野：140°；橙色野：170°

本例计划布野点评

1. 该计划大部分射野均沿纵隔前后方向布置，能有效地降低肺受低剂量照射的体积。

2. 考虑到锁骨上靶区较为扁平，若射野仍集中在沿纵隔前后方向上，会降低靶区的适形度并提高脊髓的受量，抑或形成环绕脊髓的两个高剂量尖角。在日常治疗过程中，不论摆位误差偏左或偏右，都易造成脊髓超量。因而针对此段靶区左侧增加一个相对水平的射野（80°），以提高该段靶区的适形度，降低脊髓受量（锁骨上靶区布野示意图）。

3. 为降低肺段脊髓受量，80°照射野在肺段靶区仍然使用。相对 280°照射野，该角度入射时心脏能分担部分肺的受量。同时优化过程中应注意对肺低剂量区的控制，以达到肺受量和脊髓受量的合理平衡。其次，对于食管癌术后有胸腔胃的患者，该角度照射野能降低胸腔残胃的受量（肺段靶区布野示意图）。

例 3　胸上段食管鳞癌根治性同步放化疗

靶区勾画原则

CTV 的上下界分别为原发肿瘤上缘或下缘上、下各外放 3～5cm 范围内的区域，包括双侧锁骨上、1、2、3p、4 等相应淋巴引流区。此患者经 MDT 讨论，拟先行术前放疗，疗中复查后再决定是否可手术，因此靶区同术前放疗照射包双侧锁骨上。

注意：

A. 上界并不限于环甲膜水平，如有部分肿瘤向上侵犯位置较高，外扩 3.0cm 后可能高于环甲膜。

B. 肿大淋巴结不能除外转移或已有肯定诊断的转移淋巴结，在 CT 层面上或下各外扩 1～1.5cm 为 CTV，以最高或最低界为准。

一程靶区及计划图

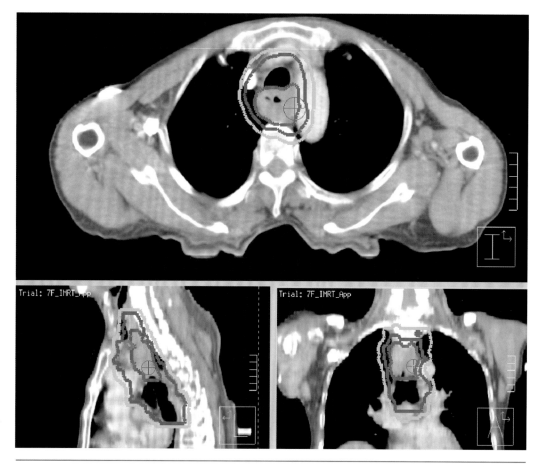

▶ 图1　一程计划等中心点层面　绿色：PTV；蓝色：CTV；红色：GTV；粉色：GTVnd

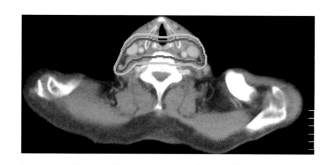

▶ 图2　CTV上界　绿色：PTV；蓝色：CTV

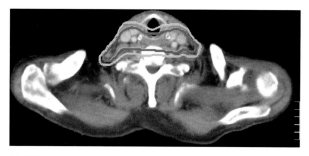

▶ 图3　绿色：PTV；蓝色：CTV

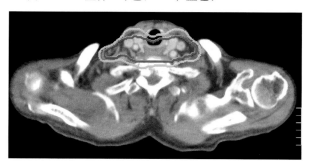

▶ 图4　绿色：PTV；蓝色：CTV

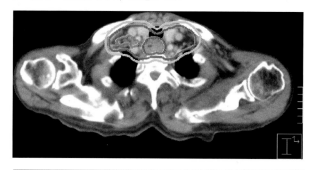

▶ 图5　绿色：PTV；蓝色：CTV；红色：GTV；粉色：GTVnd

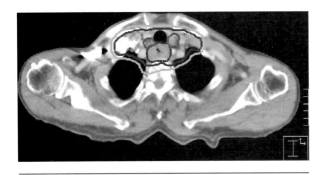

▶ 图 6　绿色：PTV；蓝色：CTV；红色：GTV；粉色：GTVnd

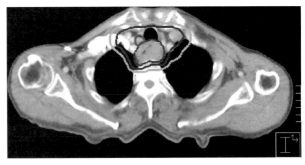

▶ 图 7　绿色：PTV；蓝色：CTV；红色：GTV；粉色：GTVnd，1R 区淋巴结

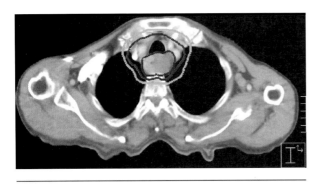

▶ 图 8　绿色：PTV；蓝色：CTV；红色：GTV

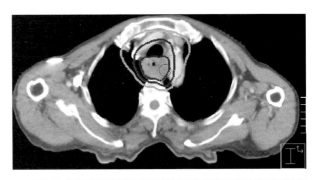

▶ 图 9　主动脉弓上层面　绿色：PTV；蓝色：CTV；红色：GTV

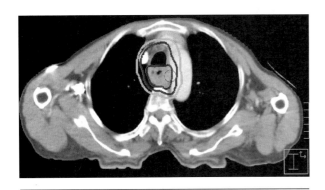

▶ 图 10　绿色：PTV；蓝色：CTV；红色：GTV

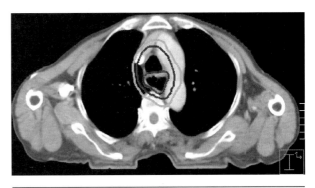

▶ 图 11　绿色：PTV；蓝色：CTV；红色：GTV

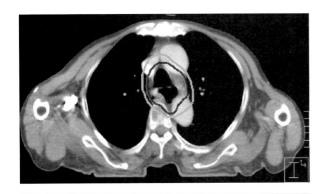

▶ 图 12　主动脉弓下缘　绿色：PTV；蓝色：CTV

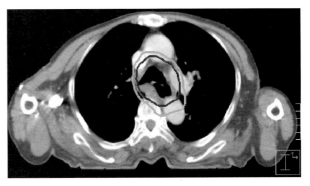

▶ 图 13　绿色：PTV；蓝色：CTV

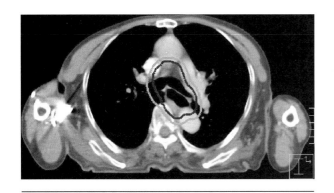

▶ 图 14　隆突层面　绿色：PTV；蓝色：CTV

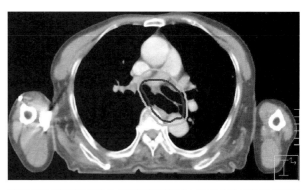

▶ 图 15　绿色：PTV；蓝色：CTV

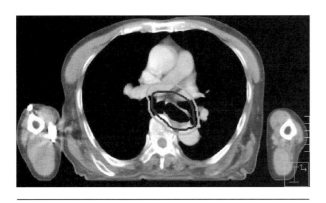

▶ 图 16　绿色：PTV；蓝色：CTV

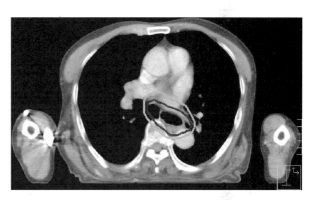

▶ 图 17　隆突下 3cm 层面　绿色：PTV；蓝色：CTV

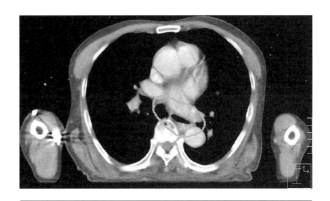

▶ 图 18　PTV 最下层　绿色：PTV

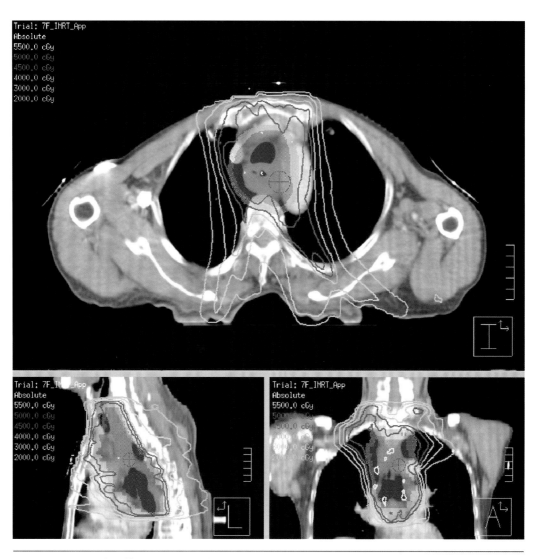

▶ 图19 一程计划等剂量线 绿色区域：PTV；蓝色区域：CTV；红色区域：GTV；粉色区域：GTVnd

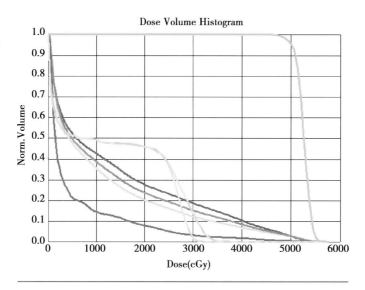

▶ 图20 一程计划 DVH 图

ROI Statistics									Compute
Line Type	ROI	Trial or Record	Min.	Max.	Mean	Std. Dev.	% Outside Grid	% > Max	Generalized EUD
∨ ——	Lung L	7F_IMRT_App	14.1	5508.9	1355.1	1543.2	0.00 %	0.00 %	--
∨	Lung R	7F_IMRT_App	21.2	5588.4	1099.6	1374.9	0.00 %	0.00 %	--
∨	Lung all	7F_IMRT_App	14.1	5588.4	1215.7	1459.4	0.00 %	0.00 %	--
∨ ——	Heart	7F_IMRT_App	26.5	5365.1	501.7	868.5	0.00 %	0.00 %	--
∨	Cord	7F_IMRT_App	2.9	3164.1	1162.7	1267.9	12.33 %	0.00 %	--
∨	Cord PRV	7F_IMRT_App	2.2	3721.4	1222.6	1337.7	12.07 %	0.00 %	--
◆ ——	PTV	7F_IMRT_App	3532.0	5714.4	5251.3	145.8	0.00 %	0.00 %	--

▶ 图21 一程计划 PTV 及主要的正常组织器官 Dmax 和 Dmean

二程靶区及计划图

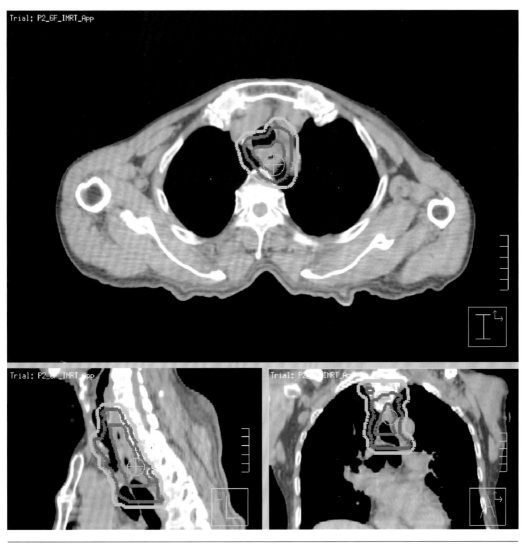

▶ 图22 二程计划等中心点层面 绿色：P2-PTV；蓝色：P2-CTV；红色：P2-GTV；粉色：P2-GTVnd

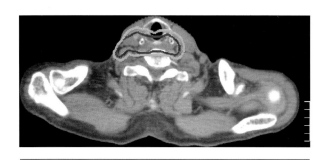

▶ 图 23　P2-CTV 上界　绿色：P2-PTV；蓝色：P2-CTV

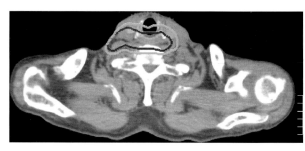

▶ 图 24　绿色：P2-PTV；蓝色：P2-CTV

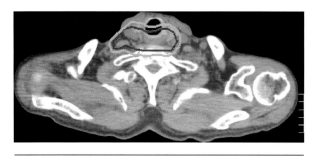

▶ 图 25　环甲膜层面　绿色：P2-PTV；蓝色：P2-CTV

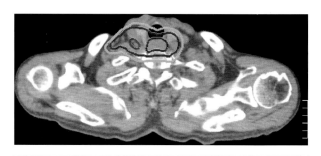

▶ 图 26　绿色：P2-PTV；蓝色：P2-CTV；红色：P2-GTV；粉色：P2-GTVnd

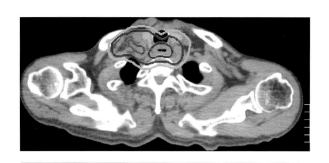

▶ 图 27　绿色：P2-PTV；蓝色：P2-CTV；红色：P2-GTV；粉色：P2-GTVnd

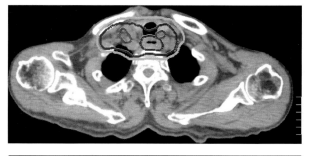

▶ 图 28　绿色：P2-PTV；蓝色：P2-CTV；红色：P2-GTV；粉色：P2-GTVnd

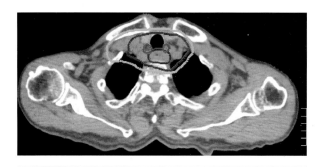

▶ 图 29　绿色：P2-PTV；蓝色：P2-CTV；红色：P2-GTV；粉色：P2-GTVnd

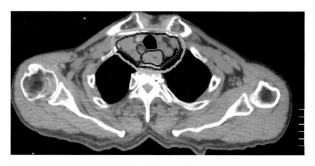

▶ 图 30　绿色：P2-PTV；蓝色：P2-CTV；红色：P2-GTV；粉色：P2-GTVnd

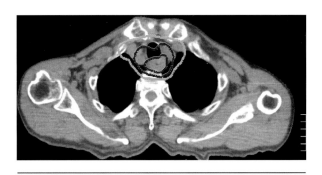

▶ 图31 绿色：P2-PTV；蓝色：P2-CTV；红色：P2-GTV

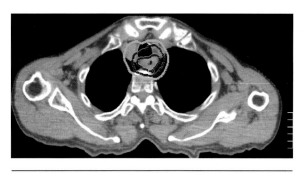

▶ 图32 胸骨切迹层面 绿色：P2-PTV；蓝色：P2-CTV；红色：P2-GTV

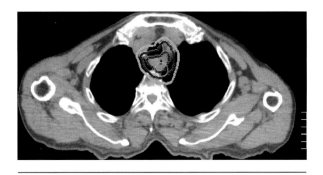

▶ 图33 绿色：P2-PTV；蓝色：P2-CTV；红色：P2-GTV

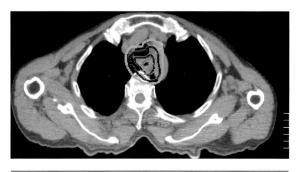

▶ 图34 主动脉弓上缘层面 绿色：P2-PTV；蓝色：P2-CTV；红色：P2-GTV

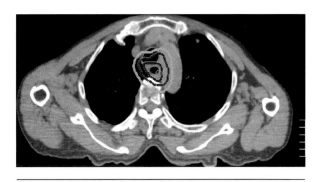

▶ 图35 绿色：P2-PTV；蓝色：P2-CTV；红色：P2-GTV

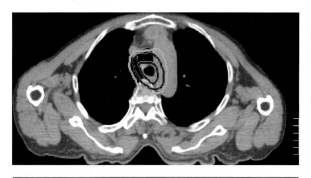

▶ 图36 绿色：P2-PTV；蓝色：P2-CTV；红色：P2-GTV

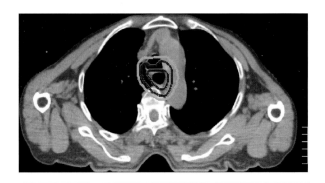

▶ 图37 主动脉弓下缘层面 绿色：P2-PTV；蓝色：P2-CTV；红色：P2-GTV

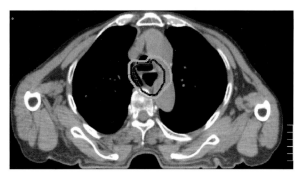

▶ 图38 绿色：P2-PTV；蓝色：P2-CTV

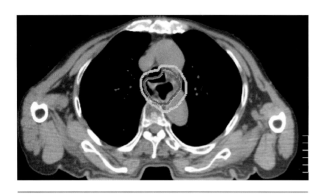

▶ 图 39　绿色：P2-PTV；蓝色：P2-CTV

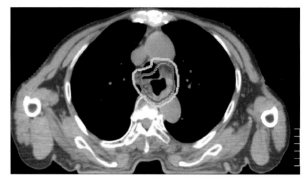

▶ 图 40　P2-CTV 下界　绿色：P2-PTV；蓝色：P2-CTV

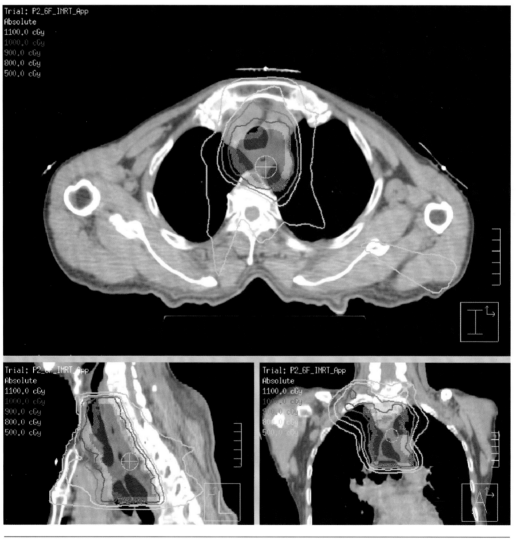

▶ 图 41　二程计划等剂量线　绿色区域：P2-PTV；蓝色区域：P2-CTV；红色区域：P2-GTV

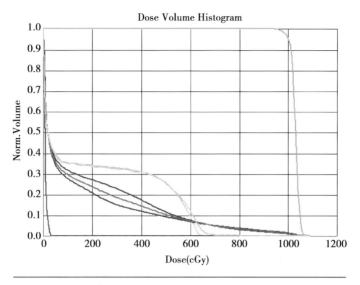

▶ 图 42　二程计划 DVH 图

Line Type	ROI	Trial or Record	Min.	Max.	Mean	Std. Dev.	% Outside Grid	% > Max	Generalized EUD
	Cord	P2_6F_IMRT_App	0.2	651.4	184.1	250.0	3.50 %	0.00 %	--
	P2_PTV	P2_6F_IMRT_App	529.2	1085.9	1028.8	18.0	0.00 %	0.00 %	--
	Lung L	P2_6F_IMRT_App	1.3	1066.0	154.4	240.2	0.00 %	0.00 %	--
	Lung R	P2_6F_IMRT_App	2.3	1067.1	130.4	229.2	0.00 %	0.00 %	--
	Lung all	P2_6F_IMRT_App	1.3	1066.0	141.5	234.7	0.00 %	0.00 %	--
	Heart	P2_6F_IMRT_App	2.1	36.0	9.5	5.7	0.00 %	0.00 %	--
	Cord PRV	P2_6F_IMRT_App	0.1	803.3	189.1	255.2	3.57 %	0.00 %	--

ROI Statistics　　　　Compute

▶ 图 43　P2-PTV 及主要的正常组织器官 Dmax 和 Dmean

例 4　胸中段食管癌根治性同步放化疗

　　这例患者为中段食管癌左锁骨上淋巴结转移，MDT 讨论后认为无手术指征，因此按照不可手术的放疗靶区勾画。因此，靶区包括部分 1 区、2 区、3P 、4 区、7 区、部分 8 区、10L 区的淋巴引流区。

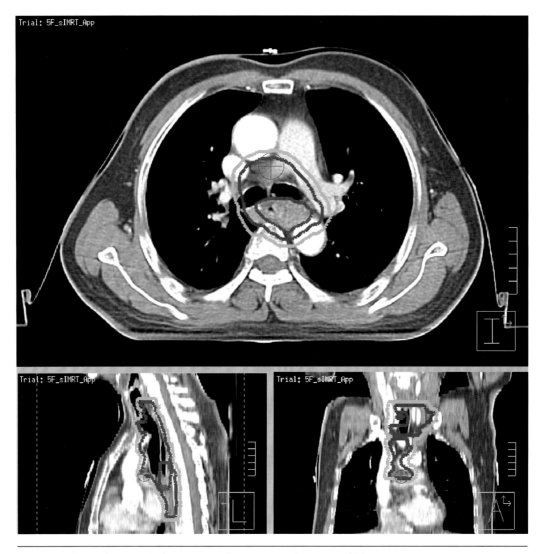

► 图1 等中心点层面 绿色：PTV；蓝色：CTV；红色：GTV；粉色：GTVnd

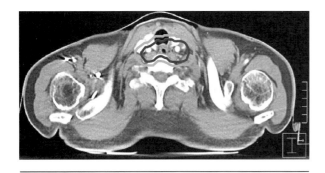

► 图2 CTV 上界 绿色：PTV；蓝色：CTV

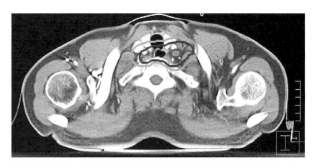

► 图3 绿色：PTV；蓝色：CTV；粉色：GTVnd

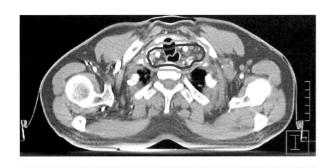

▶ 图4 绿色：PTV；蓝色：CTV

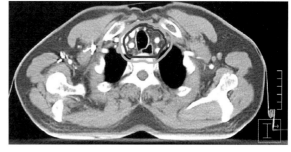

▶ 图5 绿色：PTV；蓝色：CTV

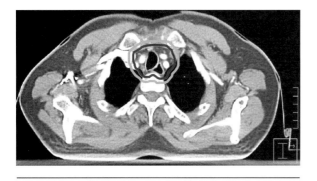

▶ 图6 绿色：PTV；蓝色：CTV

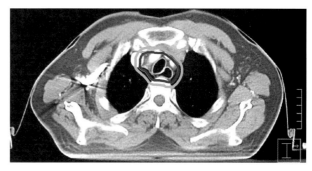

▶ 图7 绿色：PTV；蓝色：CTV

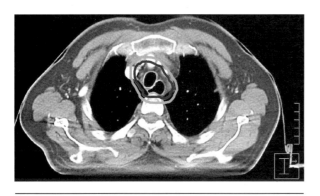

▶ 图8 绿色：PTV；蓝色：CTV

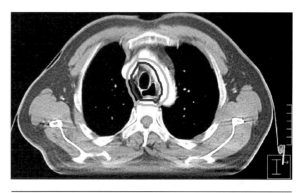

▶ 图9 主动脉弓上层面 绿色：PTV；蓝色：CTV

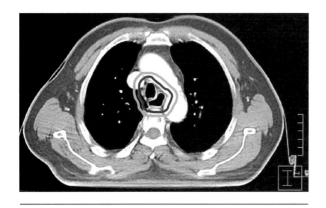

▶ 图10 绿色：PTV；蓝色：CTV

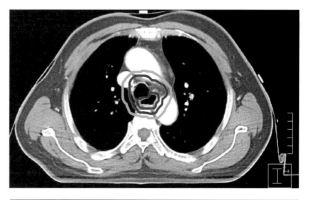

▶ 图11 主动脉弓下缘 绿色：PTV；蓝色：CTV；红色：GTV

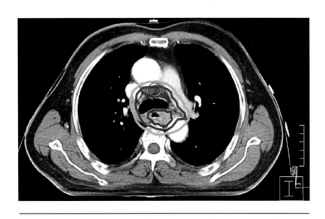

► 图12　隆突层面　绿色：PTV；蓝色：CTV；红色:GTV

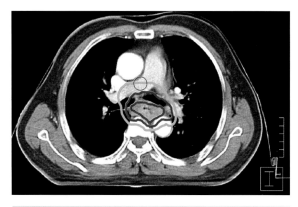

► 图13　绿色：PTV；蓝色：CTV；红色：GTV

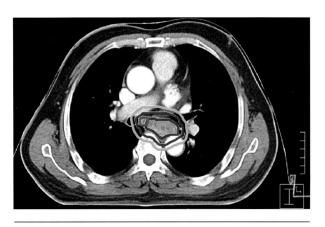

► 图14　绿色：PTV；蓝色：CTV；红色：GTV；粉色:GTVnd

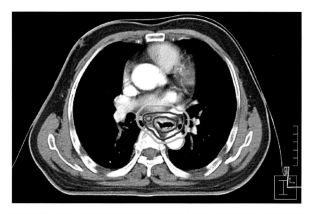

► 图15　绿色：PTV；蓝色：CTV；红色：GTV；粉色：GTVnd

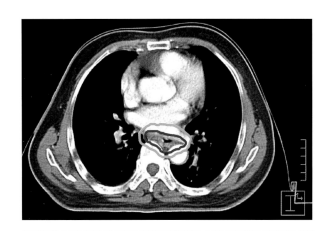

► 图16　绿色：PTV；蓝色：CTV

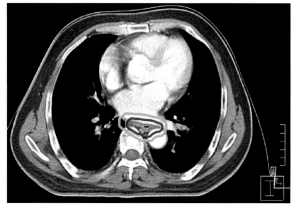

► 图17　绿色：PTV；蓝色：CTV

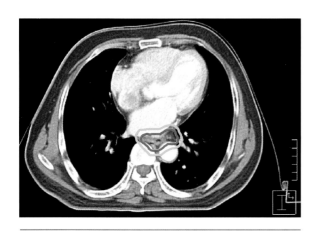 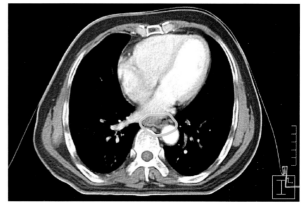

▶ 图18 GTV下3cm层面 绿色：PTV；蓝色：CTV　　▶ 图19 绿色：PTV

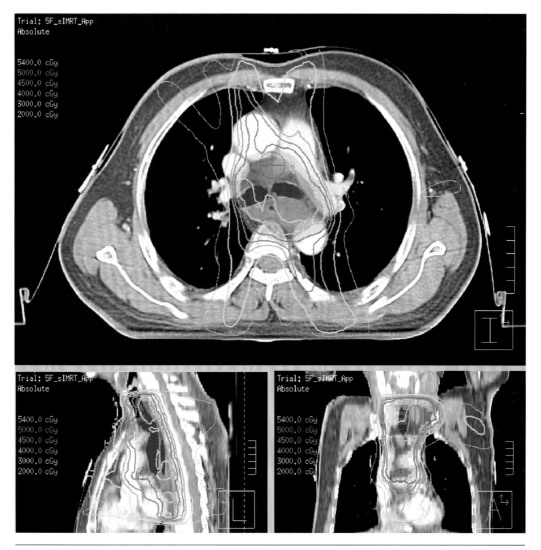

▶ 图20 等剂量线 绿色区域：PTV；蓝色区域：CTV；红色区域：GTV

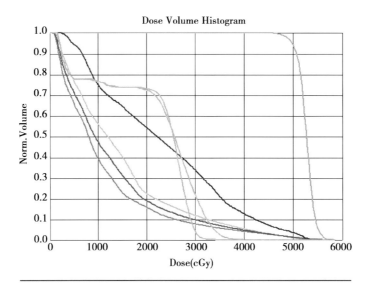

▶ 图 21　一程计划 DVH 图

Line Type	ROI	Trial or Record	Min.	Max.	Mean	Std. Dev.	% Outside Grid	% > Max	Generalized EUD
									Compute
	PTV	5F_sIMRT_App	4203.5	5826.7	5260.4	164.4	0.00 %	0.00 %	--
	Lung L	5F_sIMRT_App	104.2	5565.5	1451.3	1171.9	0.33 %	0.00 %	--
	Lung R	5F_sIMRT_App	67.7	5599.5	1103.3	1094.1	1.86 %	0.00 %	--
	Lung all	5F_sIMRT_App	67.7	5599.5	1270.4	1145.4	1.13 %	0.00 %	--
	Heart	5F_sIMRT_App	190.7	5516.1	2303.1	1358.5	0.00 %	0.00 %	--
	Cord	5F_sIMRT_App	158.1	3433.8	1467.0	1269.3	28.59 %	0.00 %	--
	Cord PRV	5F_sIMRT_App	152.4	3992.8	1534.9	1351.8	28.52 %	0.00 %	--

▶ 图 22　一程计划 PTV 及主要的正常组织器官 Dmax 和 Dmean

例5 胸下段食管鳞癌根治性同步放化疗

包括4区、7区、8区和胃左、贲门、腹腔干周围的淋巴引流区（16、17、20区的淋巴引流区）。请注意：这例患者第一程CT模拟扫描显示胃的充盈状态不如第二程CT模拟扫描，对胃的放疗剂量或多或少有影响。

一程靶区及计划图

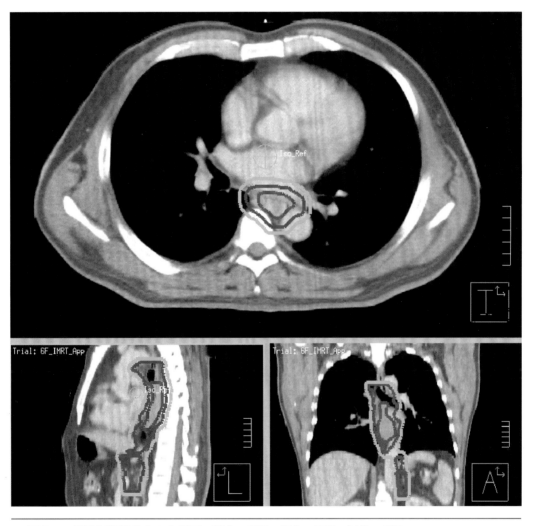

▶ 图1 一程计划靶区等中心点层面 绿色：PTV；蓝色：CTV；红色：GTV

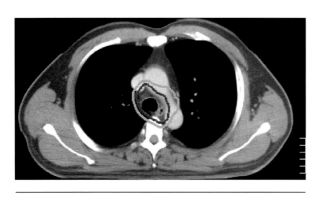

▶ 图2　CTV上界：食管病变上缘3.5cm（纵隔10L转移淋巴结上1.5cm），即主肺动脉窗水平
　　绿色：PTV；蓝色：CTV

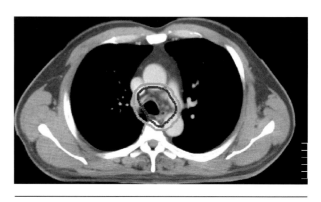

▶ 图3　左肺动脉干上缘　绿色：PTV；蓝色：CTV

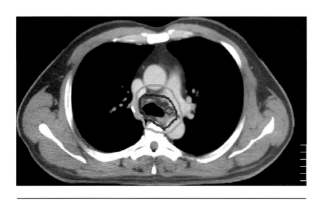

▶ 图4　气管隆突层面　绿色：PTV；蓝色：CTV；粉色：GTVnd

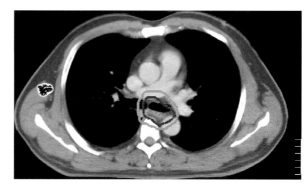

▶ 图5　绿色：PTV；蓝色：CTV

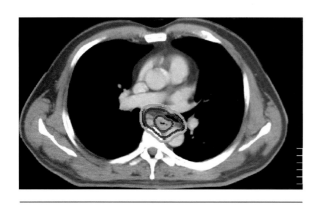

▶ 图6　绿色：PTV；蓝色：CTV；红色：GTV

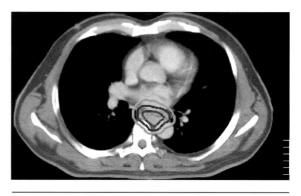

▶ 图7　绿色：PTV；蓝色：CTV；红色：GTV

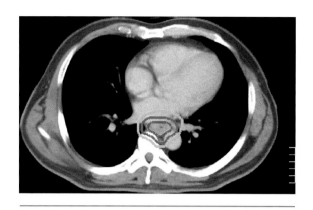

▶ 图8　绿色：PTV；蓝色：CTV；红色：GTV

▶ 图9　左下肺静脉层面　绿色：PTV；蓝色：CTV；红色：GTV

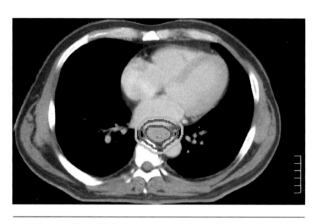

▶ 图10　右下肺静脉层面　绿色：PTV；蓝色：CTV；红色：GTV

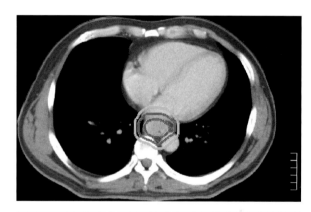

▶ 图11　绿色：PTV；蓝色：CTV；红色：GTV

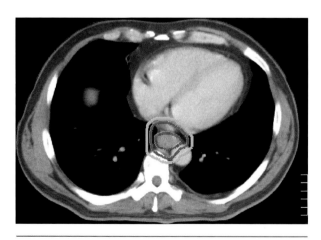

▶ 图12　绿色：PTV；蓝色：CTV；红色：GTV

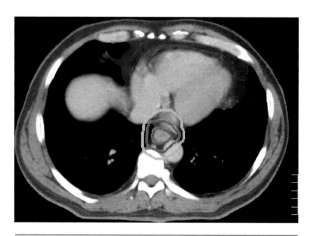

▶ 图13　绿色：PTV；蓝色：CTV；红色：GTV

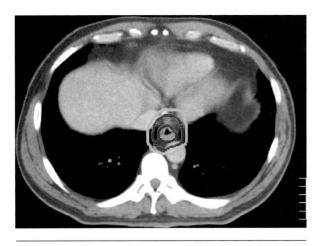

▶ 图 14 绿色：PTV；蓝色：CTV；红色：GTV

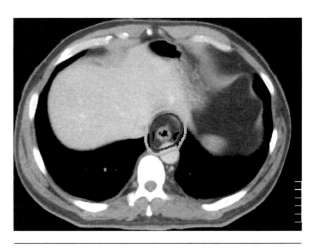

▶ 图 15 绿色：PTV；蓝色：CTV

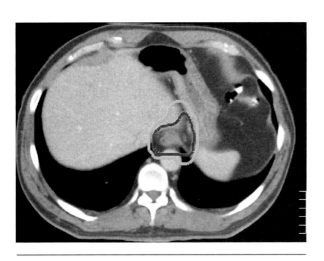

▶ 图 16 绿色：PTV；蓝色：CTV

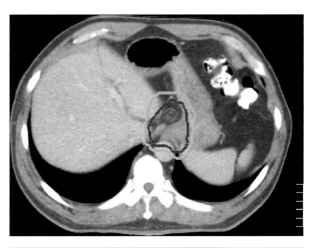

▶ 图 17 贲门层面 绿色：PTV；蓝色：CTV；粉色：GTVnd，胃左淋巴结

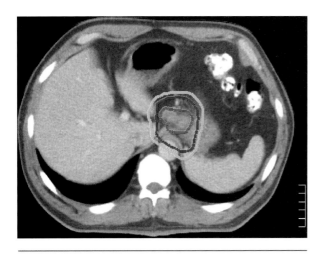

▶ 图 18 绿色：PTV；蓝色：CTV；粉色：GTVnd

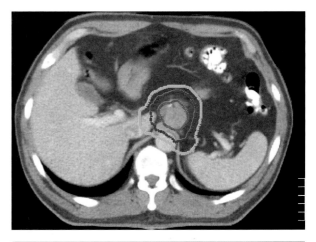

▶ 图 19 绿色：PTV；蓝色：CTV；粉色：GTVnd

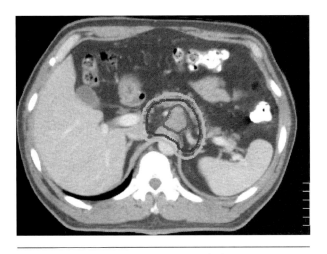

▶ 图20　绿色：PTV；蓝色：CTV；粉色：GTVnd

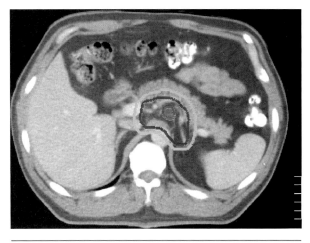

▶ 图21　绿色：PTV；蓝色：CTV；粉色：GTVnd

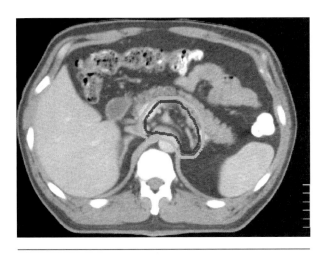

▶ 图22　绿色：PTV；蓝色：CTV

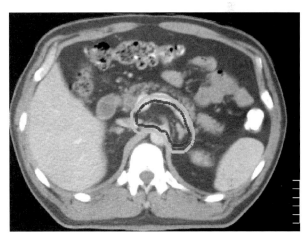

▶ 图23　绿色：PTV；蓝色：CTV

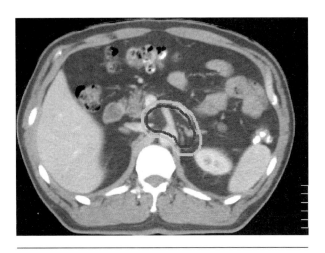

▶ 图24　CTV下界：腹腔干层面，胃左淋巴结下1.5cm
　　　绿色：PTV；蓝色：CTV

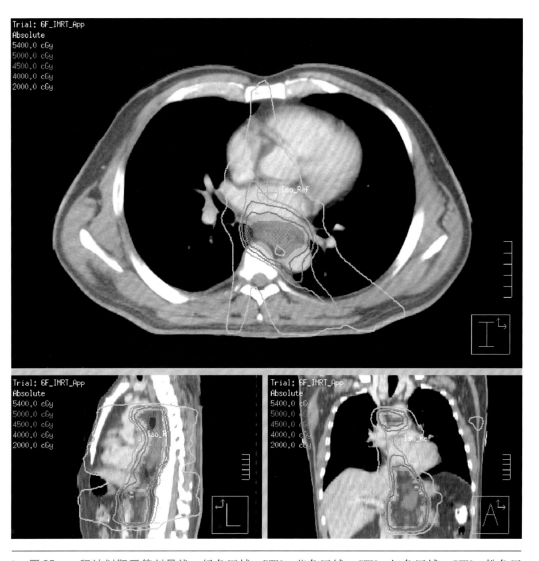

▶ 图25　一程计划靶区等剂量线　绿色区域：PTV；蓝色区域：CTV；红色区域：GTV；粉色区域：GTVnd

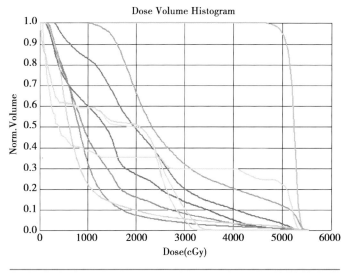

▶ 图26　一程计划靶区 DVH 图

Line Type	ROI	Trial or Record	Min.	Max.	Mean	Std. Dev.	% Outside Grid	% > Max	Generalized EUD
✓	PTV	6F_IMRT_App	4206.7	5523.7	5214.8	117.5	0.00 %	0.00 %	--
✓	Lung L	6F_IMRT_App	103.5	5492.6	1523.7	1188.9	0.00 %	0.00 %	--
✓	Lung R	6F_IMRT_App	133.1	5435.8	974.7	773.9	0.00 %	0.00 %	--
✓	Lung all	6F_IMRT_App	103.5	5492.6	1216.2	1015.6	0.00 %	0.00 %	--
✓	Heart	6F_IMRT_App	287.8	5361.6	2151.9	1212.4	0.00 %	0.00 %	--
✓	Stomach	6F_IMRT_App	918.2	5502.1	2792.9	1242.4	0.00 %	0.00 %	--
✓	Trachea	6F_IMRT_App	63.7	5393.0	1805.3	2150.7	0.00 %	0.00 %	--

a

Line Type	ROI	Trial or Record	Min.	Max.	Mean	Std. Dev.	% Outside Grid	% > Max	Generalized EUD
✓	Liver	6F_IMRT_App	112.2	5396.9	925.9	954.4	0.00 %	0.00 %	--
✦	Cord	6F_IMRT_App	7.8	3262.1	1297.5	1194.8	13.05 %	0.00 %	--
✓	Cord PRV	6F_IMRT_App	6.7	3563.7	1361.0	1247.3	12.24 %	0.00 %	--

b

▶ 图 27　一程计划靶区 PTV 及主要的正常组织器官 Dmax 和 Dmean

二程计划靶区

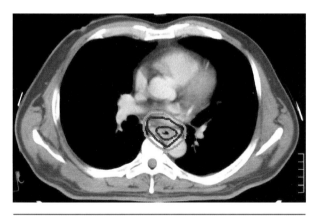

▶ 图 28　二程计划靶区　绿色：P2-PTV；蓝色：P2-CTV；红色：P2-GTV

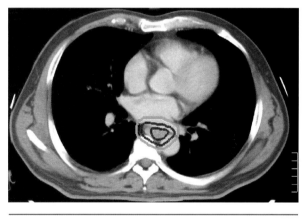

▶ 图 29　二程计划靶区　绿色：P2-PTV；蓝色：P2-CTV；红色：P2-GTV

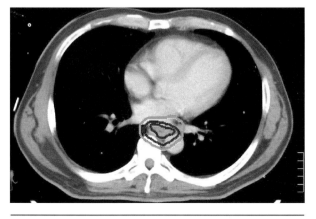

▶ 图 30　二程计划靶区　绿色：P2-PTV；蓝色：P2-CTV；红色：P2-GTV

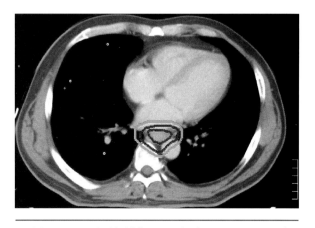

▶ 图 31　二程计划靶区　绿色：P2-PTV；蓝色：P2-CTV；红色：P2-GTV

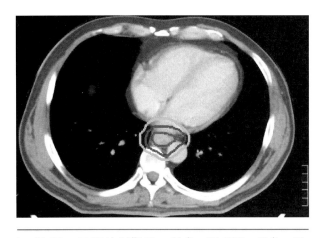

▶ 图 32　二程计划靶区　绿色：P2-PTV；蓝色：P2-CTV；红色：P2-GTV

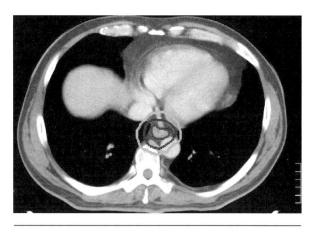

▶ 图 33　二程计划靶区　绿色：P2-PTV；蓝色：P2-CTV；红色：P2-GTV

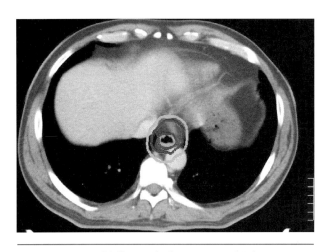

▶ 图 34　二程计划靶区　绿色：P2-PTV；蓝色：P2-CTV；红色：P2-GTV

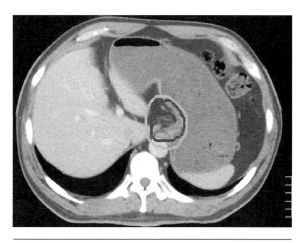

▶ 图 35　二程计划靶区　绿色：P2-PTV；蓝色：P2-CTV；粉色：P2-GTVnd

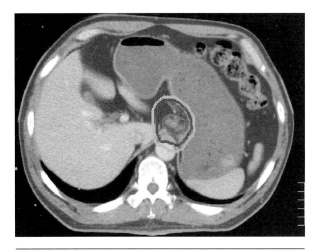

▶ 图 36　二程计划靶区　绿色：P2-PTV；蓝色：P2-CTV；粉色：P2-GTVnd

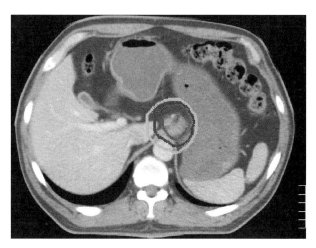

▶ 图 37　二程计划靶区　绿色：P2-PTV；蓝色：P2-CTV；粉色：P2-GTVnd

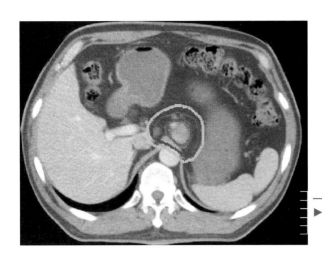

▶ 图38   二程计划靶区   绿色：P2-PTV；蓝色：P2-CTV；粉色：P2-GTVnd

例6   食管胃交界癌根治性同步放化疗

靶区勾画范围：上界：GTV 上 3cm；下界：肿瘤下缘下 3cm 或 GTVnd 下 1~2cm，以最低者为界，包括食管下段旁、贲门旁、胃左、腹腔干、部分腹膜后淋巴结引流区。

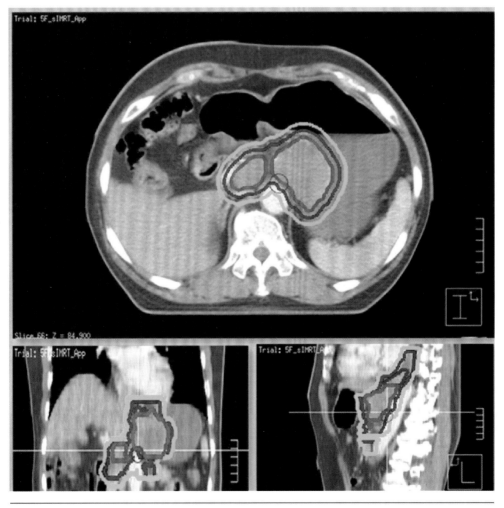

▶ 图1   等中心点层面   绿色：PTV；蓝色：CTV；红色：GTV；粉色：GTVnd

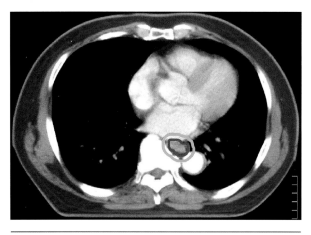

▶ 图2 CTV上界：GTV上3cm 绿色：PTV；蓝色：CTV

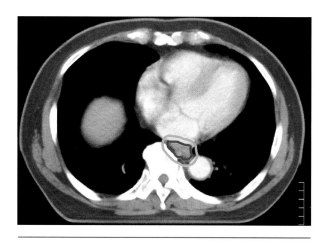

▶ 图3 绿色：PTV；蓝色：CTV

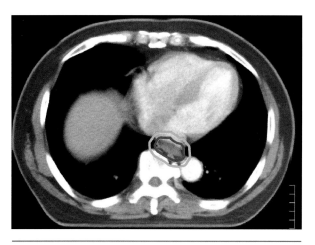

▶ 图4 绿色：PTV；蓝色：CTV

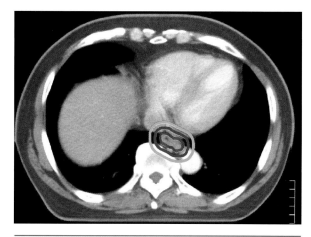

▶ 图5 绿色：PTV；蓝色：CTV；红色：GTV

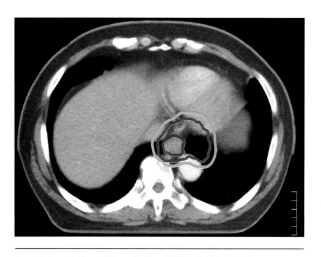

▶ 图6 绿色：PTV；蓝色：CTV；红色：GTV

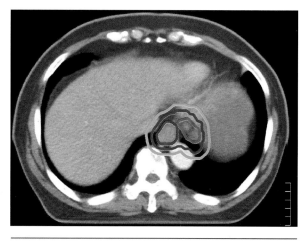

▶ 图7 食管胃交界层面 绿色：PTV；蓝色：CTV；红色：GTV；粉色：GTVnd

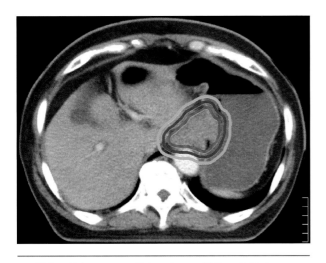

▶ 图 8　绿色：PTV；蓝色：CTV；粉色：GTVnd

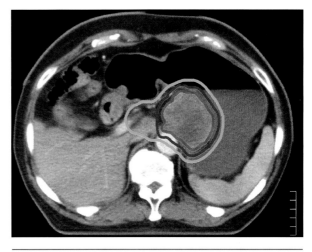

▶ 图 9　绿色：PTV；蓝色：CTV；粉色：GTVnd

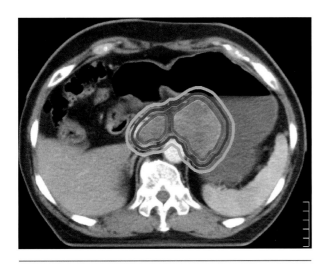

▶ 图 10　绿色：PTV；蓝色：CTV；粉色：GTVnd

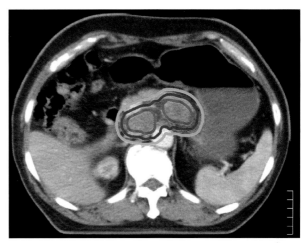

▶ 图 11　右肾上级水平　绿色：PTV；蓝色：CTV；粉色：GTVnd

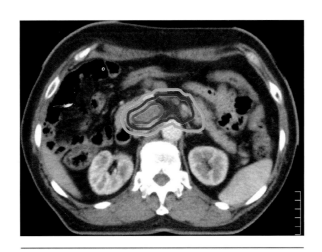

▶ 图 12　绿色：PTV；蓝色：CTV；粉色：GTVnd

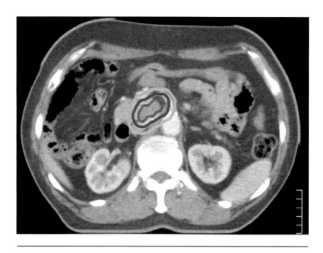

▶ 图 13　腹腔干水平　绿色：PTV；蓝色：CTV；粉
　　　色：GTVnd

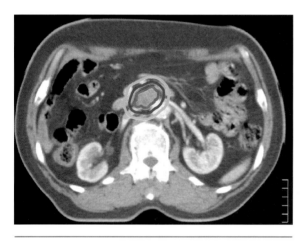

▶ 图 14　绿色：PTV；蓝色：CTV；粉色：GTVnd

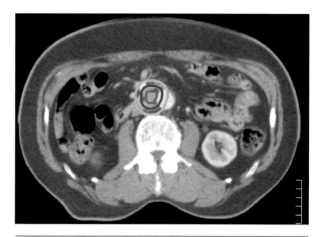

▶ 图 15　绿色：PTV；蓝色：CTV；粉色：GTVnd

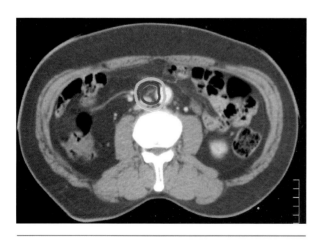

▶ 图 16　CTV 下界：GTVnd 下 1cm　绿色：PTV；蓝
　　　色：CTV

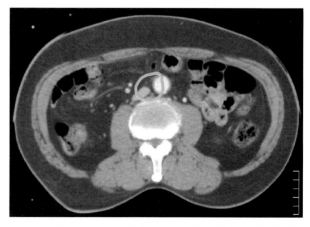

▶ 图 17　PTV 下界　绿色：PTV

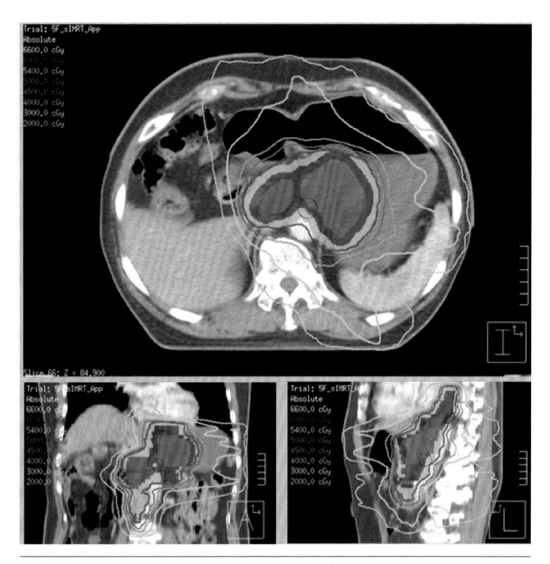

▶ 图18　等剂量线　绿色区域：PTV；蓝色区域：CTV；红色区域：GTV；粉色区域：GTVnd

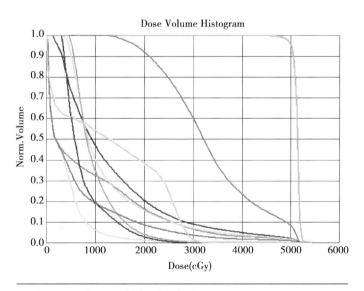

▶ 图19　一程放疗计划的 DVH 图

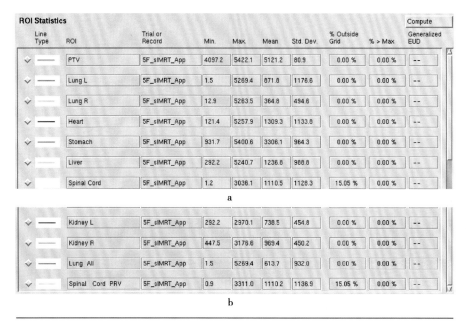

Line Type	ROI	Trial or Record	Min.	Max.	Mean	Std. Dev.	% Outside Grid	% > Max.	Generalized EUD
	PTV	5F_sIMRT_App	4097.2	5422.1	5121.2	80.9	0.00 %	0.00 %	--
	Lung L	5F_sIMRT_App	1.5	5269.4	871.8	1176.6	0.00 %	0.00 %	--
	Lung R	5F_sIMRT_App	12.9	5263.5	364.8	494.6	0.00 %	0.00 %	--
	Heart	5F_sIMRT_App	121.4	5257.9	1309.3	1133.8	0.00 %	0.00 %	--
	Stomach	5F_sIMRT_App	931.7	5400.6	3306.1	964.3	0.00 %	0.00 %	--
	Liver	5F_sIMRT_App	292.2	5240.7	1236.8	968.8	0.00 %	0.00 %	--
	Spinal Cord	5F_sIMRT_App	1.2	3036.1	1110.5	1128.3	15.05 %	0.00 %	--

a

Line Type	ROI	Trial or Record	Min.	Max.	Mean	Std. Dev.	% Outside Grid	% > Max.	Generalized EUD
	Kidney L	5F_sIMRT_App	292.2	2970.1	738.5	454.8	0.00 %	0.00 %	--
	Kidney R	5F_sIMRT_App	447.5	3176.6	969.4	450.2	0.00 %	0.00 %	--
	Lung All	5F_sIMRT_App	1.5	5269.4	613.7	932.0	0.00 %	0.00 %	--
	Spinal Cord PRV	5F_sIMRT_App	0.9	3311.0	1110.2	1136.9	15.05 %	0.00 %	--

b

▶ 图 20　一程放疗计划的 PTV 及主要的正常组织器官 Dmax 和 Dmean

做相应淋巴结引流区域预防照射靶区勾画时的注意事项：

1. 这类靶区勾画方式适合有根治性目的或潜在根治目的或计划性术前单一放疗/同步放化的食管癌患者。

2. 放疗剂量建议：预防区域 Dt 50Gy，在 Dt 40 ~ 46Gy 后行二程模拟 CT 扫描，重新勾画靶区原发灶上、下各外扩 3cm，左右前后各外扩 0.5 ~ 0.6cm 为 CTV + 外扩 0.5cm 为 PTV，行二程放疗计划，原发灶总剂量建议 Dt 60 ~ 64Gy。

3. 二程模拟 CT 扫描并做二次计划的缺点是对正常组织的评价存在不确定的因素，建议两程放疗计划均分别以 60Gy 评价正常组织的剂量后，缩到需要的放疗剂量。如第一程计划按 95% PTV 60Gy 评价正常组织如肺的 V5、V20 的受量是否在安全剂量范围内，评价后缩到 50Gy 执行实际计划。做二程计划按缩小照射范围后修改的靶区，同样按 95% PTV 60Gy 评价后，缩到 10 ~ 14Gy 执行实际计划。两程计划合并后获得正常组织的受量。

对于能根治性同步放化或根治性单一放疗的患者预防区域 Dt 50Gy，需要做二程 CT 扫描，做二次计划使总剂量达到 Dt 60 ~ 64Gy，且正常组织在推荐的安全剂量范围内。这种计划的缺点：①两次计划虽然独立评估但不如一次计划评估正常组织准确；②增加医生、物理师等的工作量。同步加量（SIB-IMRT）可能解决这些问题，但如何同步加量作为临床能接受的放疗技术，既安全又能被临床普遍接受，还需要临床研究结果和数据的支持。

3）累及野照射靶区勾画

此种放疗为原发灶 + 转移淋巴区域的照射（即累及野的照射）。

GTV 和 GTVnd，并在此基础上左右前后方向（四周）均外扩 0.6 ~ 0.8cm，外扩后解剖屏障包括在内需做调整。在 GTV 上下方向均外扩 3 ~ 5cm 和（或）GTVnd 上下外扩 1.0 ~ 1.5cm 为 CTV。这类患者多数病期晚，淋巴结转移广泛，如上段食管癌腹腔淋巴结转移或下段食管癌 1 区或锁骨上等多个区域的淋巴结转移。

例7   胸下段食管癌累及野照射

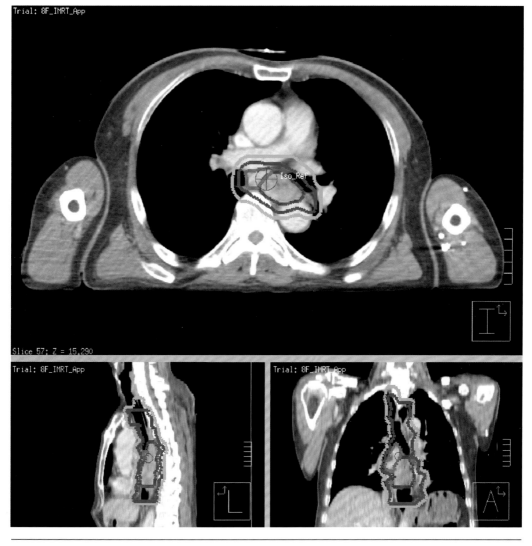

▶ 图1   等中心点层面   绿色：PTV；蓝色：CTV；红色：GTV；粉色：GTVnd

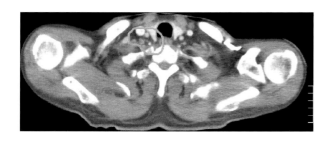

▶ 图2   PTV 上界   绿色：PTV

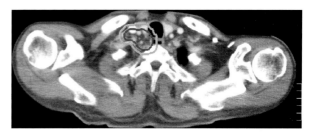

▶ 图3   CTV 上界：右气管食管沟转移淋巴结上 1cm
      绿色：PTV；蓝色：CTV

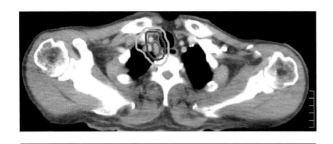

▶ 图 4 绿色：PTV；蓝色：CTV；粉红色：GTVnd

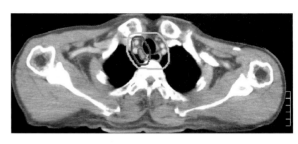

▶ 图 5 锁骨头层面 绿色：PTV；蓝色：CTV；粉红色：GTVnd

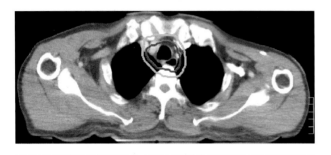

▶ 图 6 胸廓入口层面 绿色：PTV；蓝色：CTV

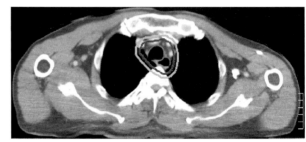

▶ 图 7 绿色：PTV；蓝色：CTV

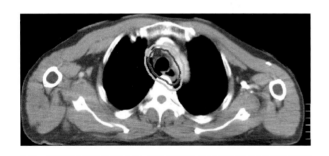

▶ 图 8 主动脉弓上缘 绿色：PTV；蓝色：CTV

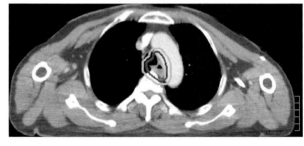

▶ 图 9 左右头臂静脉汇合处 绿色：PTV；蓝色：CTV

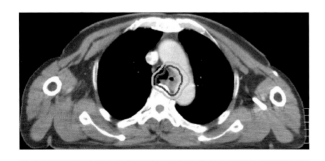

▶ 图 10 绿色：PTV；蓝色：CTV

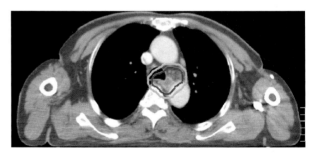

▶ 图 11 主肺动脉窗层面 绿色：PTV；蓝色：CTV

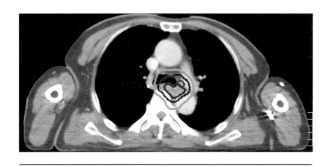

▶ 图 12　隆突层面　绿色：PTV；蓝色：CTV；红色：GTV；粉红色：GTVnd

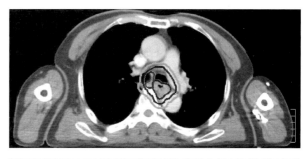

▶ 图 13　隆突下 1cm　绿色：PTV；蓝色：CTV；红色：GTV；粉红色：GTVnd

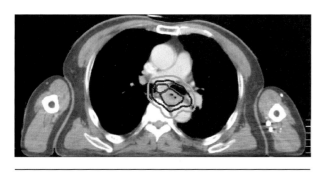

▶ 图 14　绿色：PTV；蓝色：CTV；红色：GTV；粉红色：GTVnd

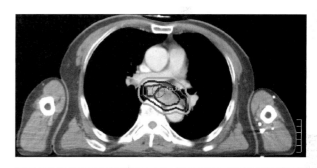

▶ 图 15　绿色：PTV；蓝色：CTV；红色：GTV；粉红色：GTVnd

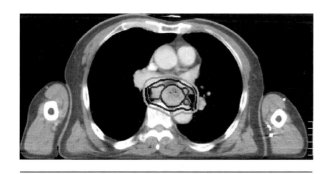

▶ 图 16　绿色：PTV；蓝色：CTV；红色：GTV；粉红色：GTVnd

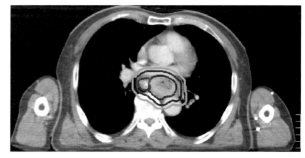

▶ 图 17　绿色：PTV；蓝色：CTV；红色：GTV；粉红色：GTVnd

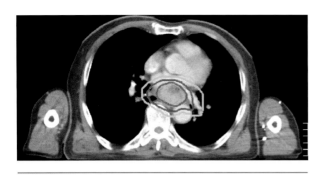

▶ 图 18　左下肺静脉层面　绿色：PTV；蓝色：CTV；
红色：GTV

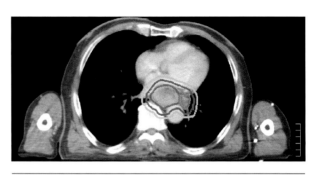

▶ 图 19　绿色：PTV；蓝色：CTV；红色：GTV；粉红
色：GTVnd

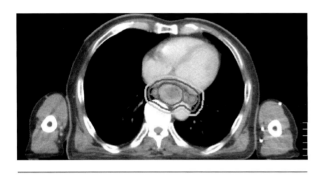

▶ 图 20　绿色：PTV；蓝色：CTV；红色：GTV；粉红
色：GTVnd

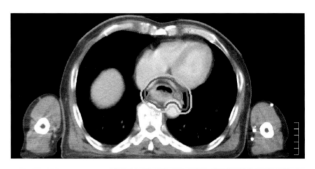

▶ 图 21　绿色：PTV；蓝色：CTV；红色：GTV；粉红
色：GTVnd

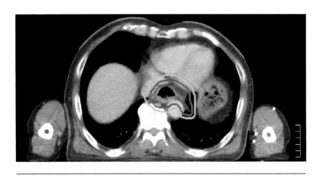

▶ 图 22　食管胃交界处　绿色：PTV；蓝色：CTV

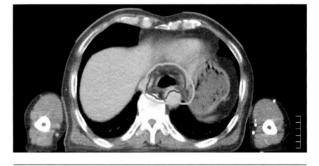

▶ 图 23　CTV 下界：肿瘤下 3cm　绿色：PTV；蓝
色：CTV

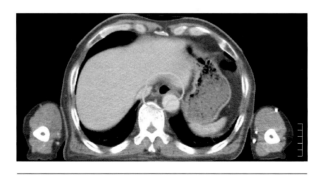

▶ 图 24　PTV 下界　绿色：PTV

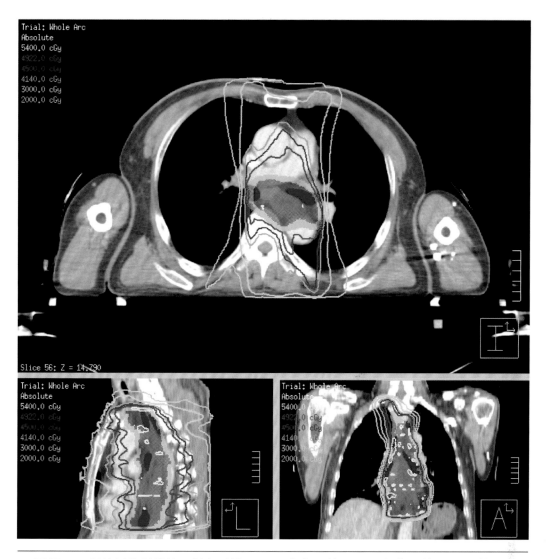

▶ 图 25 一程计划等剂量线 绿色区域: PTV; 蓝色区域: CTV; 红色区域: GTV; 粉红色区域: GTVnd

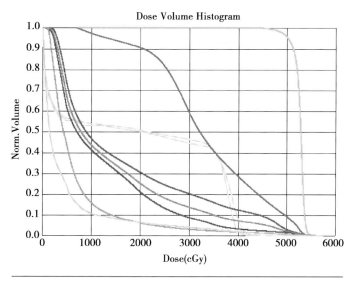

▶ 图 26 一程计划 DVH 图

Line Type	ROI	Trial or Record	Min.	Max.	Mean	Std. Dev.	% Outside Grid	% > Max	Generalized EUD
	PTV	Whole Arc	3931.0	5596.8	5262.7	131.1	0.00 %	0.00 %	--
	Cord	Whole Arc	9.4	4168.3	1491.4	1730.8	22.00 %	0.00 %	--
	Cord PRV	Whole Arc	7.1	4450.9	1551.0	1765.1	21.49 %	0.00 %	--
	Lung L	Whole Arc	143.6	5527.6	1627.9	1492.5	0.00 %	0.00 %	--
	Lung R	Whole Arc	45.6	5594.3	1215.6	1121.0	0.00 %	0.00 %	--
	Lung all	Whole Arc	45.6	5594.3	1394.3	1311.2	0.00 %	0.00 %	--
	Heart	Whole Arc	611.8	5515.1	3340.1	1095.7	0.00 %	0.00 %	--
	Stomach	Whole Arc	108.6	5411.6	684.8	785.8	0.00 %	0.00 %	--

a

| | Liver | Whole Arc | 9.3 | 5396.3 | 471.5 | 855.3 | 0.00 % | 0.00 % | -- |

b

▶ 图 27 一程计划 PTV 及主要的正常组织器官 Dmax 和 Dmean

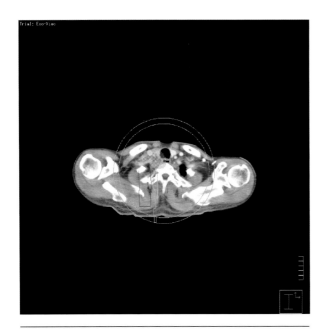

▶ 图 28 锁骨上靶区布野示意图

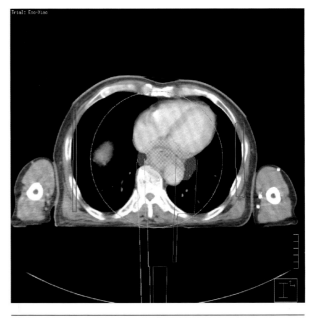

▶ 图 29 肺段靶区布野示意图

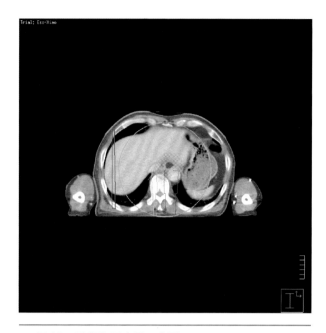

▶ 图 30　胃段靶区布野示意图

红色弧：180.1°～180°；绿色弧：180°～180.1°

本例计划布野点评

　　该计划靶区较长，位置居中，采用全弧旋转调强技术进行计划设计。该技术的优势是能显著提高靶区的适形度，有助于脊髓的保护。肺段靶区范围内，在双侧水平方向附近射野入射方向体表勾画假器官，并在优化过程中对其设置最大剂量约束条件，以降低水平方向控制点的射野权重，降低肺低剂量受照体积（肺段靶区布野示意图中勾画 Block 限制）。对于锁骨上靶区，因照射该段靶区对肺受量影响较小，因而对近水平范围内入射的控制点权重无特殊限制（锁骨上靶区布野示意图中无Block 限制），有利于提高该段靶区适形度，降低脊髓剂量。对于胃段靶区，需在患者右侧体表勾画Block，以减小肝脏受低剂量照射体积（胃段靶区布野示意图中勾画 Block 限制）。

（二） 术前同步放化疗或术前单一放疗

1. 术前同步放化疗方案

2016 年，美国 NCCN 指南对于能手术的胸段食管癌术前同步放化疗是标准的治疗模式。采用三维放疗技术（3D-CRT/IMRT）。处方剂量为 95% PTV 41.4~50.4Gy/23~28 次，同步化疗方案为顺铂＋氟尿嘧啶或紫杉醇＋卡铂。在 20 世纪 70 年代，中国医学科学院肿瘤医院开展的食管癌术前放疗前瞻性研究的其中一项结果，即轻度放疗反应者不能从术前放疗中获益。为此，目前中国医学科学院肿瘤医院开展较多的是有计划的术前单一放疗或同步放化疗，即对不能手术的患者经过术前放疗或放化疗后使原发灶或转移淋巴结降期，经多学科会诊后行手术治疗。目前中国医学科学院肿瘤医院采用 95% PTV 41.4~46Gy/23~25 次（每天 1 次、每次 1.8~2.0Gy、每周 5 次）。化疗方案：紫杉醇（45~60mg/m^2）＋奈达铂（20~25mg/m^2）每周方案，共 4~5 周。休息 6~8 周手术。

2. 照射范围

但中国医学科学院肿瘤医院根据 CROSS 研究的靶区为原发肿瘤上下各外扩 4cm，前后左右各外扩 1.0cm。手术方式、淋巴引流区域是否清扫或清扫的难易程度以及术后复发模式等，制订目前的靶区勾画原则，具体如下：

CTV
胸上段食管癌
上界：原发灶＋预防淋巴结引流区域，即上界为环甲膜水平包括部分颈部、锁骨上、1、2、3P、4、7 和部分 10L 区淋巴引流区。

下界：肿瘤下缘下 3cm 或隆突下 2~3cm。

胸中段食管癌
上界：原发灶＋预防淋巴结引流区域，即胸 1 椎体水平，包括下颈、锁骨上，1、2、3P、4、7、部分 8 区和部分 10L 区淋巴引流区。

下界：肿瘤下缘下 3cm。

胸下段食管癌
上界：原发灶＋预防淋巴结引流区域，即上界为胸 1 椎体水平，包括下颈、锁骨上区，1、2、3P、4、7、8 区和 10L 区淋巴引流区。

下界：腹腔淋巴引流区域（包括 16、17、20 淋巴引流区域）。

PTV：为 CTV 三维外扩 0.5cm。

3. 靶区勾画示例

例8 胸上段食管癌术前同步放化疗

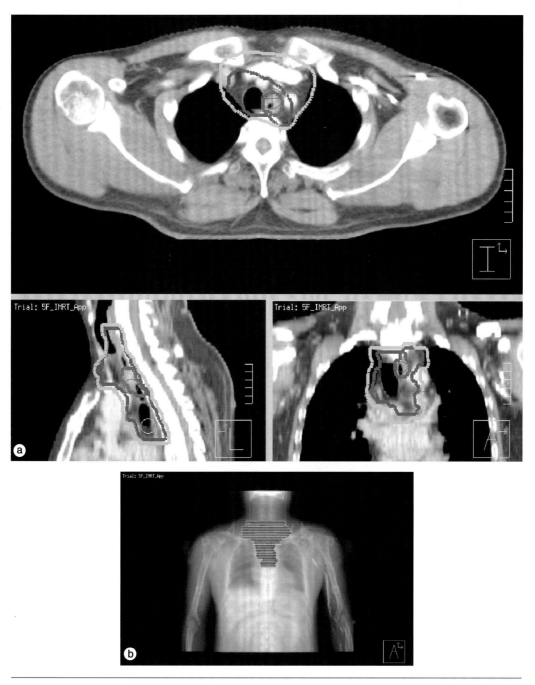

▶ 图1 a. 等中心点层面 绿色：PTV；蓝色：CTV；红色：GTV b. 冠状位靶区图

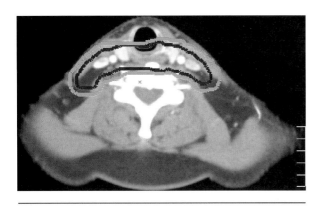

▶ 图 2　CTV 上界：胸 1 上缘　绿色：PTV；蓝色：CTV

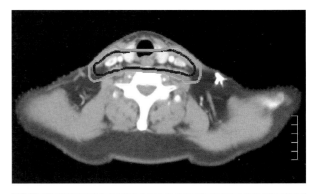

▶ 图 3　绿色：PTV；蓝色：CTV

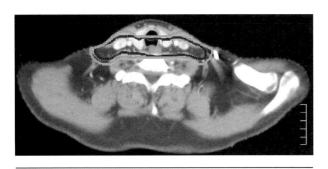

▶ 图 4　绿色：PTV；蓝色：CTV

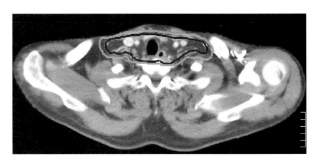

▶ 图 5　绿色：PTV；蓝色：CTV

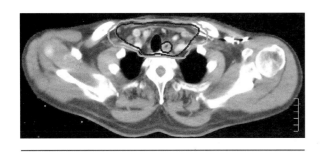

▶ 图 6　绿色：PTV；蓝色：CTV；红色：GTV

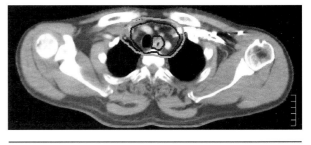

▶ 图 7　绿色：PTV；蓝色：CTV；红色：GTV

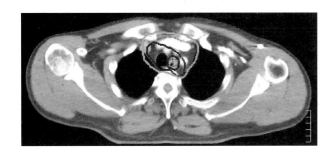

▶ 图 8　绿色：PTV；蓝色：CTV；红色：GTV

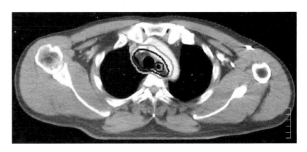

▶ 图 9　绿色：PTV；蓝色：CTV；红色：GTV

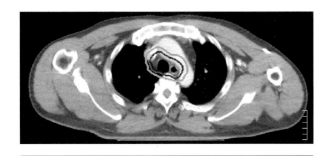

▶ 图 10　绿色：PTV；蓝色：CTV

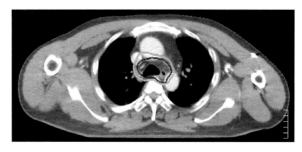

▶ 图 11　主肺动脉窗　绿色：PTV；蓝色：CTV

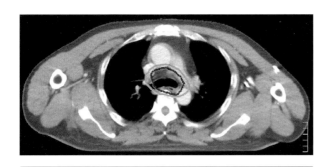

▶ 图 12　绿色：PTV；蓝色：CTV

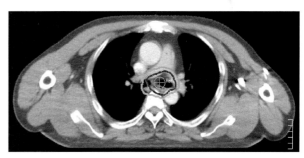

▶ 图 13　隆突下　绿色：PTV；蓝色：CTV

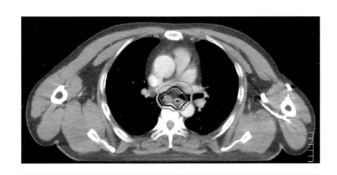

▶ 图 14　CTV 下界：隆突下 2cm　绿色：PTV；蓝色：CTV

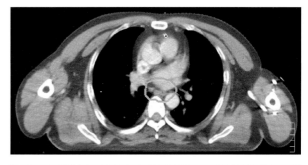

▶ 图 15　PTV 下界　绿色：PTV

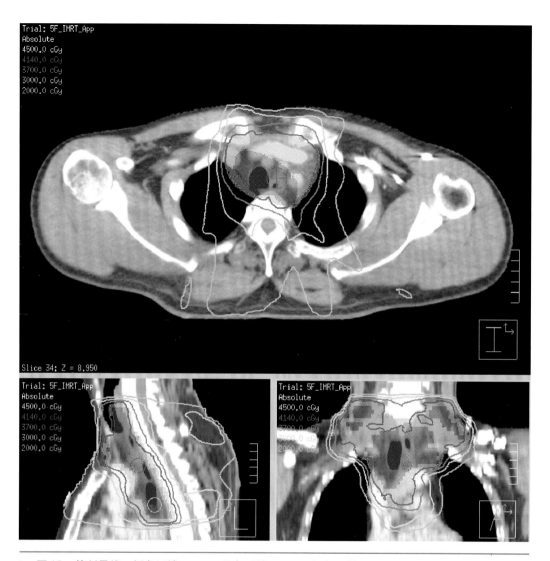

► 图 16　等剂量线　绿色区域：PTV；蓝色区域：CTV；红色区域：GTV

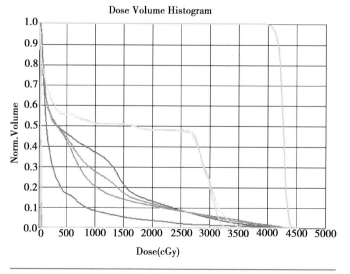

► 图 17　DVH 图

ROI Statistics

Line Type	ROI	Trial or Record	Min.	Max.	Mean	Std. Dev.	% Outside Grid	% > Max	Compute Generalized EUD
	PTV	5F_IMRT_App	3119.0	4534.9	4266.2	72.6	0.00 %	0.00 %	--
	Lung L	5F_IMRT_App	14.1	4346.2	841.3	972.3	0.00 %	0.00 %	--
	Lung R	5F_IMRT_App	20.4	4381.1	704.0	959.6	0.00 %	0.00 %	--
	Lung all	5F_IMRT_App	14.1	4381.1	763.9	967.6	0.00 %	0.00 %	--
	Heart	5F_IMRT_App	32.1	3953.5	340.9	577.0	0.00 %	0.00 %	--
	Stomach	5F_IMRT_App	12.0	45.5	30.6	7.6	0.00 %	0.00 %	--
	Liver	5F_IMRT_App	3.5	76.3	26.9	15.3	13.87 %	0.00 %	--
	Cord	5F_IMRT_App	16.0	3336.6	1081.3	1358.0	30.22 %	0.00 %	--

a

| | Cord PRV | 5F_IMRT_App | 13.8 | 3720.2 | 1093.8 | 1377.5 | 30.17 % | 0.00 % | -- |

b

▶ 图 18　PTV 及主要的正常组织器官 Dmax 和 Dmean

例 9　胸中段食管癌术前同步放化疗

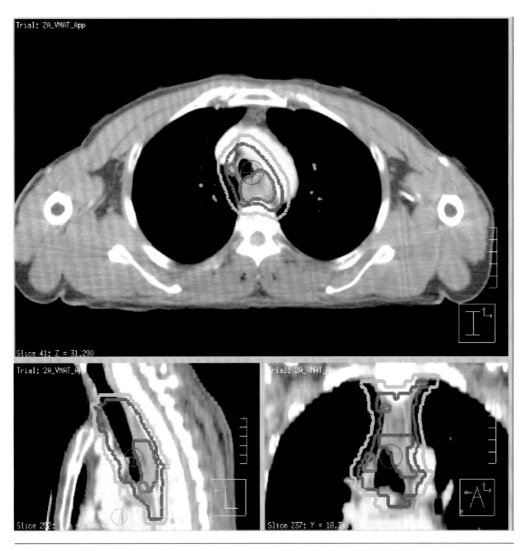

▶ 图 1　等中心点层面　绿色：PTV；蓝色：CTV；红色：GTV；粉色：GTVnd

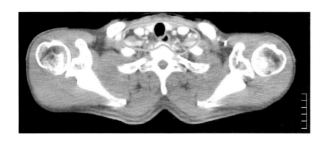

▶ 图 2　PTV 上界　绿色：PTV；蓝色：CTV

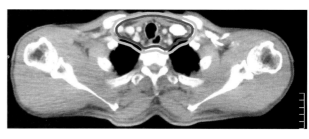

▶ 图 3　CTV 上界：GTVnd 上 2cm，即胸 1 椎体水平
绿色：PTV；蓝色：CTV

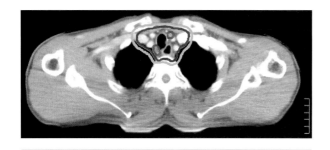

▶ 图 4　绿色：PTV；蓝色：CTV；粉色：GTVnd

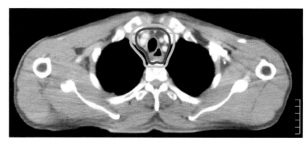

▶ 图 5　胸廓入口　绿色：PTV；蓝色：CTV

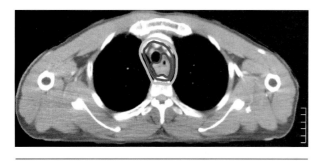

▶ 图 6　绿色：PTV；蓝色：CTV；红色：GTV

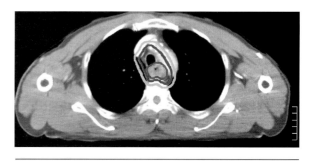

▶ 图 7　主动脉弓上缘水平　绿色：PTV；蓝色：CTV；
红色：GTV

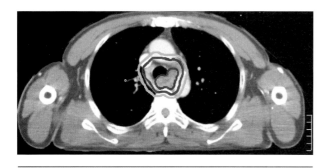

▶ 图 8　主肺动脉窗水平　绿色：PTV；蓝色：CTV；红
色：GTV

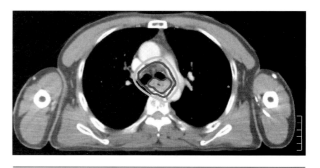

▶ 图 9　隆突水平　绿色：PTV；蓝色：CTV；红色：GTV

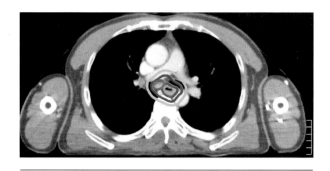

▶ 图 10　隆突下　绿色：PTV；蓝色：CTV；红色：GTV；粉红色：GTVnd

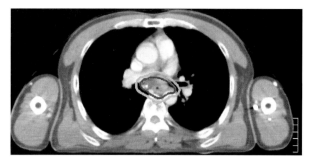

▶ 图 11　绿色：PTV；蓝色：CTV

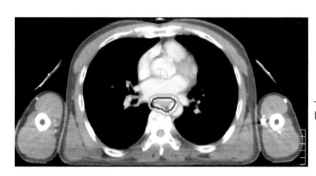

▶ 图 12　CTV 下界　绿色：PTV；蓝色：CTV。本例患者下界为原位癌，故 GTV 只向下外扩 2cm

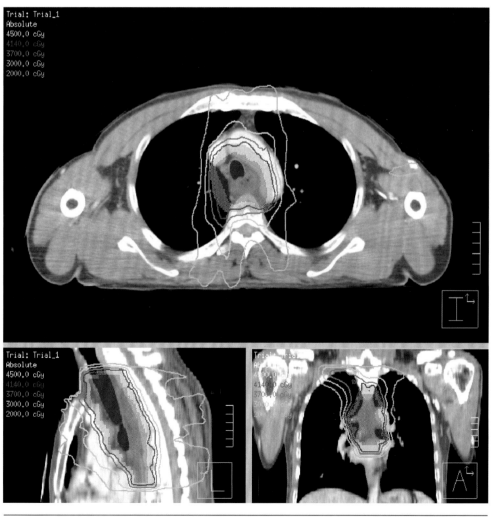

▶ 图 13　等剂量线　绿色区域：PTV；蓝色区域：CTV；红色区域：GTV；粉色区域：GTVnd

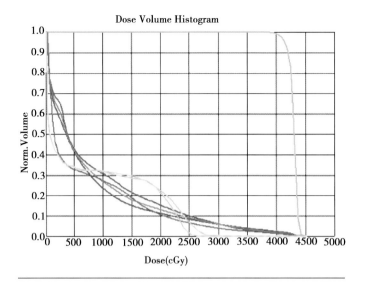

▶ 图 14 DVH 图

✓	——	PTV	2A_VMAT_App	3207.9	4511.3	4294.6	77.9	0.00 %	0.00 %	--
✓	——	Lung L	2A_VMAT_App	10.1	4462.3	848.8	1017.0	0.00 %	0.00 %	--
✓	——	Lung R	2A_VMAT_App	10.0	4442.0	740.2	984.7	0.00 %	0.00 %	--
✓	——	Lung all	2A_VMAT_App	10.0	4462.3	769.1	1001.2	0.00 %	0.00 %	--
✓	——	Heart	2A_VMAT_App	19.2	4429.9	671.5	951.7	0.00 %	0.00 %	--
◆		Cord	2A_VMAT_App	0.0	2639.7	702.6	956.1	0.00 %	0.00 %	--
✓		Cord PRV	2A_VMAT_App	0.0	3047.2	740.5	1006.2	0.00 %	0.00 %	--

▶ 图 15 PTV 及主要的正常组织器官 Dmax 和 Dmean

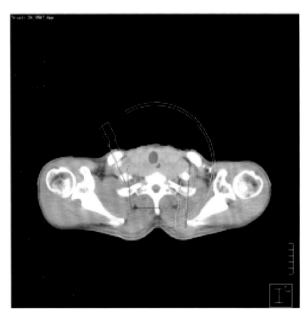

▶ 图 16 锁骨上靶区布野示意图

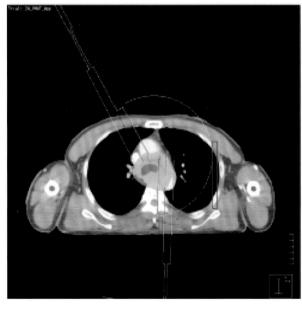

▶ 图 17 肺段靶区布野示意图

红色弧：330°～180°；绿色弧：180°～330°

本例计划布野点评

该计划采用部分弧旋转调强技术进行计划设计。该技术的优势是能显著提高靶区的适形度，有助于脊髓的保护。部分弧的旋转范围偏向于病人左侧，能较好地保护右肺，同时让心脏分担部分剂量，降低肺整体受量。同时，肺段靶区范围内，在水平方向附近射野入射方向体表勾画器官，并在优化过程中对其设置最大剂量约束条件，以降低水平方向控制点的射野权重，降低肺低剂量受照体积（肺段靶区布野示意图中勾画 Block 限制）。对于锁骨上靶区，考虑到其形状较为扁平，与邻近脊髓位置关系密切，且该段靶区相关肺体积较小，因而对近水平范围内入射的控制点权重无特殊限制（锁骨上靶区布野示意图中无 Block 限制），有利于提高该段靶区适形度，降低脊髓剂量。

例 10　　胸下段食管癌计划性术前单一放疗

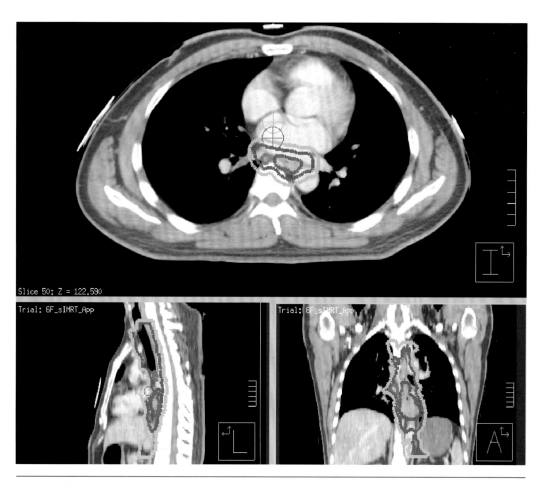

▶ 图 1　等中心点层面　绿色：PTV；蓝色：CTV；红色，GTV；粉色：GTVnd

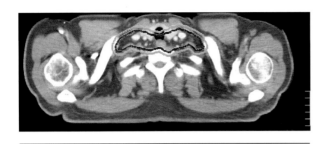

▶ 图2　CTV上界：胸1椎体水平　绿色：PTV；蓝色：CTV

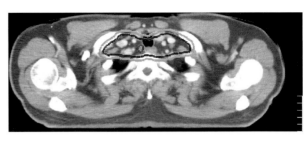

▶ 图3　绿色：PTV；蓝色：CTV；粉色：GTVnd

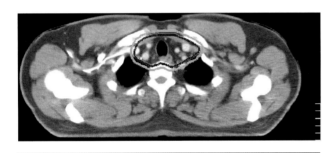

▶ 图4　绿色：PTV；蓝色：CTV

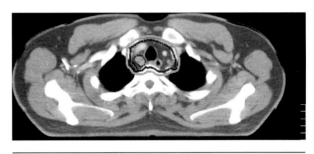

▶ 图5　锁骨头层面　绿色：PTV；蓝色：CTV；粉色：GTVnd

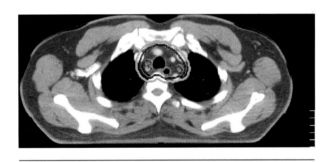

▶ 图6　胸廓入口层面　绿色：PTV；蓝色：CTV；粉色：GTVnd

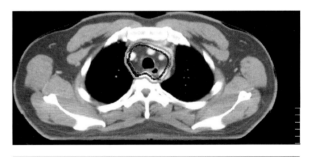

▶ 图7　绿色：PTV；蓝色：CTV

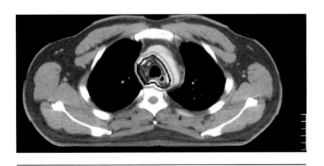

▶ 图8　绿色：PTV；蓝色：CTV；粉色：GTVnd

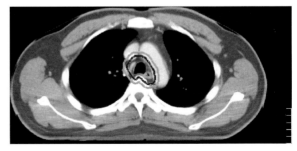

▶ 图9　绿色：PTV；蓝色：CTV

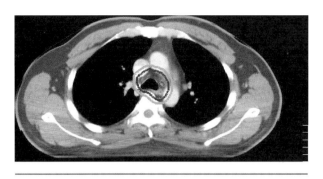

► 图 10　主肺动脉窗层面　绿色：PTV；蓝色：CTV；
粉色：GTVnd

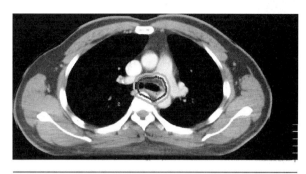

► 图 11　隆突水平　绿色：PTV；蓝色：CTV

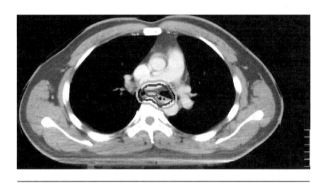

► 图 12　绿色：PTV；蓝色：CTV；粉色：GTVnd

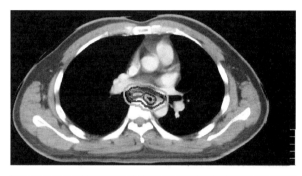

► 图 13　绿色：PTV；蓝色：CTV；红色：GTV；粉
色：GTVnd

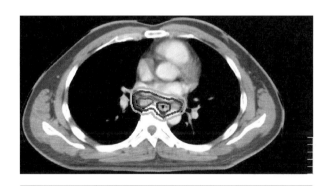

► 图 14　绿色：PTV；蓝色：CTV；红色：GTV；粉
色：GTVnd

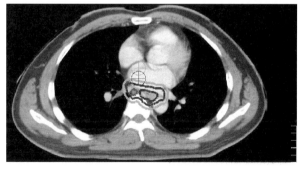

► 图 15　绿色：PTV；蓝色：CTV；红色：GTV；粉
色：GTVnd

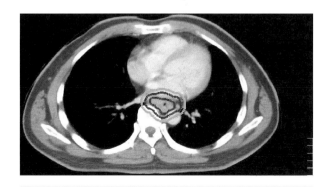

► 图 16　绿色：PTV；蓝色：CTV；红色：GTV

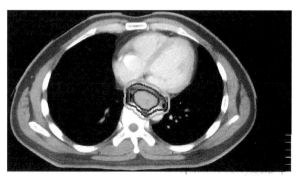

► 图 17　绿色：PTV；蓝色：CTV；红色：GTV

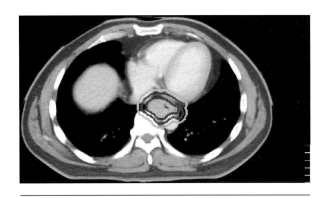

▶ 图 18　绿色：PTV；蓝色：CTV；红色：GTV

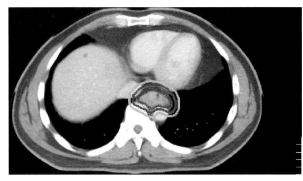

▶ 图 19　绿色：PTV；蓝色：CTV；红色：GTV

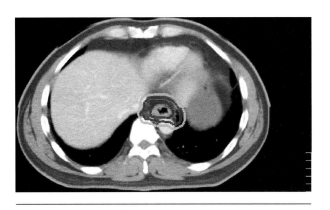

▶ 图 20　绿色：PTV；蓝色：CTV；红色：GTV

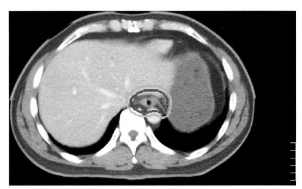

▶ 图 21　绿色：PTV；蓝色：CTV

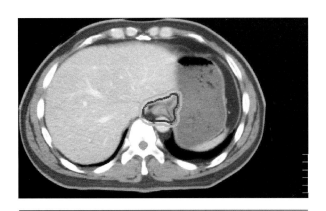

▶ 图 22　绿色：PTV；蓝色：CTV

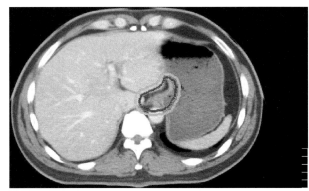

▶ 图 23　绿色：PTV；蓝色：CTV

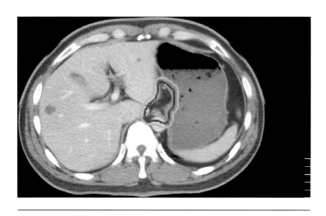

▶ 图 24　绿色：PTV；蓝色：CTV

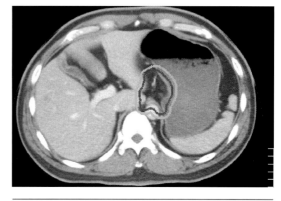

▶ 图 25　绿色：PTV；蓝色：CTV

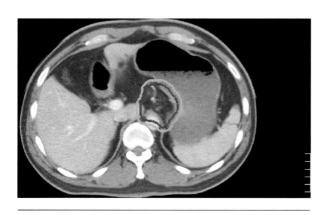

▶ 图 26　绿色：PTV；蓝色：CTV

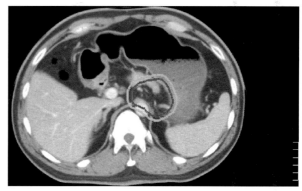

▶ 图 27　CTV 下界　绿色：PTV；蓝色：CTV

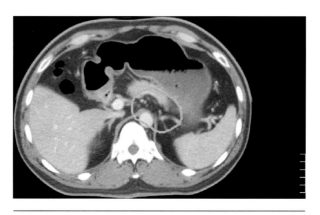

▶ 图 28　PTV 最下层　绿色：PTV

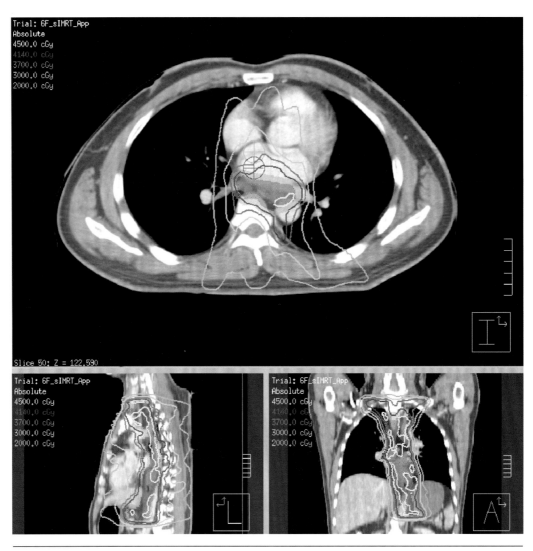

▶ 图29　等剂量线　绿色区域：PTV；蓝色区域：CTV；粉红色区域：GTVnd；红色区域：GTV

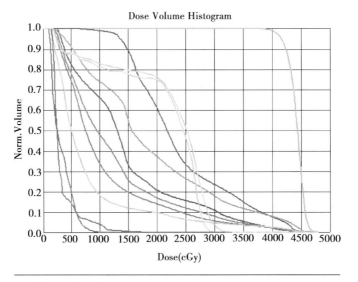

▶ 图30　DVH图

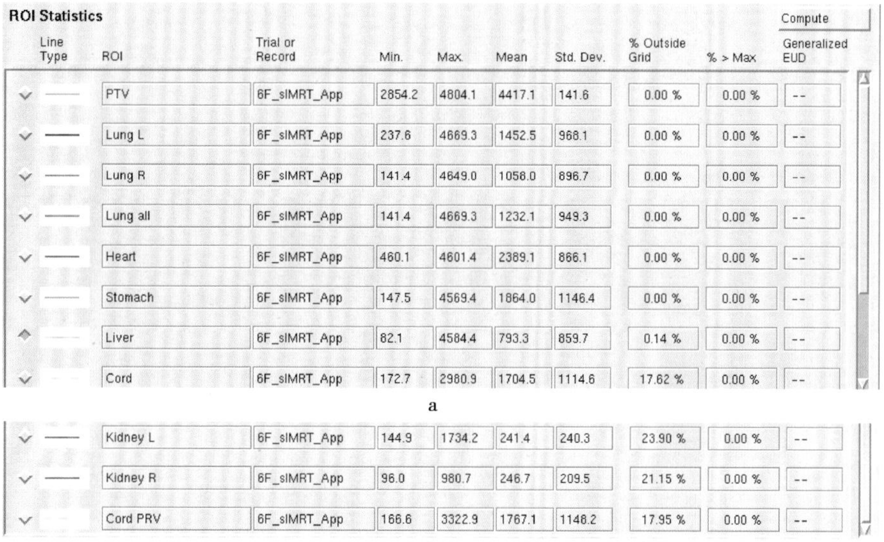

ROI Statistics

Line Type	ROI	Trial or Record	Min.	Max.	Mean	Std. Dev.	% Outside Grid	% > Max	Generalized EUD
∨	PTV	6F_sIMRT_App	2854.2	4804.1	4417.1	141.6	0.00 %	0.00 %	--
∨	Lung L	6F_sIMRT_App	237.6	4669.3	1452.5	968.1	0.00 %	0.00 %	--
∨	Lung R	6F_sIMRT_App	141.4	4649.0	1058.0	896.7	0.00 %	0.00 %	--
∨	Lung all	6F_sIMRT_App	141.4	4669.3	1232.1	949.3	0.00 %	0.00 %	--
∨	Heart	6F_sIMRT_App	460.1	4601.4	2389.1	866.1	0.00 %	0.00 %	--
∨	Stomach	6F_sIMRT_App	147.5	4569.4	1864.0	1146.4	0.00 %	0.00 %	--
◇	Liver	6F_sIMRT_App	82.1	4584.4	793.3	859.7	0.14 %	0.00 %	--
∨	Cord	6F_sIMRT_App	172.7	2980.9	1704.5	1114.6	17.62 %	0.00 %	--

a

Line Type	ROI	Trial or Record	Min.	Max.	Mean	Std. Dev.	% Outside Grid	% > Max	Generalized EUD
∨	Kidney L	6F_sIMRT_App	144.9	1734.2	241.4	240.3	23.90 %	0.00 %	--
∨	Kidney R	6F_sIMRT_App	96.0	980.7	246.7	209.5	21.15 %	0.00 %	--
∨	Cord PRV	6F_sIMRT_App	166.6	3322.9	1767.1	1146.2	17.95 %	0.00 %	--

b

▶ 图 31　PTV 及主要的正常组织器官 Dmax 和 Dmean

（三）　食管癌术后预防性放射治疗

根据 2016 年 NCCN 指南，食管癌 R0 术后不推荐做任何治疗。但是根据本院 1986—1997 年已经完成的食管癌根治术后预防性放疗的前瞻性随机研究结果，$T_{2\sim3}N_0M_0$ 期食管癌根治术后放疗的 3 年生存率提高 8% ，而 5 年生存率没有提高。因此，我们提出将术后 Ⅱ 期与 Ⅲ 期，特别是有淋巴结转移的照射范围进行分层的研究，并于 2004—2009 年在临床上应用，同时采用 IMRT 进行术后放疗。在此时段本院根治术后病理为 $T_{2\sim3}N_0M_0$ 期食管鳞癌 581 例，全组手术后总的复发转移率为 38.6% （216/559 例），其中手术组为 40.3% （210/521 例），术后放疗组为 15.8% （6/38 例），差异有显著性（$\chi^2 = 8.979$，$P = 0.003$）。在单一手术组，总复发转移率 T_2 为 43.6% （65/149 例）、T_3 为 39.0% （145/372 例），其中纵隔淋巴结复发率最高，T_2 为 20.3% （29/143 例），T_3 为 17.8% （64/360 例）；其次为锁骨上淋巴结，T_2 为 13.3% （19/143 例），T_3 为 9.7% （35/360 例）；血行转移，T_2 为 8.4% （12/143 例），T_3 为 11.7% （42/360 例）；腹腔淋巴结和吻合口复发率均较低。杨劲松等分析到 2011 年使病例数达 916 例，其中手术组 820 例，术后放疗组 96 例。两组的 5 年总生存率分别为 59.9% 、74.3% （$P = 0.010$），5 年 DFS 率分别为 51.7% 、71.0% （$P = 0.003$）。术后放疗组和单纯手术组总复发率、局部区域复发率、远处转移率分别为 22.9% 和 42.6% （$P = 0.000$）、18.8% 和 34.7% （$P = 0.002$）、11.5% 和 21.2% （$P = 0.025$），进一步显示术后放疗降低复发率并提高生存率。但还需要前瞻性随机研究的结果以获得 Ⅰ 类证据。根据临床结果，我们第三次提出修改照射范围和放疗剂量。目前本院启动了相应的临床应用研究，其疗效如何有待研究结果的证实。修改意见和建议如下：

目前本院术后放疗靶区试用版本如下，采用调强放疗技术。

1）pⅡa 期［2002 年 UICC 分期为 $pT_{2\sim3}N_0M_0$］食管癌 R0 术后的预防性放射治疗

根据本院前瞻性研究和回顾性资料配对的结果，对 $T_{2\sim3}N_0M_0$ 期食管癌 R0 手术的研究结果显示，术后放疗降低了复发率，生存率有提高。但还需要高级别的研究证据推荐行术后放疗。

①照射范围

上界：环甲膜水平（上段食管癌）或 T_1 椎体的上缘（中段和下段）。

下界：隆突下 3cm（上段食管癌）或瘤床下缘下 2～3cm（中段和下段）。包括下颈锁骨上、纵隔 1、2、3P、4、7 区、部分 8 区或部分 10L 的淋巴引流区；对于上段食管癌或上切缘 ≤3cm 者需要包括吻合口。

②放疗剂量

95% PTV 50～56Gy/1.8～2.0Gy/28 次，每周 5 次（于锁骨头上缘分野）。锁骨上野 95% PTV50Gy，纵隔野 95% PTV56Gy。

③靶区勾画示例

例11　胸上段食管癌 R0 术后单一放疗

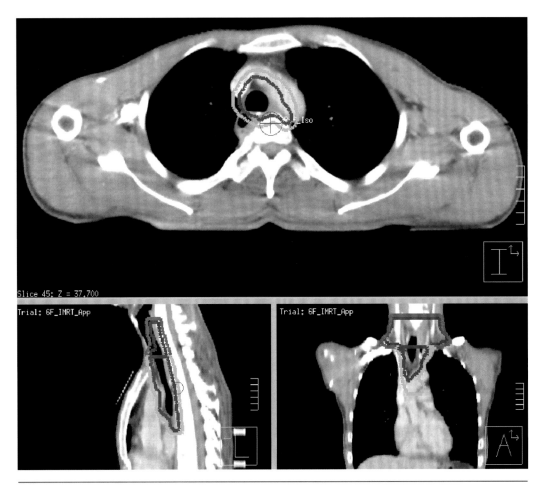

▶ 图1　等中心点层面　粉色：锁骨上区域的 PTV；绿色：纵隔区域的 PTV；红色：锁骨上区域的 CTV；蓝色：纵隔区域的 CTV

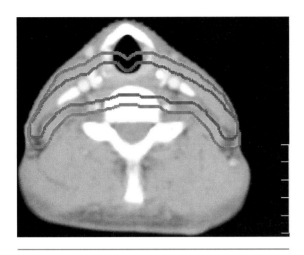

▶ 图2　锁骨上区域 CTV 上界：环甲膜　粉色：锁骨上区域 PTV；红色：锁骨上区域 CTV

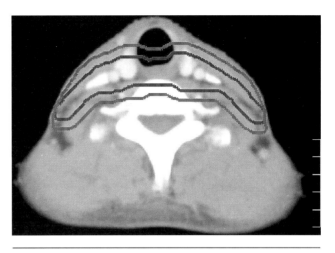

▶ 图3　粉色：锁骨上区域 PTV；红色：锁骨上区域 CTV

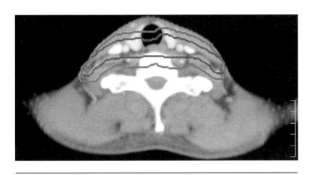

▶ 图4　粉色：锁骨上区域 PTV；红色：锁骨上区域 CTV

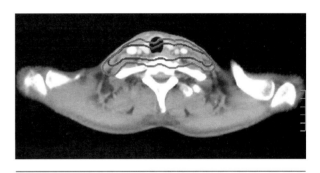

▶ 图5　粉色：锁骨上区域 PTV；红色：锁骨上区域 CTV

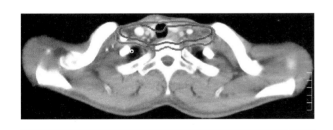

▶ 图6　粉色：锁骨上区域 PTV；红色：锁骨上区域 CTV

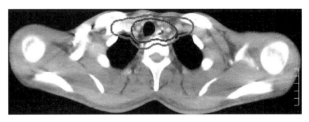

▶ 图7　锁骨上区域 CTV 下界：锁骨头上缘　粉色：锁骨上区域 PTV；红色：锁骨上区域 CTV

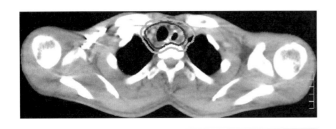

▶ 图8　纵隔区域CTV的上界：锁骨头上缘　绿色：纵隔区域的PTV；蓝色：纵隔区域的CTV

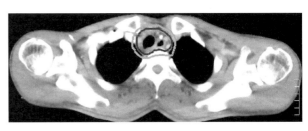

▶ 图9　锁骨头水平　绿色：纵隔区域的PTV；蓝色：纵隔区域的CTV

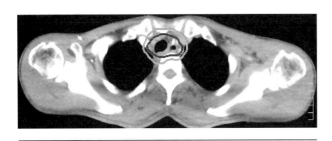

▶ 图10　胸廓入口　绿色：纵隔区域的PTV；蓝色：纵隔区域的CTV

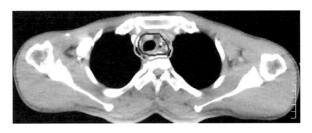

▶ 图11　绿色：纵隔区域的PTV；蓝色：纵隔区域的CTV

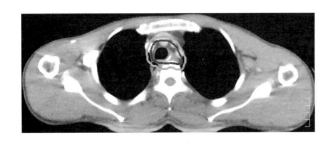

▶ 图12　绿色：纵隔区域的PTV；蓝色：纵隔区域的CTV

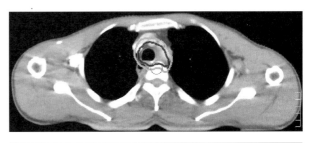

▶ 图13　左右头臂静脉汇合处　绿色：纵隔区域的PTV；蓝色：纵隔区域的CTV

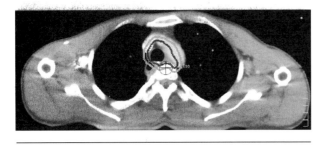

▶ 图14　主动脉弓上缘　绿色：纵隔区域的PTV；蓝色：纵隔区域的CTV

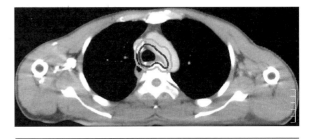

▶ 图15　绿色：纵隔区域的PTV；蓝色：纵隔区域的CTV

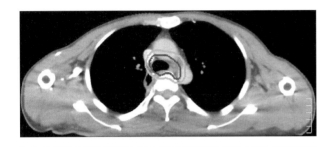

▶ 图 16 主肺动脉窗水平 绿色：纵隔区域的 PTV；蓝色：纵隔区域的 CTV

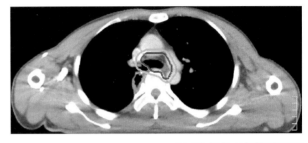

▶ 图 17 绿色：纵隔区域的 PTV；蓝色：纵隔区域的 CTV

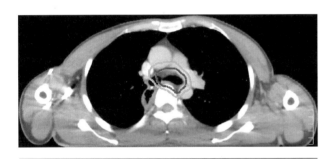

▶ 图18 绿色：纵隔区域的 PTV；蓝色：纵隔区域的 CTV

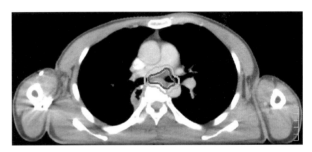

▶ 图 19 隆突下水平 绿色：纵隔区域的 PTV；蓝色：纵隔区域的 CTV

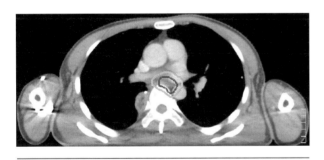

▶ 图 20 绿色：纵隔区域的 PTV；蓝色：纵隔区域的 CTV

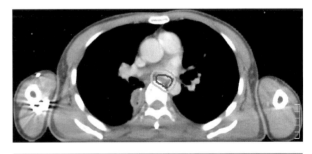

▶ 图 21 CTV 下界，隆突下 3cm 绿色：纵隔区域的 PTV；蓝色：纵隔区域的 CTV

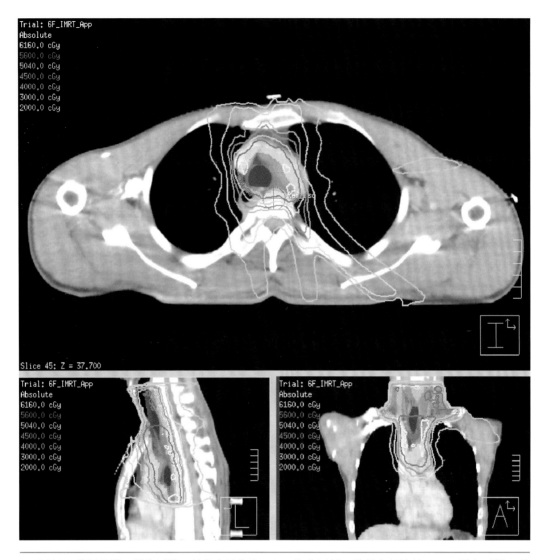

▶ 图 22　等剂量线　粉色区域：锁骨上区域的 PTV；红色区域：锁骨上区域的 CTV；绿色区域：纵隔区域的 PTV；蓝色区域：纵隔区域的 CTV

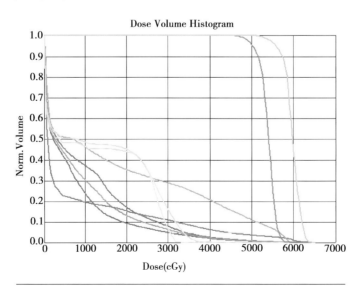

▶ 图 23　DVH 图

| ROI Statistics | | | | | | | | | Compute |
Line Type	ROI	Trial or Record	Min.	Max.	Mean	Std. Dev.	% Outside Grid	% > Max	Generalized EUD
∨ ——	Lung L	6F_IMRT_App	9.5	6398.8	941.5	1174.0	0.00 %	0.00 %	--
∨ ——	Lung R	6F_IMRT_App	11.8	6159.3	685.4	980.5	0.00 %	0.00 %	--
∨ ——	Lung all	6F_IMRT_App	9.5	6398.8	808.4	1085.3	0.00 %	0.00 %	--
∨ ——	Heart	6F_IMRT_App	6.7	6434.2	746.1	1451.7	0.00 %	0.00 %	--
∨ ——	Stomach	6F_IMRT_App	5.9	6064.9	1727.3	2013.5	0.00 %	0.00 %	--
∨ ——	Cord	6F_IMRT_App	0.3	3317.1	1249.9	1308.2	1.88 %	0.00 %	--
∨ ——	Cord PRV	6F_IMRT_App	0.3	4066.0	1356.7	1383.1	1.57 %	0.00 %	--
∨ ——	PTVup	6F_IMRT_App	4040.1	5920.8	5379.4	188.3	0.00 %	0.00 %	--

a

| ∨ —— | PTVdown | 6F_IMRT_App | 4739.0 | 6462.2 | 5963.5 | 205.2 | 0.00 % | 0.00 % | -- |

b

▶ 图24　PTV 及主要的正常组织器官 Dmax 和 Dmean

例12　胸中段食管癌 R0 术后单一放疗

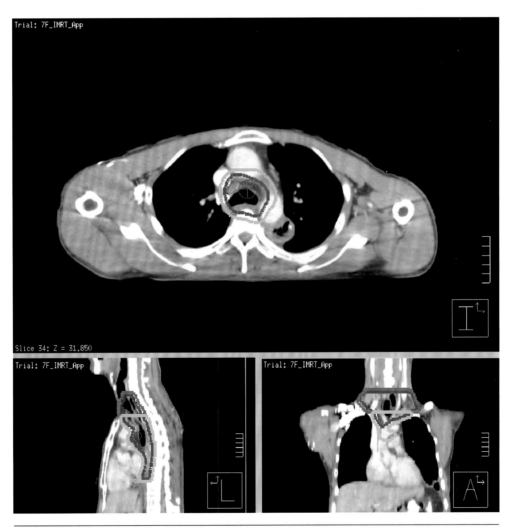

▶ 图1　等中心点层面　粉红色：锁骨上区域的 PTV；红色：锁骨上区域的 CTV；绿色：纵隔区域的 PTV；蓝色：纵隔区域的 CTV

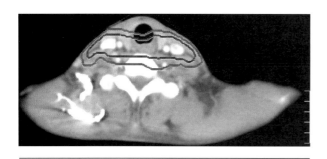

▶ 图2　锁骨上区域CTV上界：胸1椎体上缘　粉红色：锁骨上区域的PTV；红色：锁骨上区域的CTV

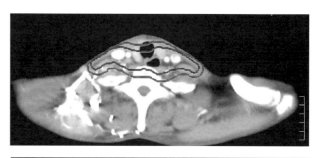

▶ 图3　环状软骨下缘层面　粉红色：锁骨上区域的PTV；红色：锁骨上区域的CTV

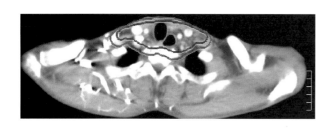

▶ 图4　粉红色：锁骨上区域的PTV；红色：锁骨上区域的CTV

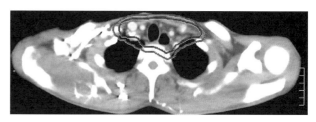

▶ 图5　粉红色：锁骨上区域的PTV；红色：锁骨上区域的CTV

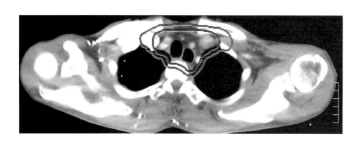

▶ 图6　锁骨上区域的CTV下界：锁骨头上缘　粉红色：锁骨上区域的PTV；红色：锁骨上区域的CTV

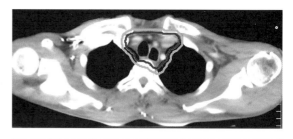

▶ 图7　纵隔区域的CTV上界：锁骨头上缘　绿色：纵隔区域的PTV；蓝色：纵隔区域的CTV

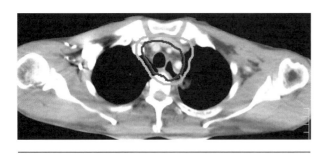

▶ 图8 胸廓入口层面 绿色：纵隔区域的 PTV；蓝色：纵隔区域的 CTV

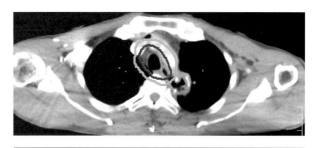

▶ 图9 绿色：纵隔区域的 PTV；蓝色：纵隔区域的 CTV

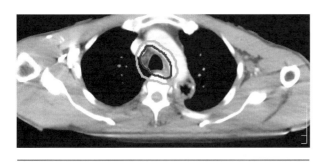

▶ 图10 主动脉弓上缘 绿色：纵隔区域的 PTV；蓝色：纵隔区域的 CTV

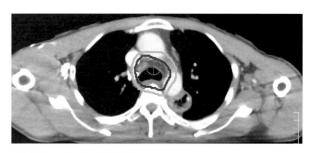

▶ 图11 主肺动脉窗 绿色：纵隔区域的 PTV；蓝色：纵隔区域的 CTV

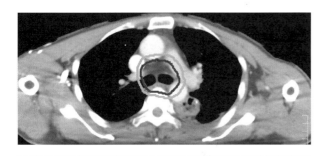

▶ 图12 隆突水平 绿色：纵隔区域的 PTV；蓝色：纵隔区域的 CTV

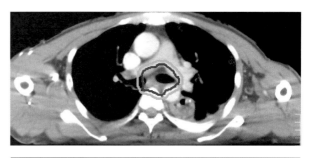

▶ 图13 隆突下 绿色：纵隔区域的 PTV；蓝色：纵隔区域的 CTV

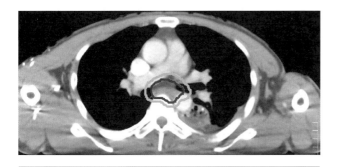

▶ 图14 绿色：纵隔区域的 PTV；蓝色：纵隔区域的 CTV

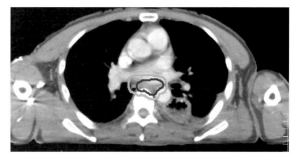

▶ 图15 绿色：纵隔区域的 PTV；蓝色：纵隔区域的 CTV

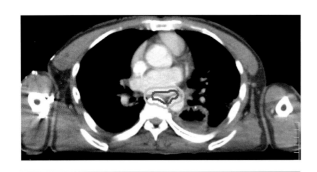

▶ 图 16　绿色：纵隔区域的 PTV；蓝色：纵隔区域
的 CTV

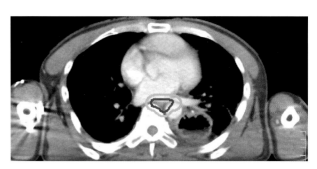

▶ 图 17　左下肺静脉　绿色：纵隔区域的 PTV；蓝色：
纵隔区域的 CTV

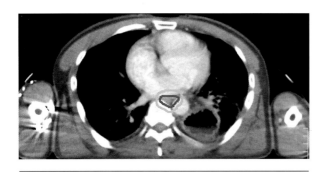

▶ 图 18　右下肺静脉　绿色：纵隔区域的 PTV；蓝色：
纵隔区域的 CTV

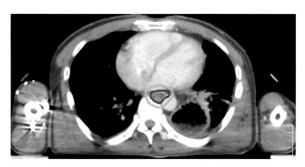

▶ 图 19　绿色：纵隔区域的 PTV；蓝色：纵隔区域
的 CTV

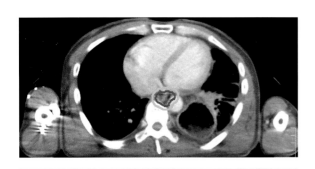

▶ 图 20　纵隔区域的 CTV 下界：瘤床下 3cm　绿色：
纵隔区域的 PTV；蓝色：纵隔区域的 CTV

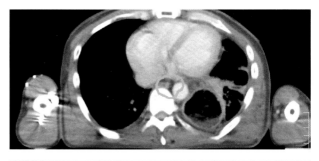

▶ 图 21　绿色：纵隔区域的 PTV

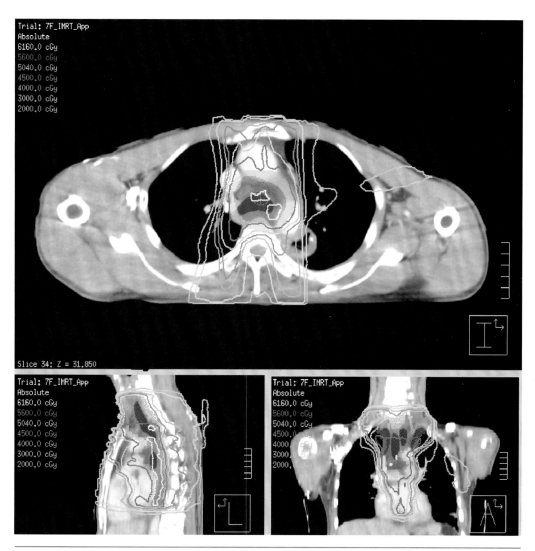

▶ 图22　等剂量线　粉红色区域：锁骨上区域的 PTV；绿色区域：纵隔区域的 PTV；红色区域：锁骨上区域的 CTV；蓝色区域：纵隔区域的 CTV

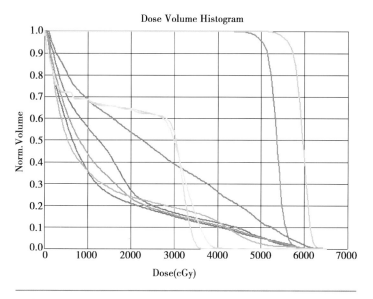

▶ 图23　DVH 图

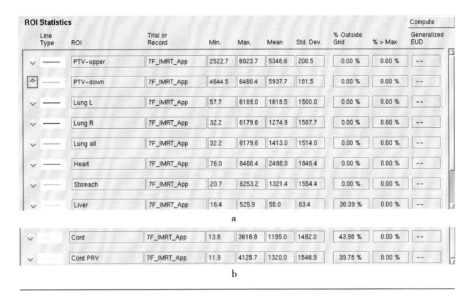

	Line Type	ROI	Trial or Record	Min.	Max.	Mean	Std. Dev.	% Outside Grid	% > Max	Generalized EUD
∨	—	PTV-upper	7F_IMRT_App	2522.7	6023.7	5346.6	200.5	0.00 %	0.00 %	--
⬆	—	PTV-down	7F_IMRT_App	4644.5	6460.4	5937.7	161.5	0.00 %	0.00 %	--
∨	—	Lung L	7F_IMRT_App	57.7	6169.0	1618.5	1500.0	0.00 %	0.00 %	--
∨	—	Lung R	7F_IMRT_App	32.2	6179.6	1274.9	1507.7	0.00 %	0.00 %	--
∨	—	Lung all	7F_IMRT_App	32.2	6179.6	1413.0	1514.0	0.00 %	0.00 %	--
∨	—	Heart	7F_IMRT_App	76.0	6460.4	2488.0	1846.4	0.00 %	0.00 %	--
∨	—	Stomach	7F_IMRT_App	20.7	6253.2	1321.4	1554.4	0.00 %	0.00 %	--
∨	—	Liver	7F_IMRT_App	16.4	525.9	55.0	63.4	30.39 %	0.00 %	--

a

		ROI	Trial or Record	Min.	Max.	Mean	Std. Dev.	% Outside Grid	% > Max	
∨		Cord	7F_IMRT_App	13.8	3618.8	1195.0	1482.0	43.98 %	0.00 %	--
∨		Cord PRV	7F_IMRT_App	11.9	4125.7	1320.0	1546.9	39.78 %	0.00 %	--

b

▶ 图 24　PTV 及主要的正常组织器官 Dmax 和 Dmean（PTV-upper 即锁骨上区域，PTV-down 即纵隔区域）

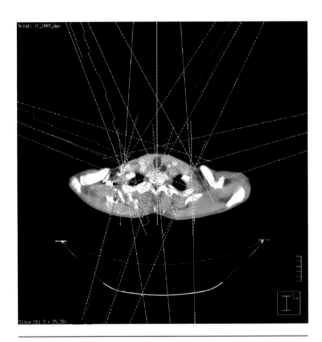

▶ 图 25　锁骨上靶区布野示意图

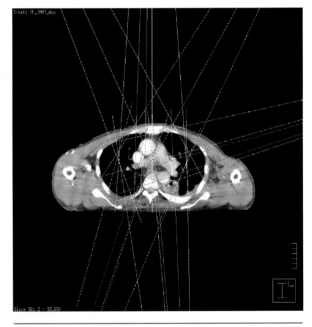

▶ 图 26　纵隔靶区布野示意图

红色野：200°；墨绿色野：290°；天蓝色野：335°；绿色野：0°；深蓝色野：30°；玫红色野：75°；橙色野：175°

本例计划布野点评

　　1. 该计划大部分射野均沿纵隔前后方向布置，能有效地降低肺受低剂量照射的体积。

　　2. 考虑到锁骨上靶区较为扁平，若射野仍集中在沿纵隔前后方向上，会降低靶区的适形度并提高脊髓的受量，抑或形成环绕脊髓的两个高剂量尖角。则在日常治疗过程中，不论摆位误差偏左或偏右，都易造成脊髓超量。因而针对此段靶区左右各增加一个相对水平的射野（290°和75°），以提高该段靶区的适形度，降低脊髓受量（锁骨上靶区布野示意图）。

　　3. 290°照射野不照射肺段靶区，以降低肺受低剂量照射体积（肺段靶区布野示意图）。

　　4. 为降低肺段脊髓受量，75°照射野在肺段靶区仍然使用。相对290°照射野，该角度入射时心脏能分担部分肺的受量。同时优化过程中应注意对肺低剂量区的控制，以达到肺受量和脊髓受量的合理平衡。其次，该角度照射野还考虑了对胸腔残胃的躲避，以降低胸腔残胃的受量（肺段靶区布野示意图）。

例13　胸下段食管癌 R0 术后单一放疗

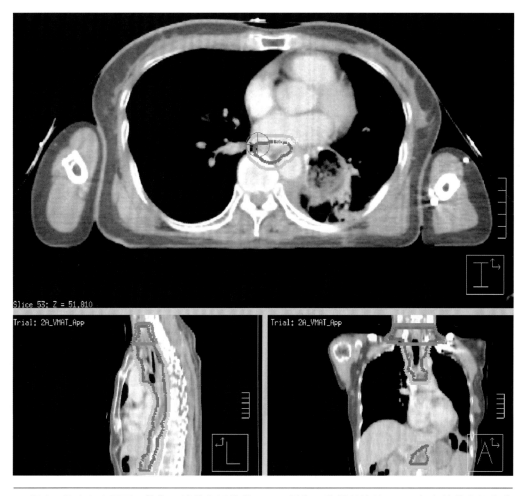

　▶　图1　等中心点层面　粉色：锁骨上区域的 PTV；绿色：纵隔区域的 PTV；红色锁骨上区域的
　　　CTV；蓝色：纵隔区域的 CTV

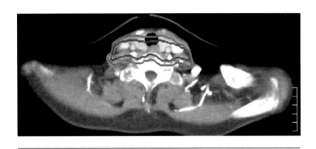

▶ 图2　锁骨上区域的CTV上界：胸1椎体上缘　粉色：锁骨上区域的PTV；红色：锁骨上区域的CTV

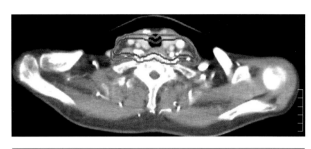

▶ 图3　粉色：锁骨上区域的PTV；红色：锁骨上区域的CTV

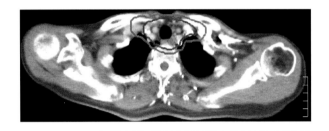

▶ 图4　锁骨上区域CTV的下界：锁骨头上缘　粉色：锁骨上区域的PTV；红色：锁骨上区域的CTV

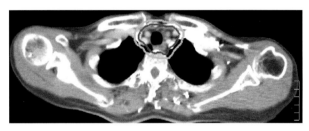

▶ 图5　纵隔区域CTV的上界：锁骨头上缘　绿色：纵隔区域的PTV；蓝色：纵隔区域的CTV

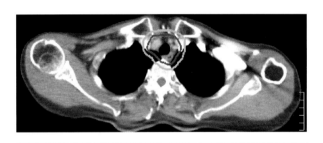

▶ 图6　锁骨头水平　绿色：纵隔区域的PTV；蓝色：纵隔区域的CTV

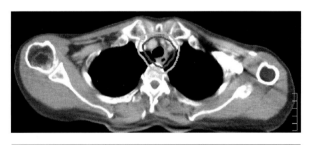

▶ 图7　胸廓入口层面　绿色：纵隔区域的PTV；蓝色：纵隔区域的CTV

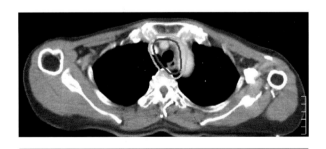

▶ 图8　主动脉弓上缘　绿色：纵隔区域的PTV；蓝色：纵隔区域的CTV

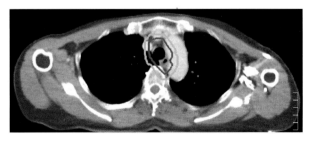

▶ 图9　绿色：纵隔区域的PTV；蓝色：纵隔区域的CTV

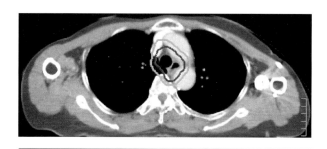

▶ 图10 左右头臂静脉汇合处 绿色：纵隔区域的PTV；蓝色：纵隔区域的CTV

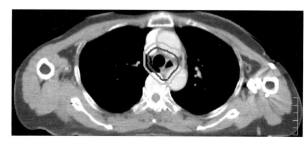

▶ 图11 绿色：纵隔区域的PTV；蓝色：纵隔区域的CTV

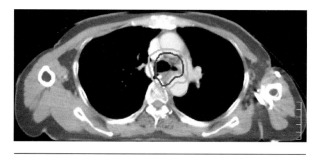

▶ 图12 绿色：纵隔区域的PTV；蓝色：纵隔区域的CTV

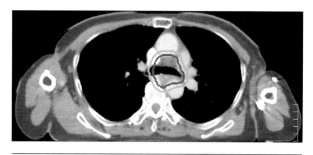

▶ 图13 绿色：纵隔区域的PTV；蓝色：纵隔区域的CTV

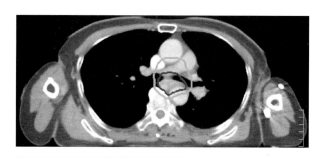

▶ 图14 隆突下 绿色：纵隔区域的PTV；蓝色：纵隔区域的CTV

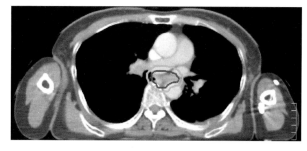

▶ 图15 绿色：纵隔区域的PTV；蓝色：纵隔区域的CTV

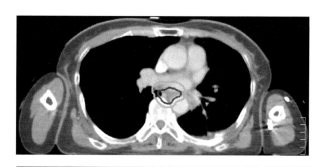

▶ 图16 绿色：纵隔区域的PTV；蓝色：纵隔区域的CTV

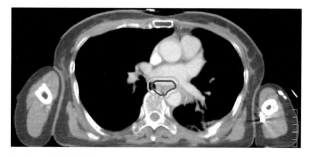

▶ 图17 左下肺静脉层面 绿色：纵隔区域的PTV；蓝色：纵隔区域的CTV

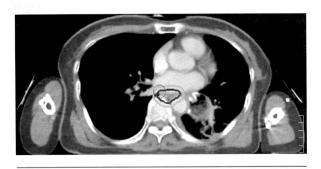

▶ 图18 右下肺静脉层面 绿色：纵隔区域的 PTV；蓝色：纵隔区域的 CTV

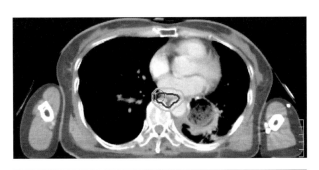

▶ 图19 绿色：纵隔区域的 PTV；蓝色：纵隔区域的 CTV

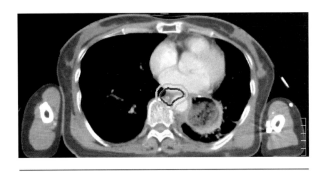

▶ 图20 绿色：纵隔区域的 PTV；蓝色：纵隔区域的 CTV

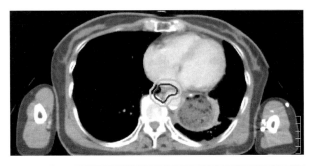

▶ 图21 绿色：纵隔区域的 PTV；蓝色：纵隔区域的 CTV

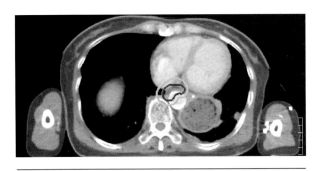

▶ 图22 绿色：纵隔区域的 PTV；蓝色：纵隔区域的 CTV

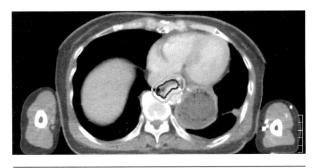

▶ 图23 绿色：纵隔区域的 PTV；蓝色：纵隔区域的 CTV

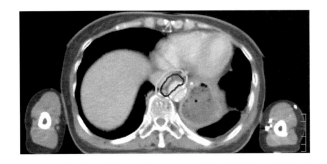

▶ 图24 绿色：纵隔区域的 PTV；蓝色：纵隔区域的 CTV

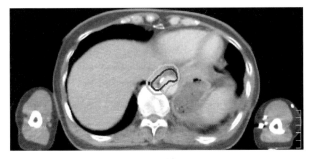

▶ 图25 绿色：纵隔区域的 PTV；蓝色：纵隔区域的 CTV

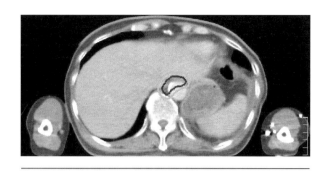

▶ 图 26　绿色：纵隔区域的 PTV；蓝色：纵隔区域的 CTV

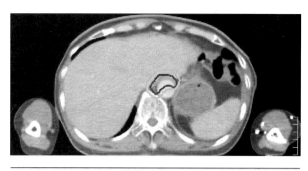

▶ 图 27　绿色：纵隔区域的 PTV；蓝色：纵隔区域的 CTV

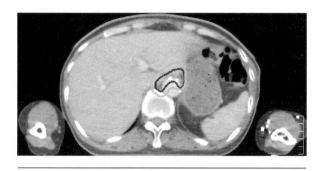

▶ 图 28　绿色：纵隔区域的 PTV；蓝色：纵隔区域的 CTV

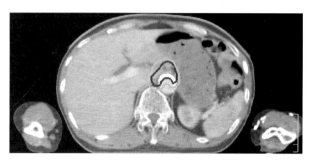

▶ 图 29　绿色：纵隔区域的 PTV；蓝色：纵隔区域的 CTV

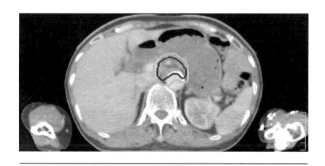

▶ 图 30　腹腔干的区域　绿色：纵隔区域的 PTV；蓝色：纵隔区域的 CTV

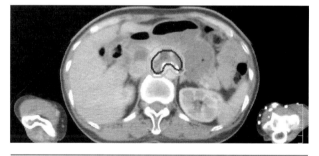

▶ 图 31　腹腔干的区域　绿色：纵隔区域的 PTV；蓝色：纵隔区域的 CTV

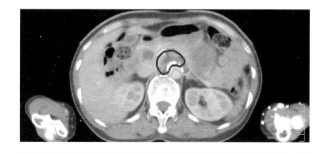

▶ 图 32　腹腔干的区域（CTV 的下界：瘤床下 3cm）　绿色：纵隔区域的 PTV；蓝色：纵隔区域的 CTV

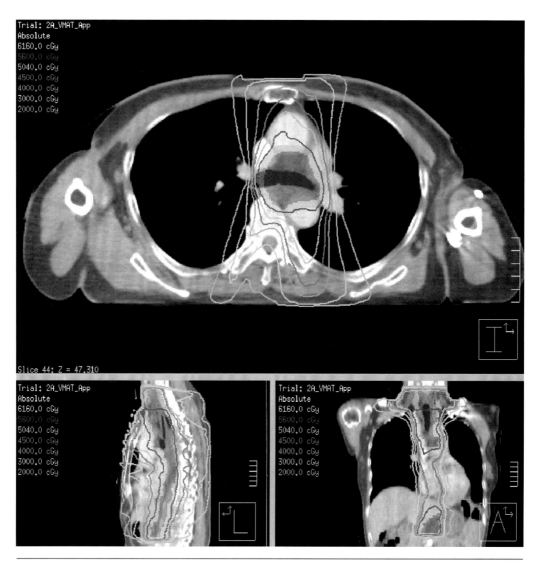

▶ 图33　等剂量线　粉色区域：锁骨上区域的 PTV；红色区域：锁骨上区域的 CTV；绿色区域：纵隔区域的 PTV；蓝色区域：纵隔区域的 CTV

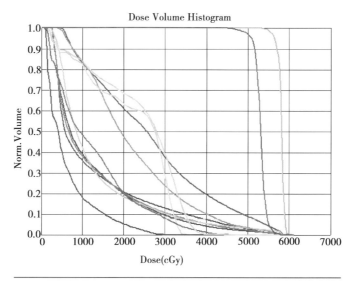

▶ 图34　DVH 图

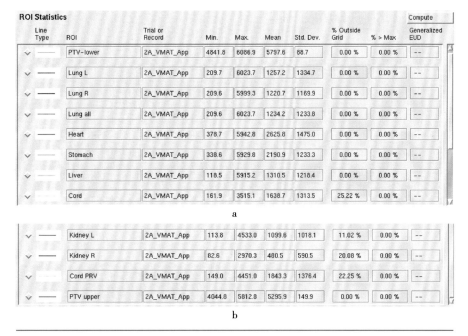

Line Type	ROI	Trial or Record	Min.	Max.	Mean	Std. Dev.	% Outside Grid	% > Max	Generalized EUD
∨	PTV-lower	2A_VMAT_App	4841.8	6086.9	5797.6	88.7	0.00 %	0.00 %	--
∨	Lung L	2A_VMAT_App	209.7	6023.7	1257.2	1334.7	0.00 %	0.00 %	--
∨	Lung R	2A_VMAT_App	209.6	5999.3	1220.7	1169.9	0.00 %	0.00 %	--
∨	Lung all	2A_VMAT_App	209.6	6023.7	1234.2	1233.8	0.00 %	0.00 %	--
∨	Heart	2A_VMAT_App	378.7	5942.8	2625.8	1475.0	0.00 %	0.00 %	--
∨	Stomach	2A_VMAT_App	338.6	5929.6	2190.9	1233.3	0.00 %	0.00 %	--
∨	Liver	2A_VMAT_App	118.5	5915.2	1310.5	1218.4	0.00 %	0.00 %	--
∨	Cord	2A_VMAT_App	161.9	3515.1	1638.7	1313.5	25.22 %	0.00 %	--

a

Line Type	ROI	Trial or Record	Min.	Max.	Mean	Std. Dev.	% Outside Grid	% > Max	Generalized EUD
∨	Kidney L	2A_VMAT_App	113.8	4533.0	1099.6	1018.1	11.02 %	0.00 %	--
∨	Kidney R	2A_VMAT_App	82.6	2970.3	480.5	590.5	20.08 %	0.00 %	--
∨	Cord PRV	2A_VMAT_App	149.0	4451.0	1843.3	1376.4	22.25 %	0.00 %	--
∨	PTV upper	2A_VMAT_App	4044.8	5812.8	5295.9	149.9	0.00 %	0.00 %	--

b

▶ 图 35　PTV 及主要的正常组织器官 Dmax 和 Dmean

2）p Ⅱ b/ Ⅲ［2002 年 UICC 分期为 $pT_{1\sim4}N + M_0/pT_4N_0M_0$］食管癌根治术后的预防性放射治疗

①照射范围

a. 胸上段食管癌（不包腹腔干周围的淋巴引流区域的照射）

上界：环甲膜水平。

下界：隆突下 3cm 或瘤床下缘下 2~3cm。

包括锁骨上、纵隔 1、2、3P、4、7、部分 8 区淋巴引流区。

b. 胸中段食管癌（不包腹腔淋巴结区）

中段食管癌且 1~2 枚转移淋巴结在一个区域（如在纵隔内或膈下）或两个区域（纵隔一枚和膈下一枚）或有≥3 枚的转移淋巴结但转移淋巴结均在纵隔内。上述情况的照射范围一致，仍然不包腹腔淋巴引流区域。

上界：T_1 椎体的上缘。

下界：瘤床下缘下 2~3cm。

包括锁骨上、纵隔 1、2、3P、4、7、部分 8 区淋巴引流区。

c. 胸下段食管癌和胸中段食管癌（包腹腔淋巴结区）

中段食管癌淋巴结转移≥3 枚，且转移淋巴结在纵隔 + 膈下两个区域或均在膈下；下段食管癌淋巴结转移，不论淋巴结转移个数的多少，建议包括腹腔干周围的淋巴引流区域。但由于照射范围较大，在放疗剂量和靶区间合理权衡以降低正常组织的受量。

上界：T_1 椎体的上缘。

下界：腹腔干水平。

包括锁骨上、纵隔 1、2、3P、4、7、部分 8、10L 区、胃周围和腹腔干淋巴引流区（16、17、20 区的淋巴引流区域）。

②放疗剂量

术后 CT 没有明显或无可疑转移淋巴结：95% PTV 54Gy/2.0Gy/27f。

术前或（和）术后 CT 均显示有肿大淋巴结又不能除外转移淋巴结且无法取得病理活检的证实时，需要勾画 GTVnd 并外扩 0.5cm 形成 PGTVnd；95% PTV 54Gy/1.8Gy/30f + 同步 PGTVnd 加量为 60Gy/2.0Gy/30f。

为了加强食管癌多中心协作，即中华医学会北京放射肿瘤分会/泛京津冀食管肿瘤协作组的前瞻性研究课题的合作，以下示例为中国医学科学院肿瘤医院放射治疗科肖泽芬课题研究组在研课题的靶区勾画，以及在原有靶区的基础上进行的本单位第三次靶区修改示例。

③靶区示例

例 14　胸上段食管癌 R0 术后单一放疗

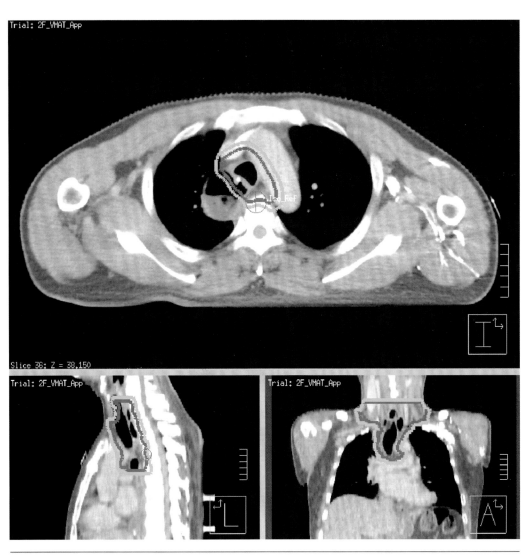

▶ 图 1　等中心点层面　绿色：PTV；蓝色：CTV

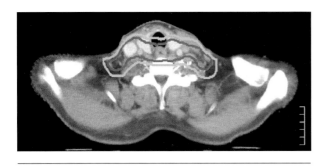

▶ 图 2　CTV 上界：环状软骨下缘　绿色：PTV；蓝色：CTV

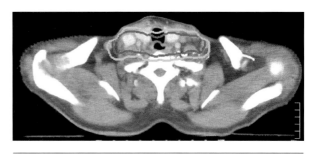

▶ 图 3　绿色：PTV；蓝色：CTV

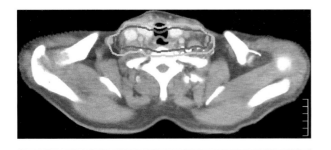

▶ 图 4　绿色：PTV；蓝色：CTV

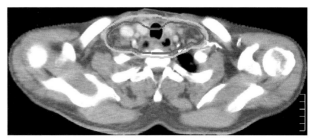

▶ 图 5　绿色：PTV；蓝色：CTV

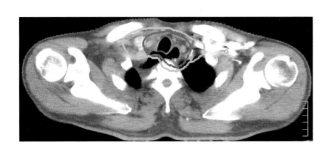

▶ 图 6　绿色：PTV；蓝色：CTV

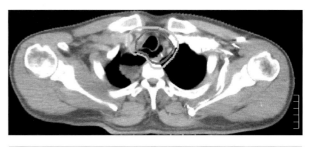

▶ 图 7　锁骨头层面　绿色：PTV；蓝色：CTV

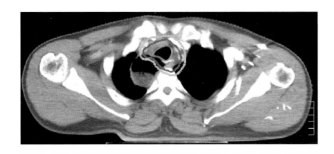

▶ 图 8　绿色：PTV；蓝色：CTV

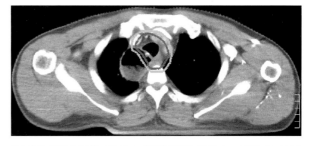

▶ 图 9　胸廓入口层面　绿色：PTV；蓝色：CTV

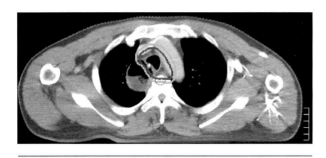

▶ 图10   左右头臂静脉汇合处   绿色：PTV；蓝色：CTV

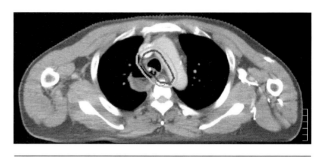

▶ 图11   绿色：PTV；蓝色：CTV

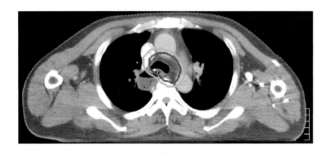

▶ 图12   绿色：PTV；蓝色：CTV

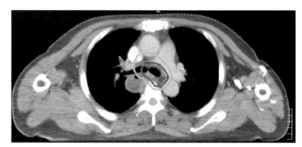

▶ 图13   隆突水平   绿色：PTV；蓝色：CTV。此例患者，因避胸腔胃，下界未到隆突下3cm

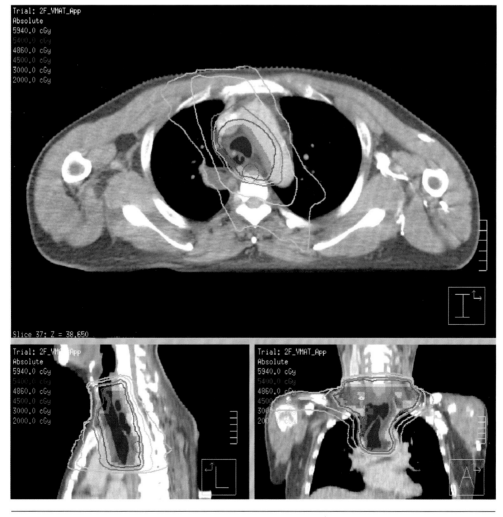

▶ 图14   等剂量线   绿色区域：PTV；蓝色区域：CTV

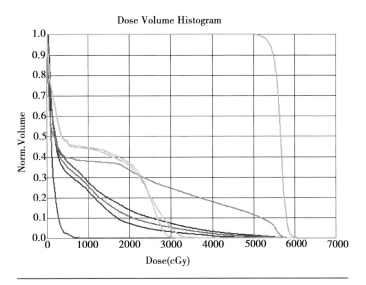

► 图 15　DVH 图

Line Type	ROI	Trial or Record	Min.	Max.	Mean	Std. Dev.	% Outside Grid	% > Max	Generalized EUD
	Lung L	2F_VMAT_App	15.4	5729.3	802.6	1149.5	0.00 %	0.00 %	--
	Lung R	2F_VMAT_App	20.6	5717.5	600.4	843.8	0.00 %	0.00 %	--
	Lung all	2F_VMAT_App	15.4	5729.3	706.4	1018.0	0.00 %	0.00 %	--
	Heart	2F_VMAT_App	27.2	767.1	136.1	105.6	0.00 %	0.00 %	--
	Stomach	2F_VMAT_App	4.2	5789.0	1493.3	1983.1	0.00 %	0.00 %	--
	Cord	2F_VMAT_App	12.3	3122.7	791.8	1074.2	30.33 %	0.00 %	--
	Cord PRV	2F_VMAT_App	9.3	3634.1	849.3	1121.4	26.02 %	0.00 %	--
	PTV	2F_VMAT_App	4639.7	6030.4	5633.0	136.7	0.00 %	0.00 %	--

ROI Statistics　　　　　Compute

► 图 16　PTV 及主要的正常组织器官 Dmax 和 Dmean

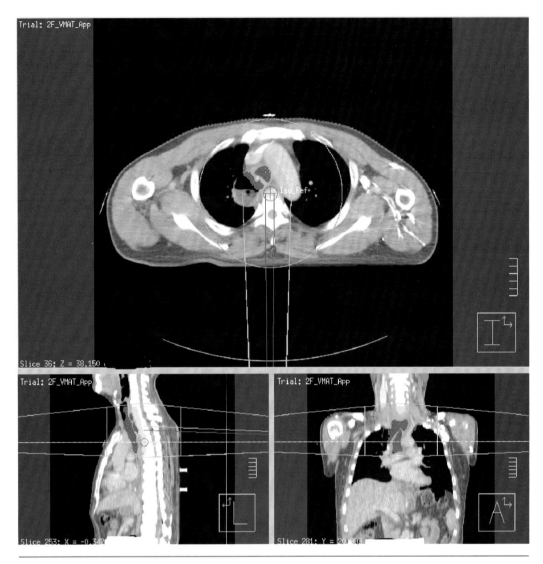

▶ 图 17　红色弧：180°～180.1°；绿色弧：180.1°～180°

本例计划布野点评

　　该靶区为典型的食管癌术后上纵隔放疗靶区，靶区居中且锁骨上靶区较为扁平。此时可尝试使用选装调强技术（VMAT 或 RapidArc）进行计划设计。该技术的优势是能显著提高此种变化较大靶区的适形度，有助于脊髓（特别是锁骨上靶区层面脊髓）的保护。虽然该技术增大了照射范围，但由于有靶区的肺段仅占全肺的小部分，因而一般情况下肺受量都能耐受。当然，在优化过程中仍应对肺的低剂量区进行合理的限制，尽可能地降低肺受低剂量照射的体积。可使用的方法包括：

　　1. 分段弧照射，拉弧范围不包括水平方向附近。

　　2. 优化过程中对肺的低剂量区（如 V5、V10、V15）等指标进行额外限制。

　　3. 在水平方向射野入射方向体表勾画假器官，并在优化过程中对其设置最大剂量约束条件，以降低水平方向控制点的射野权重，降低肺低剂量受照体积。

例 15   胸中段食管癌 R0 术后单一放疗

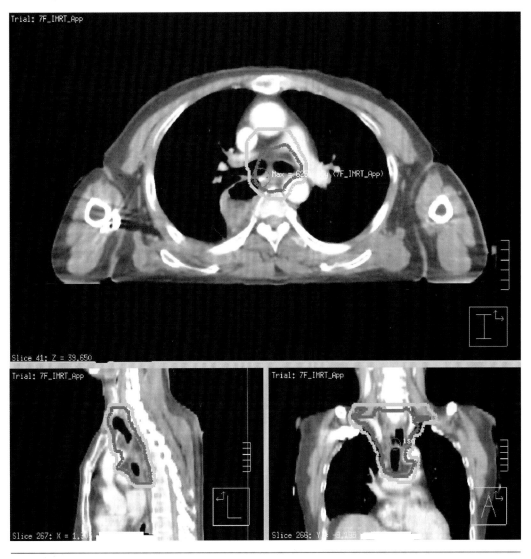

▶ 图 1   等中心点层面   绿色：PTV；蓝色：CTV

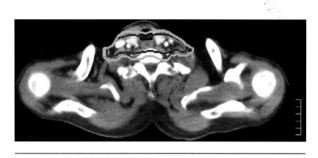

▶ 图2　CTV 上界：胸 1 椎体上缘　绿色：PTV；蓝色：CTV

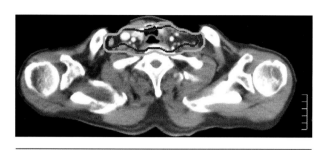

▶ 图3　绿色：PTV；蓝色：CTV

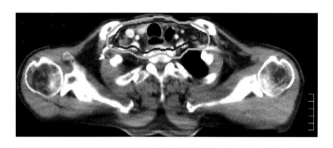

▶ 图4　绿色：PTV；蓝色：CTV

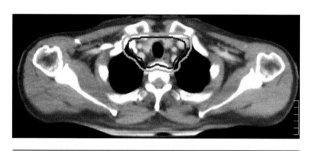

▶ 图5　锁骨头层面　绿色：PTV；蓝色：CTV

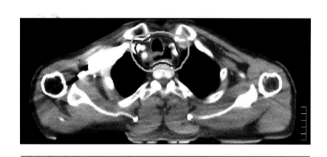

▶ 图6　绿色：PTV；蓝色：CTV

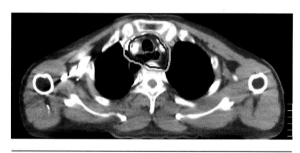

▶ 图7　胸廓入口层面　绿色：PTV；蓝色：CTV

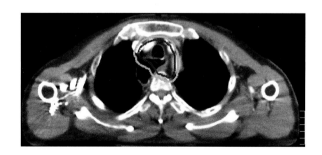

▶ 图8　绿色：PTV；蓝色：CTV

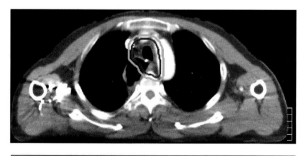

▶ 图9　绿色：PTV；蓝色：CTV

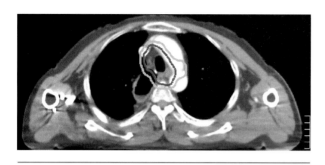

▶ 图 10　左右头臂静脉汇合处　绿色：PTV；蓝色：CTV

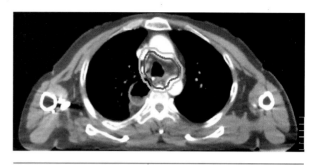

▶ 图 11　主肺动脉窗层面　绿色：PTV；蓝色：CTV

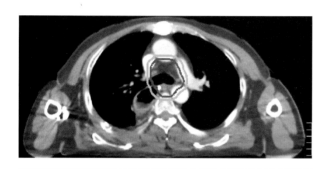

▶ 图 12　隆突水平　绿色：PTV；蓝色：CTV

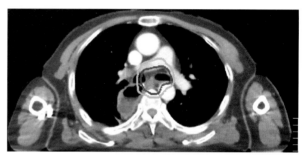

▶ 图 13　绿色：PTV；蓝色：CTV

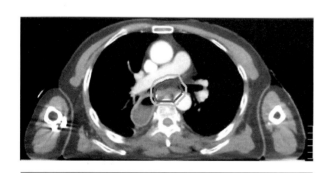

▶ 图 14　CTV 下界　绿色：PTV；蓝色：CTV

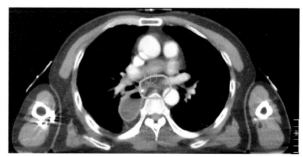

▶ 图 15　PTV 下界　绿色：PTV

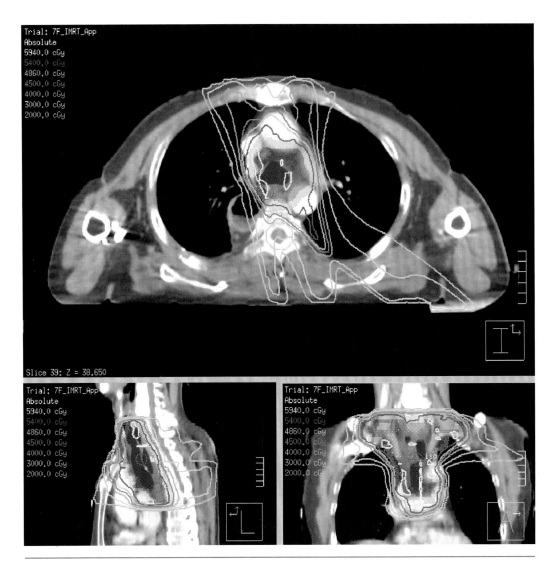

▶ 图16　等剂量线　绿色区域：PTV；蓝色区域：CTV

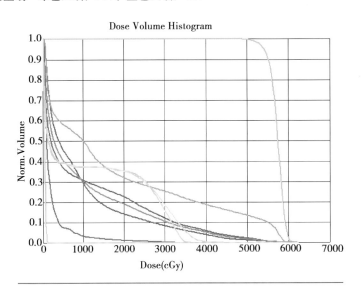

▶ 图17　DVH 图

ROI Statistics

Line Type		ROI	Trial or Record	Min.	Max.	Mean	Std. Dev.	% Outside Grid	% > Max	Generalized EUD
∨	—	PTV	7F_IMRT_App	3996.9	6192.0	5714.5	177.4	0.00 %	0.00 %	--
∨	—	Lung L	7F_IMRT_App	14.5	5993.6	987.4	1405.9	0.00 %	0.00 %	--
∨	—	Lung R	7F_IMRT_App	25.0	5961.9	903.4	1161.6	0.00 %	0.00 %	--
∨	—	Lung all	7F_IMRT_App	14.5	5993.6	952.4	1310.6	0.00 %	0.00 %	--
∨	—	Heart	7F_IMRT_App	27.6	3247.8	198.6	354.0	0.00 %	0.00 %	--
∨	—	Stomach	7F_IMRT_App	34.5	6192.0	1748.0	1954.2	0.00 %	0.00 %	--
∨	—	Liver	7F_IMRT_App	2.6	115.9	34.6	18.2	0.00 %	0.00 %	--
∨	—	Cord	7F_IMRT_App	0.5	3630.3	1092.7	1358.2	1.54 %	0.00 %	--

a

| ∧ | ⋯ | Cord PRV | 7F_IMRT_App | 0.4 | 4423.2 | 1139.0 | 1413.8 | 1.37 % | 0.00 % | -- |

b

▶ 图 18　PTV 及主要的正常组织器官 Dmax 和 Dmean

例 16　胸下段食管癌 R0 术后单一放疗

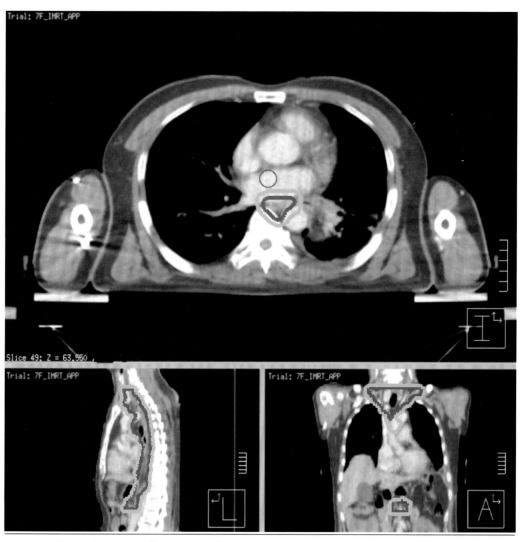

▶ 图 1　等中心点层面　绿色：PTV；蓝色：CTV

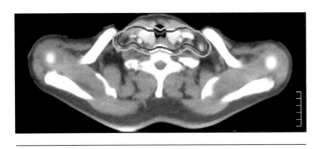

▶ 图 2　CTV 上界：T₁ 椎体上缘　绿色：PTV；蓝色：CTV

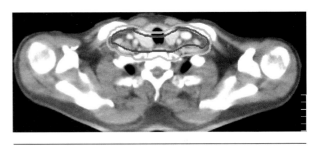

▶ 图 3　绿色：PTV；蓝色：CTV

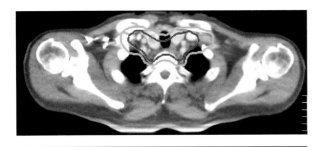

▶ 图 4　绿色：PTV；蓝色：CTV

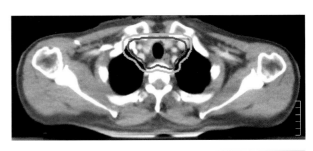

▶ 图 5　锁骨头层面　绿色：PTV；蓝色：CTV

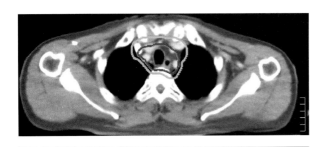

▶ 图 6　绿色：PTV；蓝色：CTV

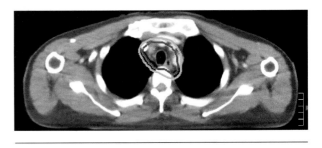

▶ 图 7　胸廓入口层面　绿色：PTV；蓝色：CTV

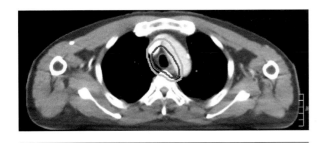

▶ 图 8　左右头臂静脉汇合处　绿色：PTV；蓝色：CTV

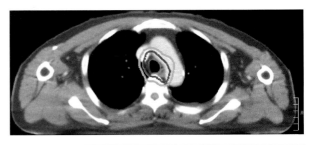

▶ 图 9　绿色：PTV；蓝色：CTV

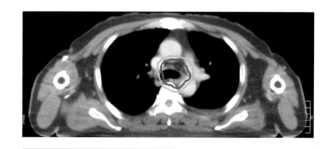

▶ 图 10　主肺动脉窗　绿色：PTV；蓝色：CTV

▶ 图 11　绿色：PTV；蓝色：CTV

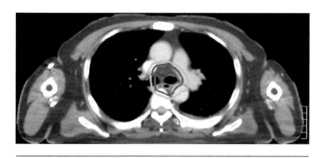

▶ 图 12　绿色：PTV；蓝色：CTV

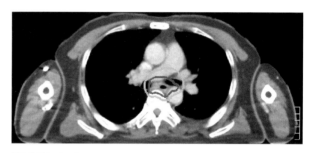

▶ 图 13　绿色：PTV；蓝色：CTV

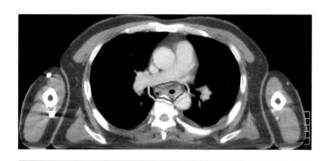

▶ 图 14　绿色：PTV；蓝色：CTV

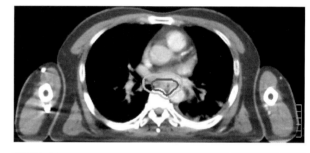

▶ 图 15　绿色：PTV；蓝色：CTV

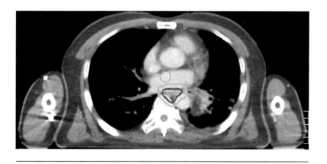

▶ 图 16　右下肺静脉　绿色：PTV；蓝色：CTV

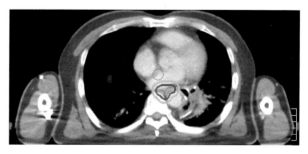

▶ 图 17　绿色：PTV；蓝色：CTV

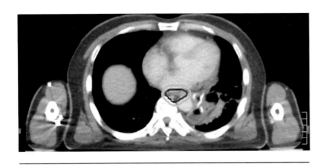

▶ 图 18　绿色：PTV；蓝色：CTV

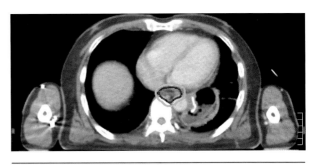

▶ 图 19　绿色：PTV；蓝色：CTV

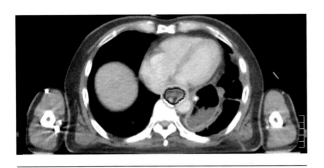

▶ 图 20　绿色：PTV；蓝色：CTV

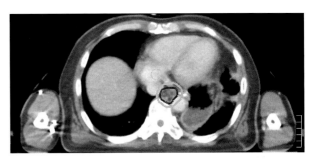

▶ 图 21　绿色：PTV；蓝色：CTV

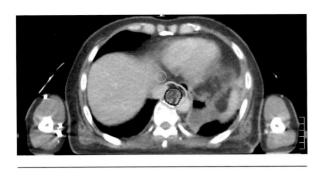

▶ 图 22　绿色：PTV；蓝色：CTV

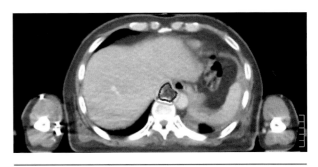

▶ 图 23　原贲门旁　绿色：PTV；蓝色：CTV；因回避小肠，PTV 修至 CTV 边缘

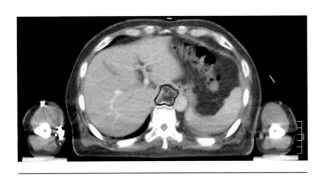

▶ 图 24　绿色：PTV；蓝色：CTV

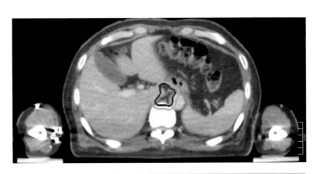

▶ 图 25　绿色：PTV；蓝色：CTV

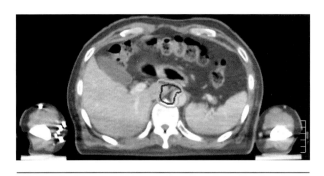

▶ 图 26　绿色：PTV；蓝色：CTV

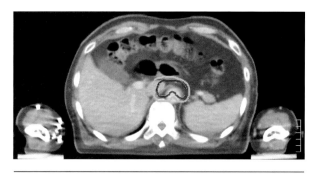

▶ 图 27　绿色：PTV；蓝色：CTV

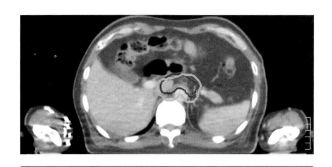

▶ 图 28　绿色：PTV；蓝色：CTV

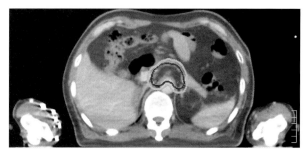

▶ 图 29　绿色：PTV；蓝色：CTV

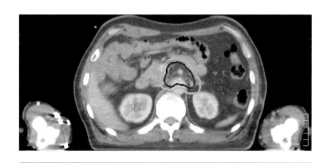

▶ 图 30　GTV 下界：腹腔干水平　绿色：PTV；蓝色：CTV

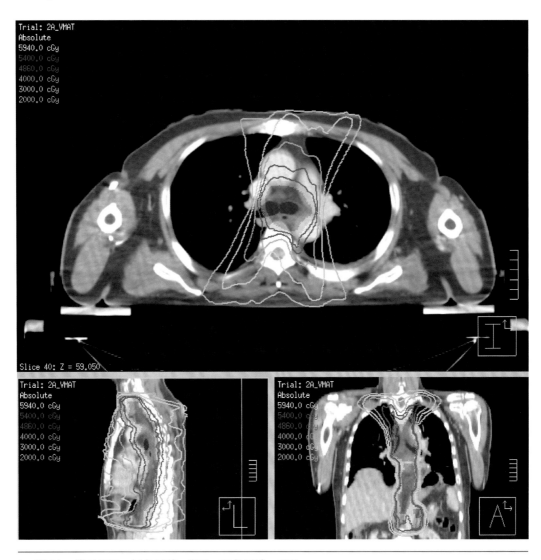

▶ 图 31　等剂量线　绿色区域：PTV；蓝色区域：CTV

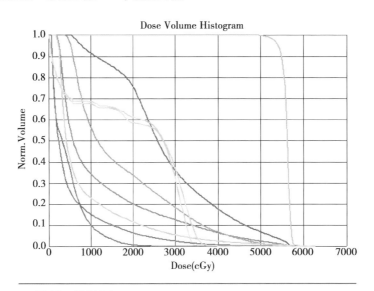

▶ 图 32　DVH 图

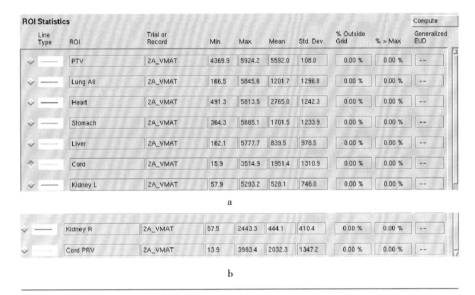

Line Type	ROI	Trial or Record	Min.	Max.	Mean	Std. Dev.	% Outside Grid	% > Max	Generalized EUD
	PTV	2A_VMAT	4369.9	5924.2	5592.0	108.0	0.00 %	0.00 %	--
	Lung All	2A_VMAT	166.5	5645.6	1201.7	1296.8	0.00 %	0.00 %	--
	Heart	2A_VMAT	491.3	5813.5	2765.0	1242.3	0.00 %	0.00 %	--
	Stomach	2A_VMAT	364.3	5665.1	1701.5	1233.9	0.00 %	0.00 %	--
	Liver	2A_VMAT	162.1	5777.7	839.5	978.5	0.00 %	0.00 %	--
	Cord	2A_VMAT	15.9	3514.9	1951.4	1310.9	0.00 %	0.00 %	--
	Kidney L	2A_VMAT	57.9	5293.2	528.1	746.0	0.00 %	0.00 %	--

a

Line Type	ROI	Trial or Record	Min.	Max.	Mean	Std. Dev.	% Outside Grid	% > Max	Generalized EUD
	Kidney R	2A_VMAT	57.5	2443.3	444.1	410.4	0.00 %	0.00 %	--
	Cord PRV	2A_VMAT	13.9	3983.4	2032.3	1347.2	0.00 %	0.00 %	--

b

▶ 图33　PTV 及主要的正常组织器官 Dmax 和 Dmean

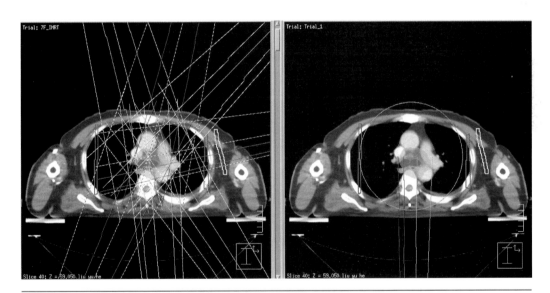

▶ 图34　IMRT 和 VMAT 计划布野示意图

IMRT：红色野：200°；绿色野：340°；蓝色野：10°；黄色野：40°；紫色野：70°；灰色野：140°；天蓝色野：170°；

VMAT：红色弧：180.1°~180°；绿色弧：180°~180.1°

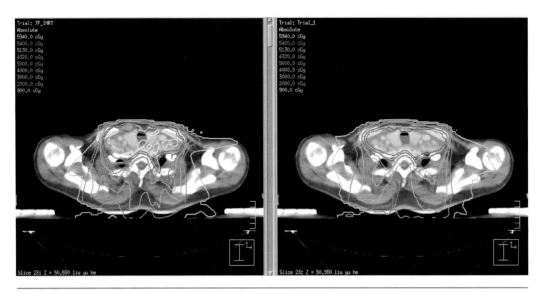

▶ 图35　锁骨上靶区剂量分布比较

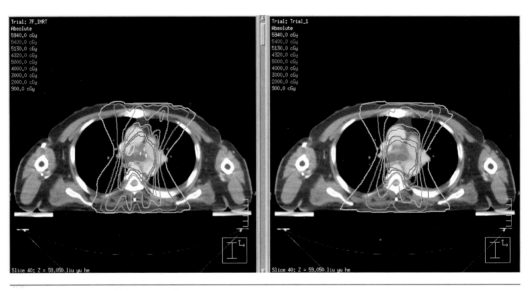

▶ 图36　肺段靶区剂量分布比较

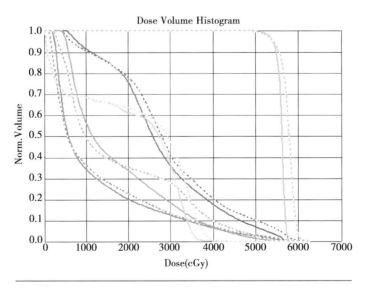

▶ 图37　IMRT 和 VMAT 计划 DVH 比较

　　VMAT：实线；IMRT：虚线

本例MRT计划布野点评蓝

1. 该 IMRT 计划大部分射野均沿纵隔前后方向布置，能有效地降低肺受低剂量照射的体积。

2. 考虑到锁骨上靶区较为扁平，若射野仍集中在沿纵隔前后方向上，会降低靶区的适形度并提高脊髓的受量，抑或形成环绕脊髓的两个高剂量尖角，则在日常治疗过程中，不论摆位误差偏左或偏右，都易造成脊髓超量。因而针对此段靶区左右各增加一个相对水平的射野（70°），以提高该段靶区的适形度，降低脊髓受量。

3. 为降低肺段脊髓受量，70°照射野在肺段靶区仍然使用。但需在其入射方向上勾画一假器官（布野示意图中左侧胸壁处的黄色 ROI），在优化过程中限制一最大量，以降低肺的受量，特别是肺低剂量区的大小。

本例VMAT计划布野点评

1. 食管癌靶区居中，考虑使用两个全弧进行计划设计。

2. 为降低肺的受量，特别是低剂量区的大小，在肺段左右胸壁处勾画一假器官（布野示意图中左侧胸壁处的紫色 ROI），在优化过程中限制一最大量，降低水平方向控制点的剂量贡献。

IMRT和VMAT计划比较

1. 从 DVH 比较图上看，VMAT 计划相对 IMRT 计划有更好的靶区均匀度。

2. 各重要危及器官的高量区体积小于 IMRT 计划，但低量区体积高于 IMRT 计划。

3. 从剂量分布比较图上看，VMAT 计划相对 IMRT 计划有更好的靶区适形度。特别是对于锁骨上靶区，VMAT 计划消除了 IMRT 计划中很难去除的 5000cGy 的剂量尖角，脊髓更为安全。

建议：对于下段食管癌淋巴结转移两野清扫术后行全纵隔放疗的放疗计划，可以尝试使用双全弧进行计划设计，有助于提高靶区适形度，降低危及器官受高剂量照射的体积。但是需特别注意对双肺受量（特别是低剂量受照体积）的控制，应采取特别措施限制水平段控制点的剂量贡献，使双肺的低剂量区达到与 IMRT 计划类似的临床可以接受的水平。

在研课题放疗范围的修改与靶区的勾画

一、　食管癌术后预防性辅助治疗的临床研究

（一）　pⅡb/Ⅲ期【2002年UICC分期为pT1-4N+M0/pT4N0M0】食管鳞癌R0术后IMRT与IMRT同步化疗的Ⅱ/Ⅲ临床随机研究

2010年报道LN+的食管癌术后5年生存率为20%，复发转移率高达50%～70%以上。早在20世纪90年代本院完成了食管癌术后放疗与单纯手术比较的前瞻性随机研究，并获得了术后放疗提高Ⅲ期和淋巴结转移患者的生存率等重要结果。2010年（即7年以后），中国（包括中国台湾）和美国等多个大宗病例的回顾性研究报道了与我们类似的研究结果和结论。

但迄今为止，国际上对Ⅱb～Ⅲ期食管癌术后辅助治疗仍然缺乏大宗研究的Ⅰ类证据。2004年以后本院采用术后IMRT新技术放疗，与常规放疗技术比较纵隔复发率从21.5%下降到13.4%，进一步提高了生存率。但血行转移是主要失败模式，占30.7%。因此，术后IMRT同步化疗的研究显得尤为重要。我们自2007年起完成了Ⅱb～Ⅲ期食管癌术后IMRT同步化疗包括靶区的改进、放疗剂量等一系列研究。

1. 食管癌术后放疗前的检查及评估

食管造影片（吻合口的狭窄程度）

颈部、胸部和腹部增强CT检查

颈部、锁骨上区和腹部B超

肺功能/心电图检查

肝肾功能等生化检查

血常规检查

脑MRI检查

骨ECT检查

PET-CT检查（必要时做）

2. 靶区勾画原则

1）术后IMRT同步化疗组

照射范围不考虑原发肿瘤的部位，但T4或病理报告环周切缘近，需要放疗瘤床部位。

①照射范围

上界：胸上段食管癌的上界为环甲膜水平；胸中段或下段食管癌的上界为胸1椎体上缘。

下界：隆突下2～3cm（不论原发灶部位）。

包括锁骨上、纵隔1、2、3P、4、7，部分8区、10L区的淋巴引流区域（包吻合口的条件：上段食管癌或上切缘≤3.0cm）。

PTV在CTV基础上外扩0.5cm。

②处方剂量

95% PTV50.4Gy/28f/1.8Gy。

同步化疗：紫杉醇135～150mg/m^2，d1。

顺铂或奈达铂50～75mg/m^2，d2，21～28d为一个周期，放疗期间完成2个周期。同步放化疗结束

1 个月后，根据患者情况可进行 2 ~ 3 个周期巩固化疗。

③靶区示例

例 17　食管癌 R0 术后同步放化疗，左开胸术式

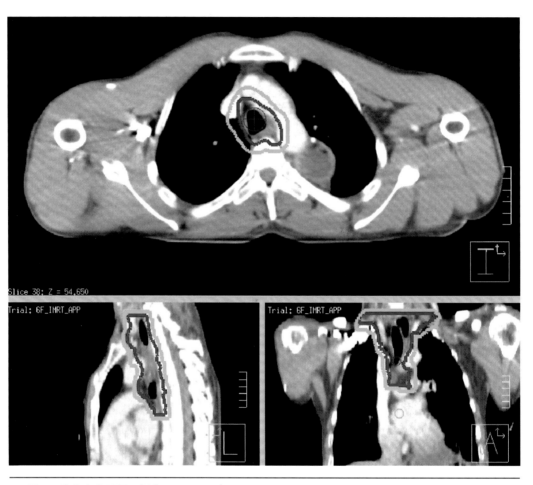

► 图 1　等中心点层面　绿色：PTV；蓝色：CTV

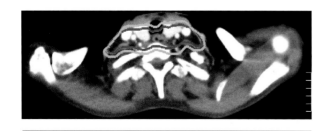

► 图 2　CTV 上界：T₁ 上缘　绿色：PTV；蓝色：CTV

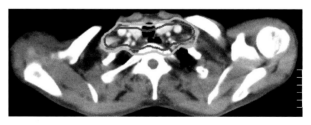

► 图 3　绿色：PTV；蓝色：CTV

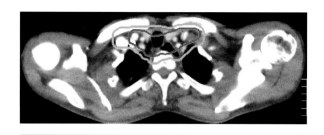

▶ 图4 绿色：PTV；蓝色：CTV

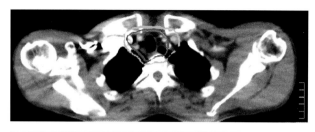

▶ 图5 锁骨头层面 绿色：PTV；蓝色：CTV

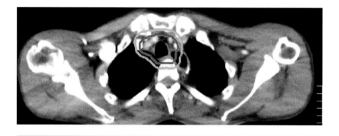

▶ 图6 胸廓入口层面 绿色：PTV；蓝色：CTV

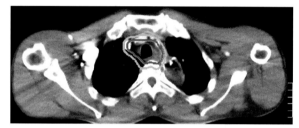

▶ 图7 绿色：PTV；蓝色：CTV

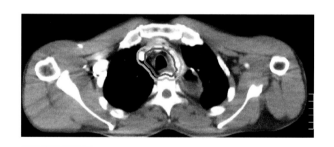

▶ 图8 主动脉弓上缘 绿色：PTV；蓝色：CTV

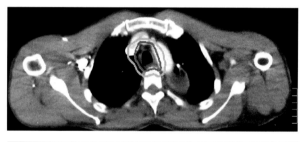

▶ 图9 左右头臂静脉汇合处 绿色：PTV；蓝色：CTV

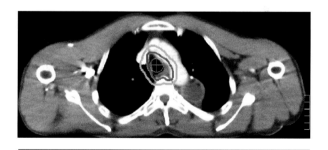

▶ 图10 绿色：PTV；蓝色：CTV

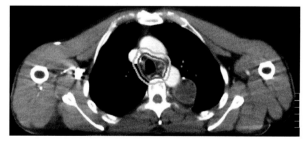

▶ 图11 主肺动脉窗 绿色：PTV；蓝色：CTV

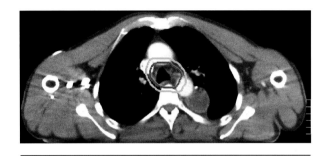

▶ 图 12　绿色：PTV；蓝色：CTV

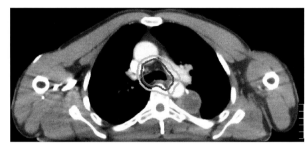

▶ 图 13　绿色：PTV；蓝色：CTV

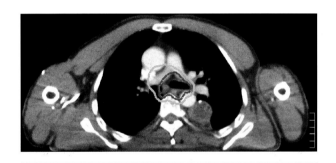

▶ 图 14　隆突下　绿色：PTV；蓝色：CTV

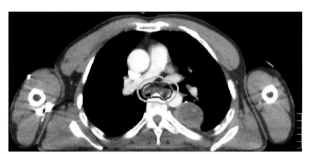

▶ 图 15　绿色：PTV；蓝色：CTV

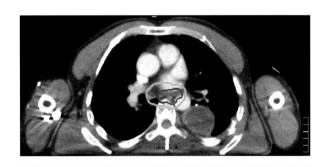

▶ 图 16　绿色：PTV；蓝色：CTV

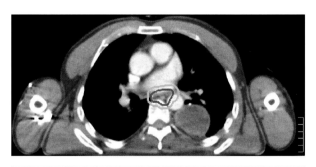

▶ 图 17　CTV 下界：隆突下 3cm　绿色：PTV；蓝色：CTV

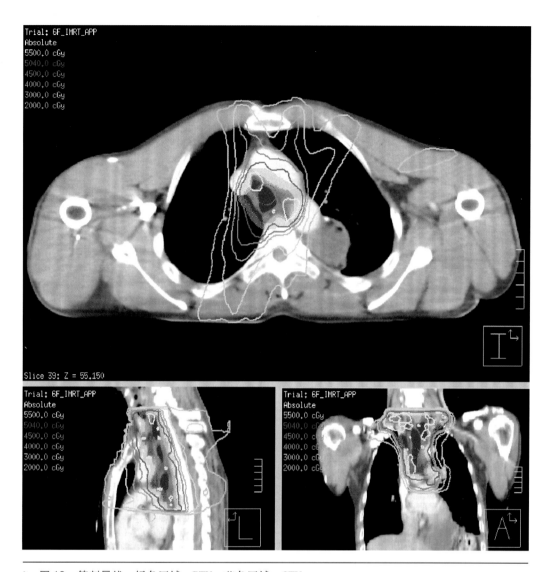

▶ 图 18 等剂量线 绿色区域：PTV；蓝色区域：CTV

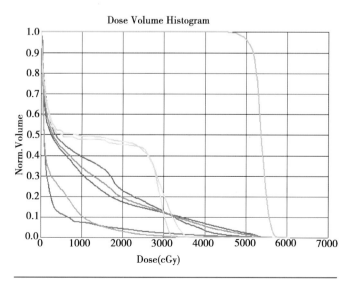

▶ 图 19 DVH 图

ROI Statistics　　　　　　　　　　　　　　　　　　　　　　　　　　Compute

Line Type	ROI	Trial or Record	Min.	Max.	Mean	Std. Dev.	% Outside Grid	% > Max	Generalized EUD
∨	PTV	6F_IMRT_APP	3921.7	6017.9	5355.4	178.3	0.00 %	0.00 %	--
∨	Lung L	6F_IMRT_APP	12.3	5581.4	1106.9	1299.1	0.00 %	0.00 %	--
∨	Lung R	6F_IMRT_APP	9.4	5629.3	976.6	1378.3	0.00 %	0.00 %	--
∨	Lung all	6F_IMRT_APP	9.4	5629.3	1026.2	1350.2	0.00 %	0.00 %	--
∨	Heart	6F_IMRT_APP	15.9	5388.3	300.7	695.8	0.00 %	0.00 %	--
∨	Stomach	6F_IMRT_APP	3.4	5262.0	349.3	570.7	0.00 %	0.00 %	--
∨	Cord	6F_IMRT_APP	6.3	3319.5	1399.9	1356.7	0.00 %	0.00 %	--
∧	Cord PRV	6F_IMRT_APP	4.9	3817.8	1480.8	1407.0	0.00 %	0.00 %	--

▶ 图 20　PTV 及主要的正常组织器官 Dmax 和 Dmeam

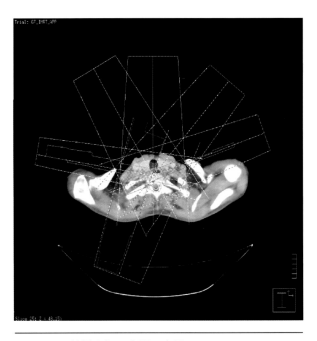

▶ 图 21　锁骨上靶区布野示意图

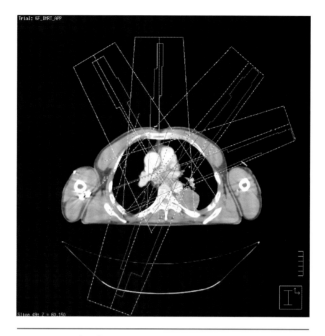

► 图22　肺段靶区布野示意图

　　红色野：200°；橙色野：280°；天蓝色野：330°；绿
　　色野：0°；深蓝色野：40°；玫红色野：70°

本例计划布野点评

　　1. 该计划大部分射野均沿纵隔前后方向布置，能有效地降低肺受低剂量照射的体积。

　　2. 考虑到锁骨上靶区较为扁平，若射野仍集中在沿纵隔前后方向上，会降低靶区的适形度并提高脊髓的受量，抑或形成环绕脊髓的两个高剂量尖角，则在日常治疗过程中，不论摆位误差偏左或偏右，都易造成脊髓超量。因而针对此段靶区左右各增加一个相对水平的射野（280°和80°），以提高该段靶区的适形度，降低脊髓受量（锁骨上靶区布野示意图）。

　　3. 280°照射野不照射肺段靶区以降低肺受低剂量照射体积（肺段靶区布野示意图）。

　　4. 为降低肺段脊髓受量，80°照射野在肺段靶区仍然使用。相对280°照射野，该角度入射时心脏能分担部分肺的受量。同时优化过程中应注意对肺低剂量区的控制，以达到肺受量和脊髓受量的合理平衡。其次，该角度照射野还考虑了对胸腔残胃的躲避，以降低胸腔残胃的受量（肺段靶区布野示意图）。

　　5. 后方射野选择从右后方入射（红色照射野）是考虑到对胸腔残胃的保护（肺段靶区布野示意图）。

例18　食管癌 R0 术后同步放化疗，右开胸术式

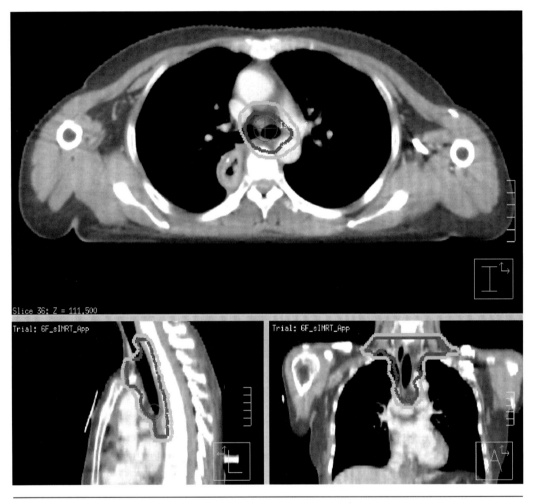

▶ 图1　等中心点层面　绿色：PTV；蓝色：CTV

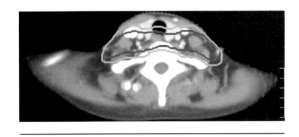

▶ 图2　CTV 上界：T1 上缘　绿色：PTV；蓝色：CTV

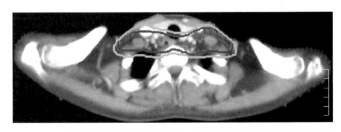

▶ 图3　绿色：PTV；蓝色：CTV

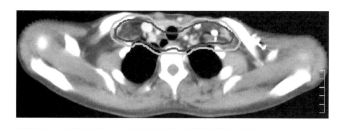

► 图4　绿色：PTV；蓝色：CTV

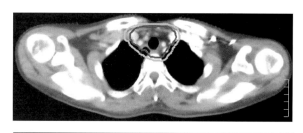

► 图5　绿色：PTV；蓝色：CTV

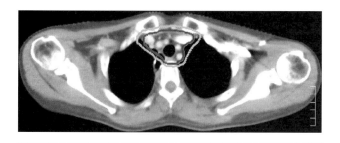

► 图6　锁骨头层面　绿色：PTV；蓝色：CTV

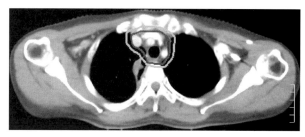

► 图7　胸廓入口层面　绿色：PTV；蓝色：CTV

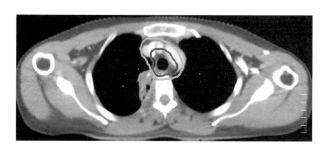

► 图8　左右头臂静脉汇合处、主动脉弓上缘　绿色：PTV；蓝色：CTV

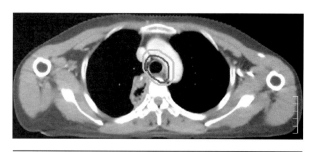

► 图9　绿色：PTV；蓝色：CTV

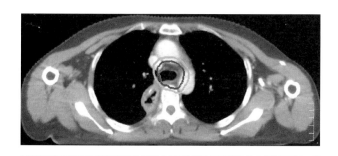

► 图10　主肺动脉窗　绿色：PTV；蓝色：CTV

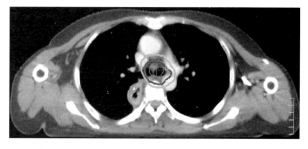

► 图11　隆突下　绿色：PTV；蓝色：CTV

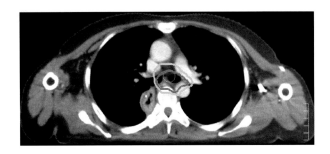

▶ 图12　绿色：PTV；蓝色：CTV

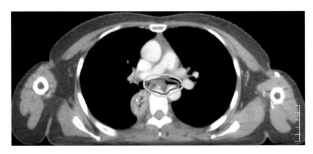

▶ 图13　绿色：PTV；蓝色：CTV

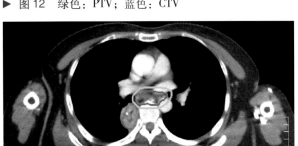

▶ 图14　绿色：PTV；蓝色：CTV

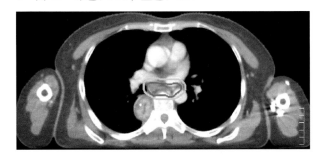

▶ 图15　CTV下界：隆突下3cm　绿色：PTV；蓝色：CTV

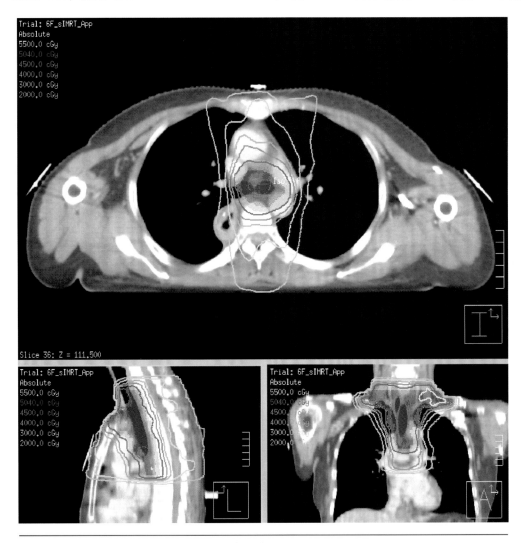

▶ 图16　等剂量线　绿色区域：PTV；蓝色区域：CTV

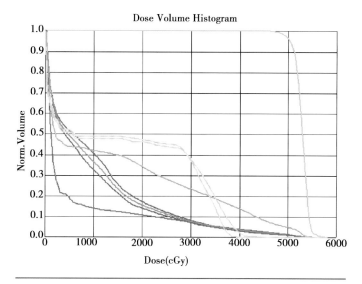

► 图 17　DVH 图

ROI Statistics

Line Type	ROI	Trial or Record	Min.	Max.	Mean	Std. Dev.	% Outside Grid	% > Max	Compute Generalized EUD
	PTV	6F_sIMRT_App	3002.9	5774.4	5283.9	149.5	0.00 %	0.00 %	--
	Lung L	6F_sIMRT_App	17.3	5507.0	1029.1	1170.7	0.00 %	0.00 %	--
	Lung R	6F_sIMRT_App	17.4	5451.9	918.9	1155.6	0.00 %	0.00 %	--
	Lung all	6F_sIMRT_App	17.3	5507.0	973.0	1164.4	0.00 %	0.00 %	--
	Heart	6F_sIMRT_App	28.6	5462.4	556.3	1084.3	0.00 %	0.00 %	--
	Stomach	6F_sIMRT_App	26.0	5452.0	1458.4	1745.7	0.00 %	0.00 %	--
	Cord	6F_sIMRT_App	4.1	3938.0	1241.4	1548.9	21.72 %	0.00 %	--
	Cord PRV	6F_sIMRT_App	3.4	4384.9	1335.4	1610.4	19.99 %	0.00 %	--

► 图 18　PTV 及主要的正常组织器官 Dmax 和 Dmean

2）术后单一放疗组

①照射范围

术后单一放疗组靶区的范围与 p Ⅱ b ~ Ⅲ 期（$T_{1~4}N+/T_4N_0$）食管癌根治术后的预防性放射治疗完全相同。

②处方剂量

95% PTV54Gy/1.8 ~ 2.0Gy/27 ~ 30f。

*95% PGTVnd 60Gy/2.0Gy/30f（PGTVnd 同步加量同时结束）。

③靶区示例

同例 14 ~ 16。

*注：1. 放疗前 CT 显示有肿大淋巴结，临床怀疑转移淋巴结但不能穿刺获得病理证实或 PET-CT 也不能确定为转移淋巴结，即在 CT 显示的可疑转移淋巴结外扩 0.5cm 形成 PGTVnd。

2. 需要进一步检查证实如 PET-CT、穿刺，如为转移不符合入组。

（二） pIIa 期 【2002 年 UICC 分期为 $pT_{2-3}N_0M_0$】 食管鳞癌术后 IMRT 与单一手术比较的前瞻性随机对照研究

1. 术后放疗前的检查及评估

- 食管造影片（吻合口的狭窄程度）
- 颈部、胸部和腹部增强 CT
- 颈部、锁骨上区和腹部 B 超声
- 肺功能/心电图
- 肝肾功能等相关生化
- 血常规
- 脑 MRI
- 骨 ECT
- PET-CT（必要时做）

2. 靶区勾画原则

上界：环甲膜（上段食管癌）水平或胸 1 椎体（中、下段食管癌）的上缘。

下界：隆突下 2~3cm/瘤床下缘下 2~3cm。

包括锁骨上、1、2、3P、4、7 区，部分 8 区、10L 区的淋巴引流区域［包吻合口的条件：上段食管癌或（和）上切缘≤3.0cm］。

3. 处方剂量

锁骨上区域：95% PTV 50.4Gy/1.8Gy/28f。

纵隔区域（锁骨头上缘以下的纵隔区域）：95% PTV 56Gy/2.0Gy/28f。

4. 靶区示例

同例 11~13。

二、 食管癌单一同步加量放疗或同步加量放疗同步化疗的临床研究

（一） 食管癌根治性单一同步加量放疗或同步加量放疗同步化疗 ［SIB-IMRT +/−同步化疗组］ 的临床研究

目前的 IMRT 能很好地通过逆向调强方式使预防区域和治疗区域同时完成预防剂量（Dt 50Gy）和根治剂量（Dt 60Gy）的计划。但食管癌能否接受每次大于 2.0Gy 的处方剂量，没有大宗病例的研究结

果。通过我们的Ⅰ～Ⅱ期临床研究，获得了在临床上安全的处方剂量，但还需要更多的病例数的观察以获得更可靠的研究数据。目前临床Ⅱ期研究已结束，等待分析结果。在治疗中没有明显的增加毒副反应，特别是穿孔的患者。

1. 治疗前的检查

- 食管造影片（肿瘤长度、是否有穿孔迹象）
- 食管镜并获得病理诊断
- 食管腔内超声检查（建议尽可能做）
- 颈部、胸部和腹部增强 CT
- 颈部、锁骨上区和腹部 B 超
- 肺功能/心电图
- 肝肾功能等相关生化
- 血常规
- 脑 MRI
- 骨 ECT
- PET-CT（必要时做）

2. 靶区勾画原则

（1）GTV　食管造影片、内镜［食管镜和（或）腔内超声］可见的肿瘤长度，或 CT 片（纵隔窗和肺窗）显示食管原发肿瘤的（左右前后）大小为 GTV。

（2）GTVnd　查体和影像学（CT/PET-CT/EUS）所示转移或不能除外转移的淋巴结。

（3）CTV、PGTV、PTV 的靶区勾画原则。

1）CTV

①原发肿瘤上下缘的上、下各外扩 3～5cm，同时包括外扩 3～5cm 范围内的淋巴引流区；有远离原发灶的转移淋巴结时，原则上不建议分段设野，但非根治性患者除外。

②如有超出原发灶 3.0～5.0cm 范围外的远处转移淋巴结，其上界或下界设在肿大淋巴结的上下缘外 1～1.5cm，包括肿大或转移淋巴结的区域、食管旁、食管气管沟肿大淋巴结；或纵隔淋巴结引流区域；如果没有肿大或转移淋巴结，原则上不超过原发肿瘤上、下缘外扩 5.0cm 的范围。

2）PGTV（包括 GTV + GTVnd）的上下界：在 GTV 上下缘的上、下各外扩 1.0cm 或 GTVnd（肿大或转移淋巴结）上下缘的上、下各外扩 1.0cm，左右前后各外扩 0.5cm，并做适当修改。

3）PTV 为 CTV 三维外扩 0.5cm，并做适当修改。

3. 处方剂量

预防区域 + 原发肿瘤部位同步加量（SIB-IMRT）

95% PTV 50.4Gy/1.8Gy/28f + 95% PGTV 59.92Gy/2.14Gy/28f。

4. 靶区示例

例 19   颈段食管癌根治性 SIB-IMRT 同步化疗

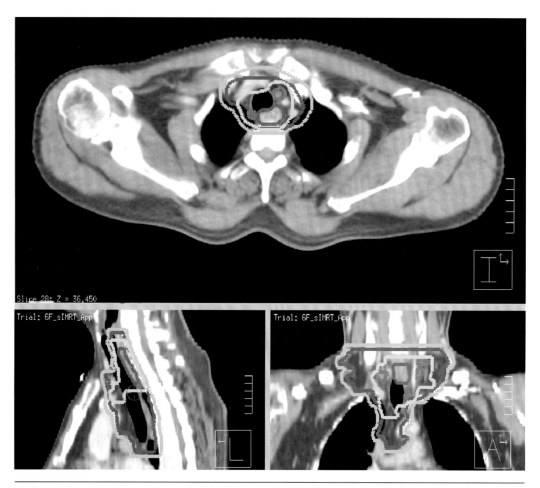

▶ 图 1   等中心点层面   绿色：PTV；蓝色：CTV；天蓝色：PGTV；红色：GTV；粉色：GTVnd

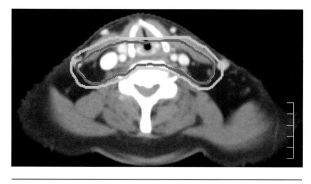

▶ 图 2   CTV 上界：GTV 上 3cm   绿色：PTV；蓝
    色：CTV

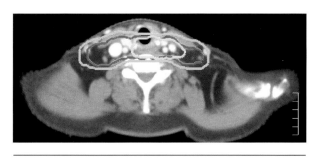

▶ 图 3 绿色：PTV；蓝色：CTV；天蓝色：PGTV

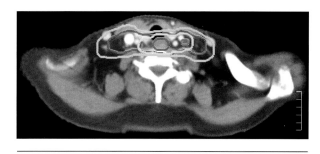

▶ 图 4 绿色：PTV；蓝色：CTV；天蓝色：PGTV；红色：GTV；粉色：GTVnd

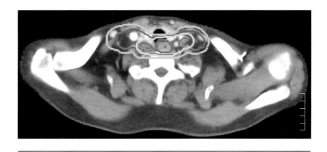

▶ 图 5 绿色：PTV；蓝色：CTV；天蓝色：PGTV；红色：GTV；粉色：GTVnd

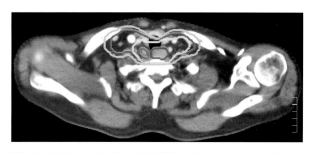

▶ 图 6 绿色：PTV；蓝色：CTV；天蓝色：PGTV；红色：GTV；粉色：GTVnd

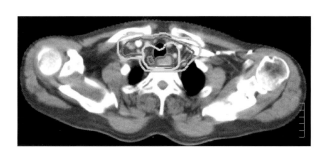

▶ 图 7 绿色：PTV；蓝色：CTV；天蓝色：PGTV；红色：GTV；粉色：GTVnd

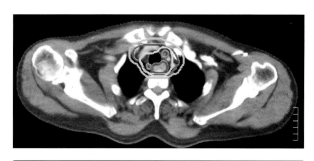

▶ 图 8 绿色：PTV；蓝色：CTV；天蓝色：PGTV；红色：GTV；粉色：GTVnd

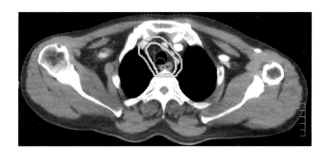

▶ 图 9 绿色：PTV；蓝色：CTV；天蓝色：PGTV

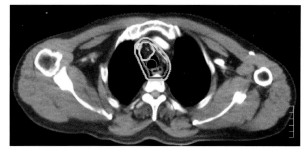

▶ 图 10 绿色：PTV；蓝色：CTV；天蓝色：PGTV

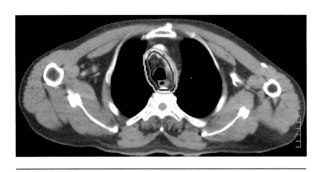

▶ 图 11　绿色：PTV；蓝色：CTV

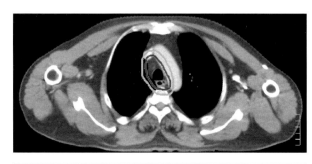

▶ 图 12　绿色：PTV；蓝色：CTV

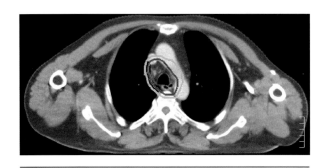

▶ 图 13　绿色：PTV；蓝色：CTV

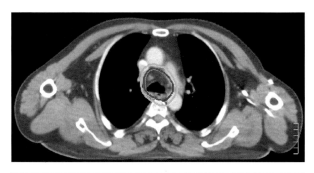

▶ 图 14　绿色：PTV；蓝色：CTV

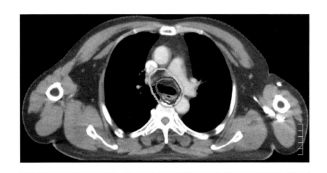

▶ 图 15　绿色：PTV；蓝色：CTV

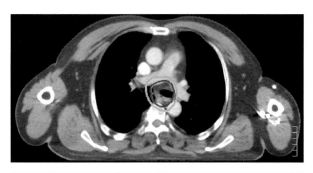

▶ 图 16　绿色：PTV；蓝色：CTV

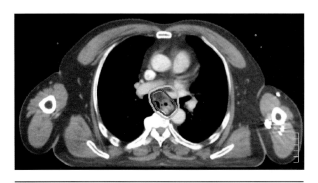

▶ 图 17　CTV 下界：隆突下 2cm　绿色：PTV；蓝
色：CTV

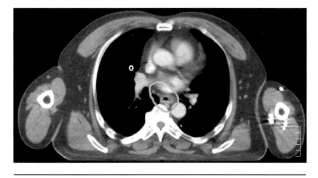

▶ 图 18　绿色：PTV

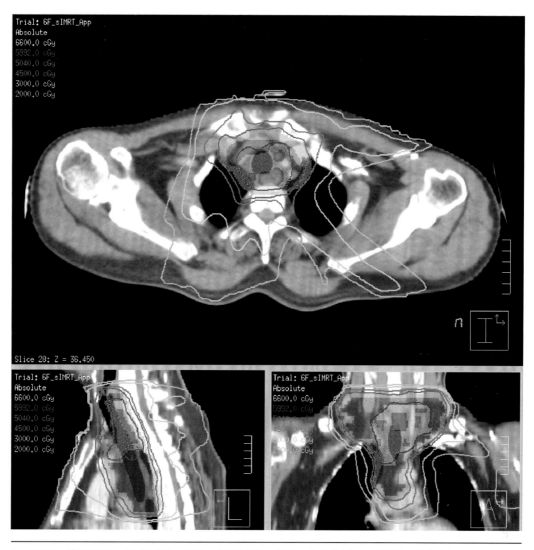

► 图 19　等剂量线　绿色区域：PTV；蓝色区域：CTV；天蓝色区域：PGTV；粉红色区域：GTVnd；红色区域：GTV

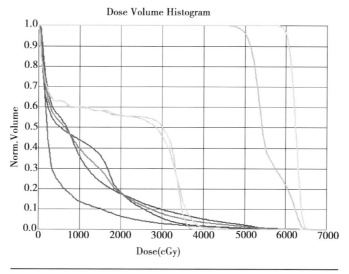

► 图 20　DVH 图

Line Type	ROI	Trial or Record	Min.	Max.	Mean	Std. Dev.	% Outside Grid	% > Max	Generalized EUD
	PTV	6F_sIMRT_App	4047.2	6620.1	5557.5	419.4	0.00 %	0.00 %	--
	Lung L	6F_sIMRT_App	17.7	6031.3	1039.9	1088.9	0.00 %	0.00 %	--
	Lung R	6F_sIMRT_App	29.6	6342.9	1079.7	1250.5	0.00 %	0.00 %	--
	Lung all	6F_sIMRT_App	17.7	6342.9	1061.0	1177.6	0.00 %	0.00 %	--
	Heart	6F_sIMRT_App	51.5	5208.1	520.5	804.5	0.00 %	0.00 %	--
	Cord	6F_sIMRT_App	25.2	3756.2	1451.6	1574.1	26.06 %	0.00 %	--
	Cord PRV	6F_sIMRT_App	21.8	4291.5	1473.1	1581.0	24.58 %	0.00 %	--
	PGTV	6F_sIMRT_App	5605.4	6620.1	6233.9	128.2	0.00 %	0.00 %	--

▶ 图 21　PTV、PGTV 及主要的正常组织器官 Dmax 和 Dmean

例 20　　胸上段食管癌根治性 SIB- IMRT 同步化疗

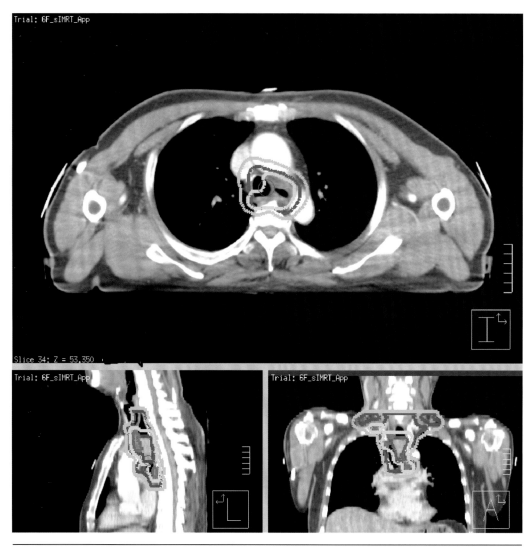

▶ 图 1　等中心点层面　绿色：PTV；蓝色：CTV；天蓝色：PGTV；红色：GTV；粉色：GTVnd

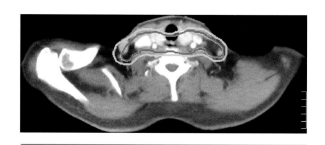

▶ 图2 CTV上界：胸1椎体上缘　绿色：PTV；蓝色：CTV

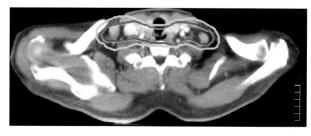

▶ 图3 绿色：PTV；蓝色：CTV

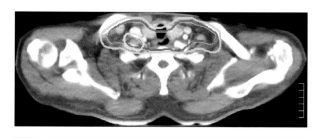

▶ 图4 绿色：PTV；蓝色：CTV；天蓝色：PGTV

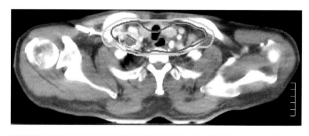

▶ 图5 绿色：PTV；蓝色：CTV；天蓝色：PGTV；粉色：GTVnd

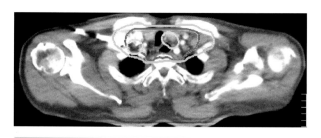

▶ 图6 绿色：PTV；蓝色：CTV；天蓝色：PGTV

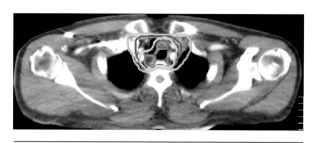

▶ 图7 锁骨头层面　绿色：PTV；蓝色：CTV；天蓝色：PGTV；粉红色：GTVnd

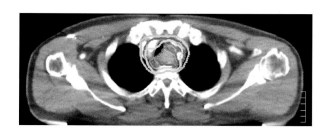

▶ 图8 绿色：PTV；蓝色：CTV；天蓝色：PGTV；红色：GTV；粉红色：GTVnd

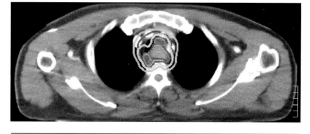

▶ 图9 绿色：PTV；蓝色：CTV；天蓝色：PGTV；红色：GTV；粉红色：GTVnd

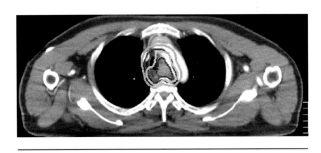

▶ 图 10　主动脉弓上缘　绿色：PTV；蓝色：CTV；天蓝色：PGTV；红色：GTV；粉红色：GTVnd

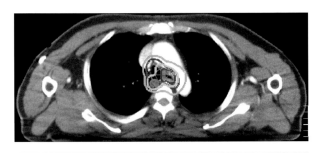

▶ 图 11　左右头臂静脉汇合处　绿色：PTV；蓝色：CTV；天蓝色：PGTV；红色：GTV

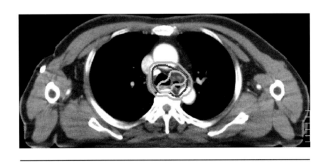

▶ 图 12　主肺动脉窗　绿色：PTV；蓝色：CTV；天蓝色：PGTV

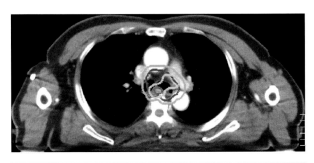

▶ 图 13　隆突下层面　绿色：PTV；蓝色：CTV；天蓝色：PGTV；粉红色：GTVnd

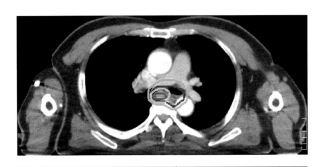

▶ 图 14　绿色：PTV；蓝色：CTV；天蓝色：PGTV；粉红色：GTVnd

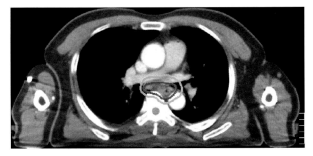

▶ 图 15　CTV 下界：7 区肿大淋巴结下 1cm　绿色：PTV；蓝色：CTV

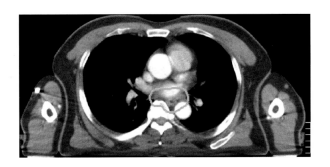

▶ 图 16　绿色：PTV

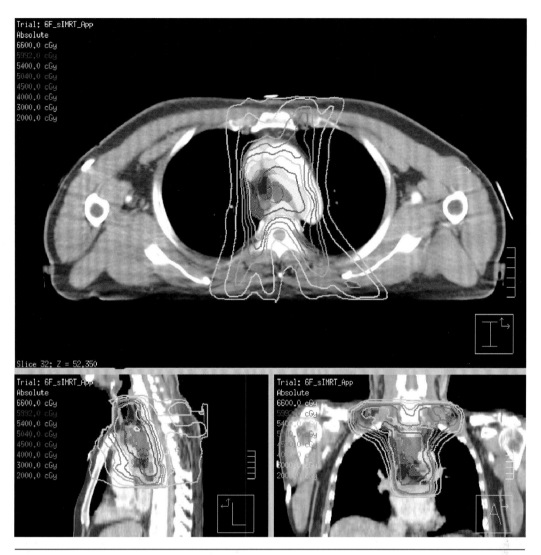

▶ 图17 等剂量线   绿色区域：PTV；蓝色区域：CTV；天蓝色区域：PGTV；红色区域：GTV；粉色区域：GTVnd

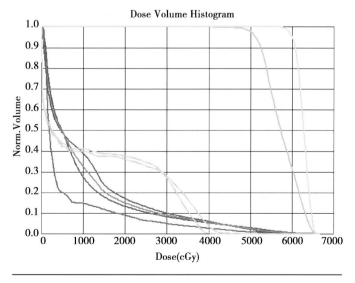

▶ 图18 DVH 图

ROI Statistics										Compute
Line Type	ROI	Trial or Record	Min.	Max.	Mean	Std. Dev.	% Outside Grid	% > Max	Generalized EUD
∨	PTV	6F_sIMRT_App	--	6634.6	5742.5	449.0	0.00 %	0.00 %	--
∨	Lung L	6F_sIMRT_App	19.1	6220.8	1064.0	1293.3	0.00 %	0.00 %	--
∨	Lung R	6F_sIMRT_App	20.1	6520.4	954.1	1242.2	0.00 %	0.00 %	--
∨	Lung all	6F_sIMRT_App	19.1	6520.4	1002.5	1266.1	0.00 %	0.00 %	--
∨	Heart	6F_sIMRT_App	51.7	5461.0	570.2	978.4	0.00 %	0.00 %	--
∨	Cord	6F_sIMRT_App	0.8	4060.4	1060.4	1460.1	16.97 %	0.00 %	--
∨	Cord PRV	6F_sIMRT_App	0.8	4479.0	1159.1	1547.6	15.33 %	0.00 %	--
∧	PGTV	6F_sIMRT_App	5558.8	6634.6	6274.4	159.9	0.00 %	0.00 %	--

▶ 图19 PTV，PGTV 及主要的正常组织器官 Dmax 和 Dmean

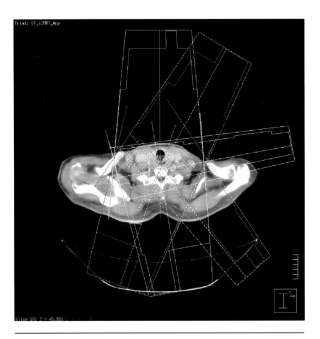

▶ 图20 锁骨上靶区布野示意图

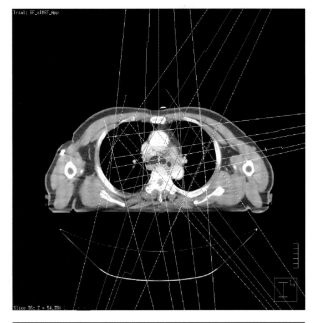

▶ 图21 肺段靶区布野示意图

红色野：200°；绿色野：0°；深蓝色野：30°；黄色野：80°；玫红色野：140°；天蓝色野：170°

本例计划布野点评

1. 该计划大部分射野均沿纵隔前后方向布置，能有效地降低肺受低剂量照射的体积。

2. 考虑到锁骨上靶区较为扁平，若射野仍集中在沿纵隔前后方向上，会降低靶区的适形度并提高脊髓的受量，抑或形成环绕脊髓的两个高剂量尖角，则在日常治疗过程中，不论摆位误差偏左或偏右，都易造成脊髓超量。因而针对此段靶区增加一个相对水平的射野（80°），以提高该段靶区的适形度，降低脊髓受量（锁骨上靶区布野示意图）。

3. 为降低肺段脊髓受量，80°照射野在肺段靶区仍然使用。相对从280°入射，该角度入射时心脏能分担部分肺的受量。优化过程中应同样注意对肺低剂量区的控制，以达到肺受量和脊髓受量的合理平衡。

例21 胸上段食管癌有锁骨上淋巴结转移根治性 SIB-IMRT 同步化疗

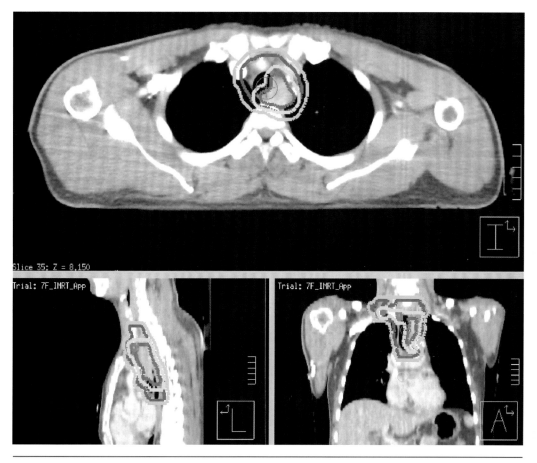

▶ 图1 等中心点层面 绿色：PTV；蓝色：CTV；天蓝色：PGTV；红色：GTV；粉：GTVnd

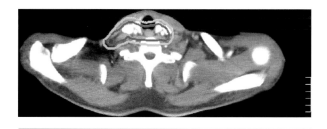

▶ 图2 CTV上界：环甲膜水平 绿色：PTV；蓝色：CTV

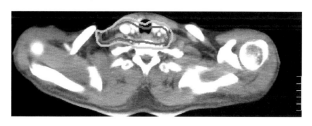

▶ 图3 绿色：PTV；蓝色：CTV

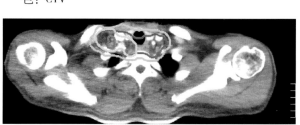

▶ 图4 绿色：PTV；蓝色：CTV；天蓝色：PGTV；粉色：GTVnd

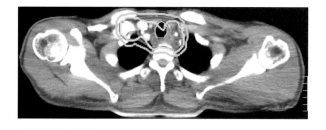

▶ 图5 绿色：PTV；蓝色：CTV；天蓝色：PGTV；粉色：GTVnd

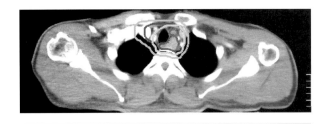

▶ 图6　绿色：PTV；蓝色：CTV；天蓝色：PGTV；红色：GTV；粉色：GTVnd

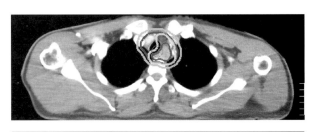

▶ 图7　锁骨头层面　绿色：PTV；蓝色：CTV；天蓝色：PGTV；红色：GTV

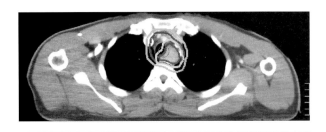

▶ 图8　胸廓入口层面　绿色：PTV；蓝色：CTV；天蓝色：PGTV；红色：GTV

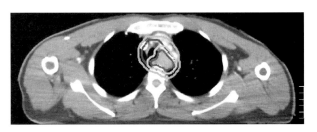

▶ 图9　绿色：PTV；蓝色：CTV；天蓝色：PGTV；红色：GTV

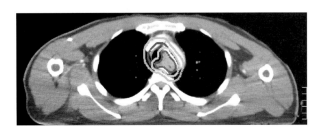

▶ 图10　主动脉弓上缘、左右头臂静脉汇合处　绿色：PTV；蓝色：CTV；天蓝色：PGTV；红色：GTV

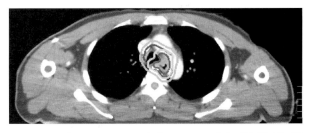

▶ 图11　绿色：PTV；蓝色：CTV；天蓝色：PGTV；红色：GTV

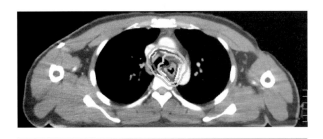

▶ 图12　主肺动脉窗　绿色：PTV；蓝色：CTV；天蓝色：PGTV；红色：GTV

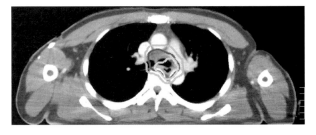

▶ 图13　隆突水平　绿色：PTV；蓝色：CTV；天蓝色：PGTV

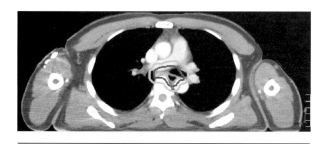

▶ 图 14   绿色：PTV；蓝色：CTV

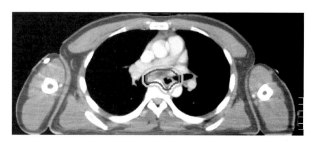

▶ 图 15   绿色：PTV；蓝色：CTV

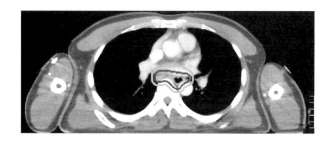

▶ 图 16   CTV 下界，即隆突下 3cm
          绿色：PTV；蓝色：CTV

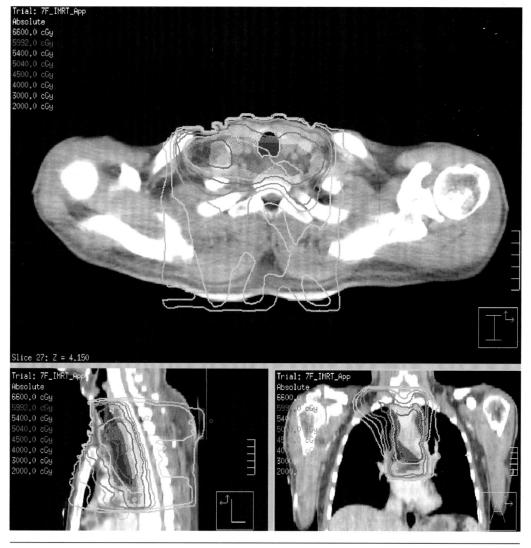

▶ 图 17   等剂量线   绿色区域：PTV；蓝色区域：CTV；天蓝色区域：PGTV

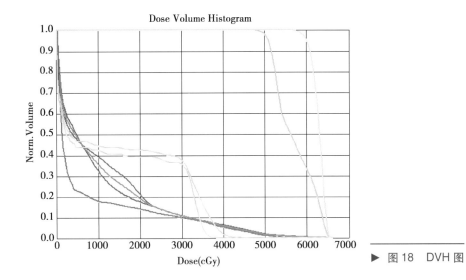

▶ 图 18　DVH 图

Line Type	ROI	Trial or Record	Min.	Max.	Mean	Std. Dev.	% Outside Grid	% > Max	Generalized EUD
	PTV	7F_IMRT_App	3676.4	6564.2	5695.5	468.5	0.00 %	0.00 %	--
	Lung L	7F_IMRT_App	8.6	6466.4	1062.7	1336.5	0.00 %	0.00 %	--
	Lung R	7F_IMRT_App	20.8	6387.3	1019.2	1313.9	0.00 %	0.00 %	--
	Lung all	7F_IMRT_App	8.6	6466.4	1048.6	1324.8	0.00 %	0.00 %	--
	Heart	7F_IMRT_App	32.2	5419.0	696.9	1253.9	0.00 %	0.00 %	--
	Cord	7F_IMRT_App	1.4	3826.3	913.3	1407.2	33.44 %	0.00 %	--
	Cord PRV	7F_IMRT_App	1.4	4422.4	1065.3	1524.6	30.02 %	0.00 %	--
	PGTV	7F_IMRT_App	5297.8	6564.2	6276.4	151.1	0.00 %	0.00 %	--

▶ 图 19　PTV，PGTV 及主要的正常组织器官 Dmax 和 Dmean

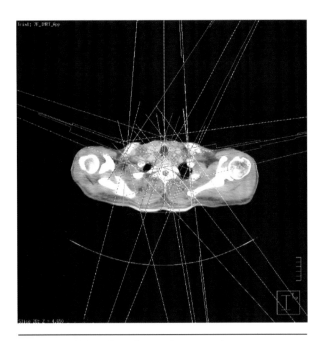

▶ 图 20　锁骨上靶区布野示意图

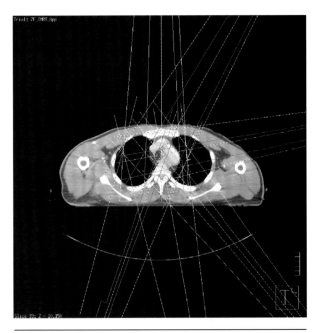

▶ 图 21　肺段靶区布野示意图

红色野：200°；墨绿色野：290°；绿色野：0°；深蓝色野：30°；玫红色野：80°；天蓝色野：140°；橙色野：170°

本例计划布野点评

1. 该计划大部分射野均沿纵隔前后方向布置，能有效地降低肺受低剂量照射的体积。

2. 考虑到锁骨上靶区较为扁平，若射野仍集中在沿纵隔前后方向上，会降低靶区的适形度并提高脊髓的受量，抑或形成环绕脊髓的两个高剂量尖角，那么在日常治疗过程中，不论摆位误差偏左或偏右，都易造成脊髓超量。因而针对此段靶区左右各增加一个相对水平的射野（290°和80°），以提高该段靶区的适形度，降低脊髓受量（锁骨上靶区布野示意图）。

3. 290°照射野不照射肺段靶区以降低肺受低剂量照射体积（肺段靶区布野示意图）。

4. 为降低肺段脊髓受量，80°照射野在肺段靶区仍然使用，相对290°照射野，该角度入射时心脏能分担部分肺的受量。同时优化过程中应注意对肺低剂量区的控制，以达到肺受量和脊髓受量的合理平衡。其次，该角度照射野还考虑了对胸腔残胃的躲避，以降低胸腔残胃的受量（肺段靶区布野示意图）。

例 22　胸中段食管癌根治性 SIB-IMRT 同步化疗

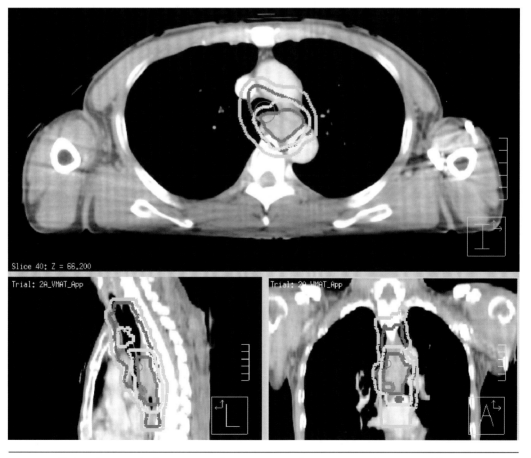

▶ 图 1　等中心点层面　绿色：PTV；蓝色：CTV；天蓝色：PGTV；红色：GTV；粉色：GTVnd

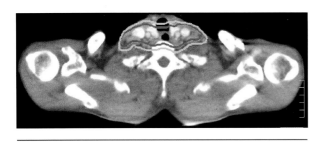

▶ 图 2 CTV 上界 绿色：PTV；蓝色：CTV

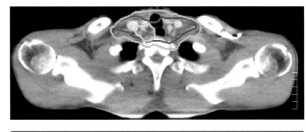

▶ 图 3 绿色：PTV；蓝色：CTV；天蓝色：PGTV

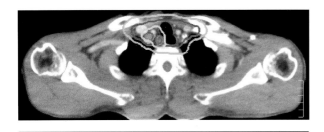

▶ 图 4 绿色：PTV；蓝色：CTV；天蓝色：PGTV；粉色：GTVnd

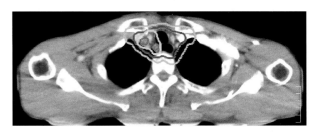

▶ 图 5 绿色：PTV；蓝色：CTV；天蓝色：PGTV；粉色：GTVnd

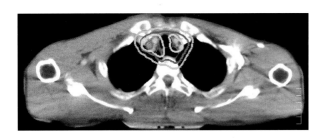

▶ 图 6 绿色：PTV；蓝色：CTV；天蓝色：PGTV；粉色：GTVnd

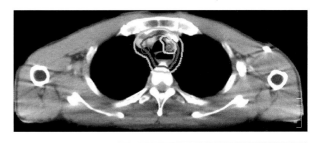

▶ 图 7 绿色：PTV；蓝色：CTV；天蓝色：PGTV；粉色：GTVnd

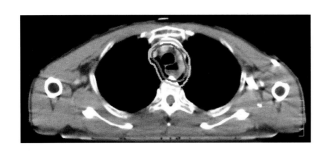

▶ 图 8 绿色：PTV；蓝色：CTV

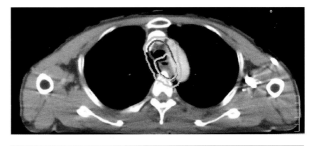

▶ 图 9 绿色：PTV；蓝色：CTV；天蓝色：PGTV

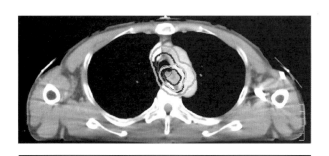

▶ 图10　主动脉弓层面　绿色：PTV；蓝色：CTV；天蓝色：PGTV；红色：GTV

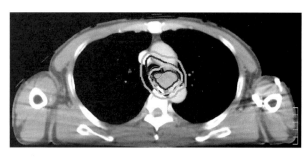

▶ 图11　绿色：PTV；蓝色：CTV；天蓝色：PGTV；红色：GTV

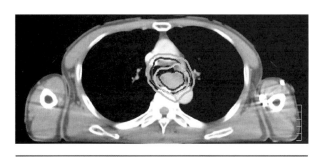

▶ 图12　隆突层面　绿色：PTV；蓝色：CTV；天蓝色：PGTV；红色：GTV

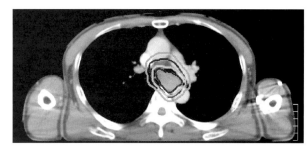

▶ 图13　绿色：PTV；蓝色：CTV；天蓝色：PGTV；红色：GTV

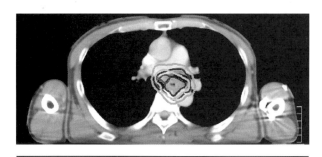

▶ 图14　隆突下层面　绿色：PTV；蓝色：CTV；天蓝色：PGTV；红色：GTV；粉色：GTVnd

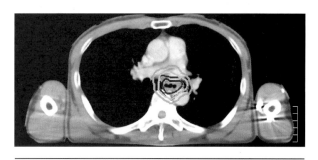

▶ 图15　绿色：PTV；蓝色：CTV；天蓝色：PGTV；红色：GTV

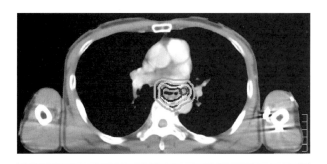

▶ 图16　绿色：PTV；蓝色：CTV；天蓝色：PGTV；红色：GTV；粉色：GTVnd

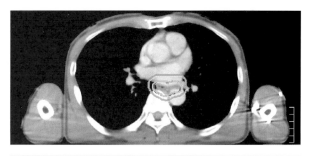

▶ 图17　绿色：PTV；蓝色：CTV；天蓝色：PGTV

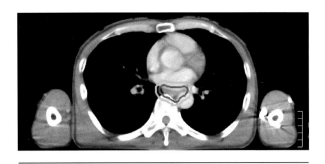

▶ 图 18　绿色：PTV；蓝色：CTV

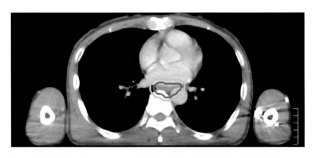

▶ 图 19　CTV 下界　绿色：PTV；蓝色：CTV

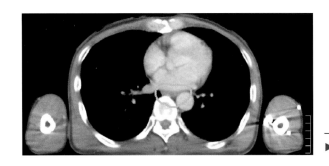

▶ 图 20　PTV 下界　绿色：PTV

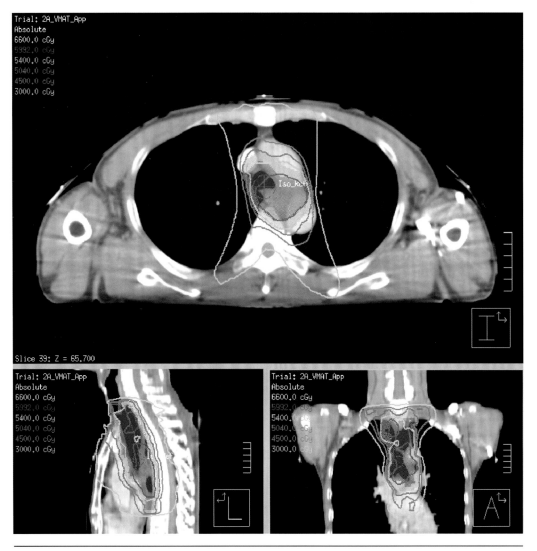

▶ 图 21　等剂量线　绿色区域：PTV；蓝色区域：CTV；红色区域：GTV；粉色区域：GTVnd

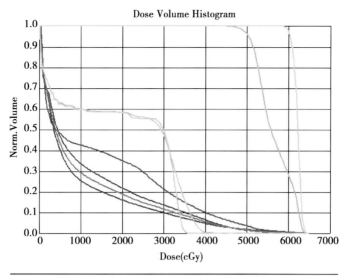

▶ 图22　DVH 图

Line Type	ROI	Trial or Record	Min.	Max.	Mean	Std. Dev.	% Outside Grid	% > Max	Generalized EUD
∨	PTV	2A_VMAT_App	2047.7	6468.2	5644.7	427.4	0.00 %	0.00 %	--
∨	Lung L	2A_VMAT_App	9.7	6362.8	1110.9	1377.3	0.00 %	0.00 %	--
∨	Lung R	2A_VMAT_App	11.7	6443.3	909.9	1264.4	0.00 %	0.00 %	--
∨	Lung all	2A_VMAT_App	9.7	6443.3	1004.9	1321.9	0.00 %	0.00 %	--
∨	Heart	2A_VMAT_App	41.7	6380.3	1450.5	1651.0	0.00 %	0.00 %	--
∨	Cord	2A_VMAT_App	4.7	3585.0	1225.2	1504.7	36.35 %	0.00 %	--
∨	Cord PRV	2A_VMAT_App	4.4	4198.4	1347.5	1576.1	32.44 %	0.00 %	--
∧	PGTV	2A_VMAT_App	5616.5	6468.2	6209.2	97.7	0.00 %	0.00 %	--

ROI Statistics · Compute

▶ 图23　PTV，PGTV 及主要的正常组织器官 Dmax 和 Dmean

　　述评：该患者为中段食管癌多站淋巴结转移。该患者治疗前，中国医学科学院肿瘤医院 MDT 讨论治疗方案为计划性术前同步放化疗。因此，按术前新辅助治疗方案照射的淋巴引流区域，放疗计划按根治剂量（95% PTV 50.4Gy/1.8Gy/28f + 95% PGTV 59.92Gy/2.14Gy/28f）评估正常组织剂量。在放疗21～22 次复查，同时再次 MDT 会诊，确定能否手术。这例患者二次 MDT 认为没有手术机会，遂给予根治性（SIB-IMRT）同步放化疗。

例23　胸下段食管癌根治性 SIB-IMRT 同步化疗

辅助检查

2015-11-10 超声内镜：①距门齿 33～39cm，病变主要位于食管壁的固有肌层，部分浸透外膜；②胃左区及右侧气管食管沟肿大淋巴结，考虑转移。贲门旁、病变处食管旁、左侧气管食管沟淋巴结，请结合临床。

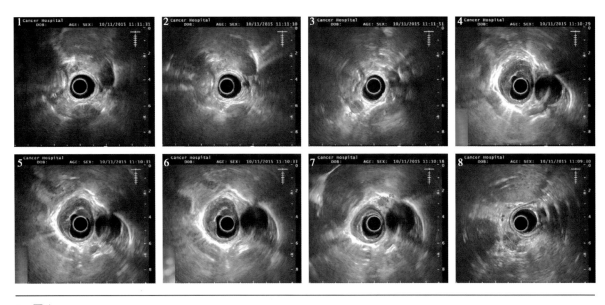

► 图1

2015-11-19PET-CT：①食管下段癌，伴代谢增高；②右侧气管食管沟、病变旁、胃左区淋巴结，伴轻度代谢增高，考虑转移可能大；③纵隔（2R、4R/L、7区）淋巴结，密度较高，未见代谢增高，考虑良性可能大，建议随诊。双侧腋窝小淋巴结，未见代谢增高，考虑良性。

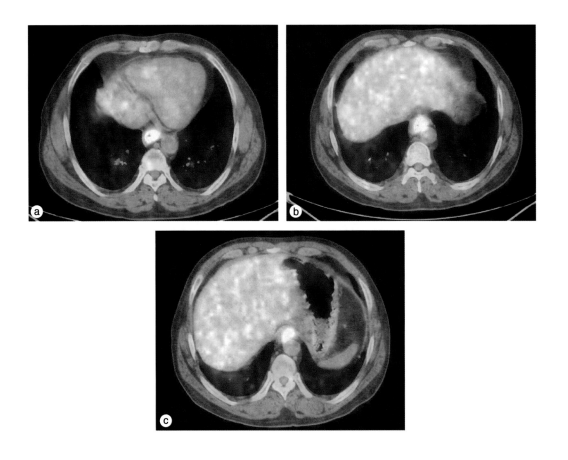

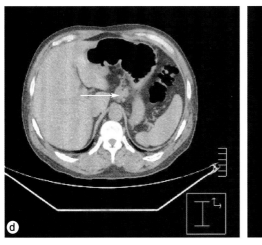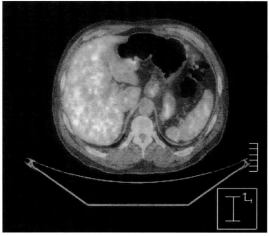

▶ 图2　a ~ c. 食管原发灶　　d. 胃左淋巴结

靶区勾画层面

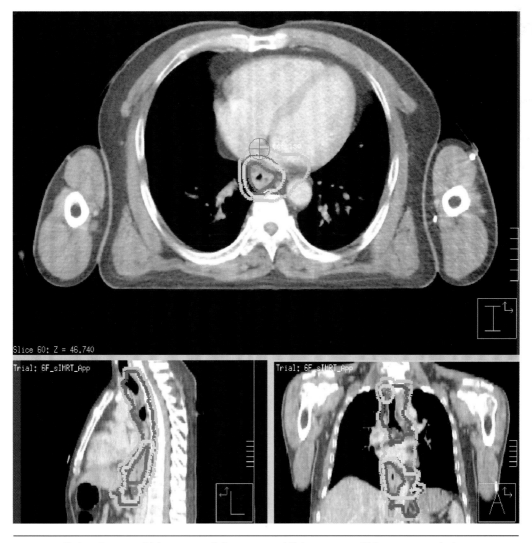

▶ 图3　等中心点层面　　绿色：PTV；蓝色：CTV；天蓝色：PGTV；粉色：GTVnd；红色：GTV

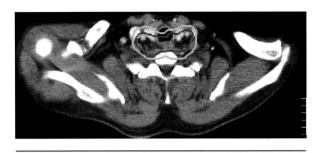

▶ 图4　CTV 上界：GTVnd 上1.5cm，即环状软骨下缘
　　　绿色：PTV；蓝色：CTV

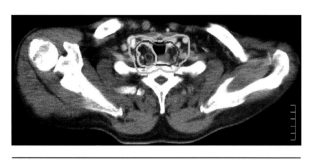

▶ 图5　绿色：PTV；蓝色：CTV；天蓝色：PGTV；粉
　　　色：GTVnd

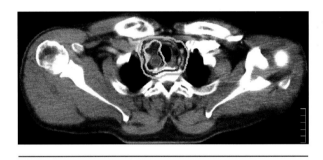

▶ 图6　绿色：PTV；蓝色：CTV；天蓝色：PGTV；粉
　　　色：GTVnd

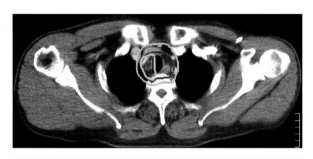

▶ 图7　锁骨头层面　绿色：PTV；蓝色：CTV；天蓝
　　　色：PGTV；粉色：GTVnd

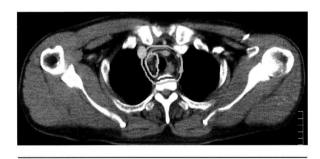

▶ 图8　胸廓入口层面　绿色：PTV；蓝色：CTV；天蓝
　　　色：PGTV

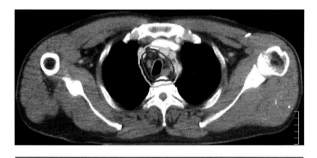

▶ 图9　绿色：PTV；蓝色：CTV

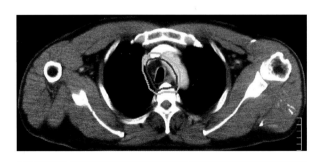

▶ 图10　主动脉弓上缘　绿色：PTV；蓝色：CTV

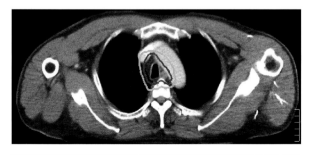

▶ 图11　左右头臂静脉汇合处　绿色：PTV；蓝色：CTV

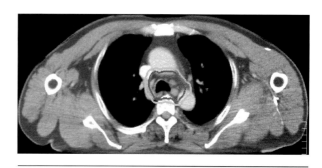

▶ 图 12　绿色：PTV；蓝色：CTV　　　　▶ 图 13　主肺动脉窗　绿色：PTV；蓝色：CTV

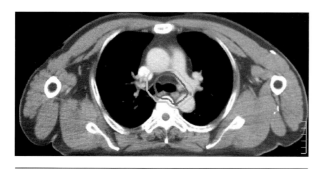
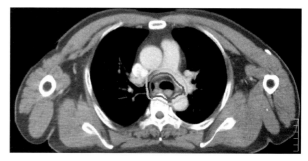

▶ 图 14　绿色：PTV；蓝色：CTV　　　　▶ 图 15　隆突下　绿色：PTV；蓝色：CTV

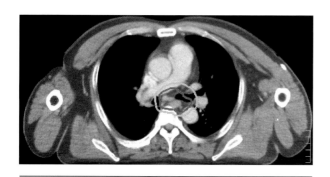
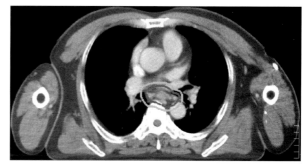

▶ 图 16　绿色：PTV；蓝色：CTV　　　　▶ 图 17　绿色：PTV；蓝色：CTV

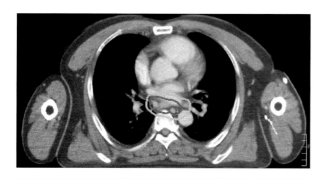
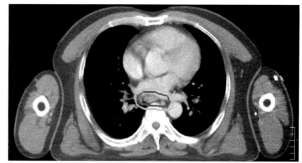

▶ 图 18　绿色：PTV；蓝色：CTV　　　　▶ 图 19　绿色：PTV；蓝色：CTV

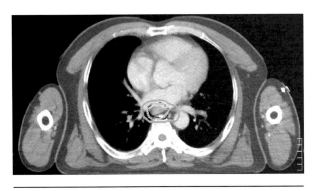

▶ 图20　左下肺静脉　绿色：PTV；蓝色：CTV；天蓝色：PGTV

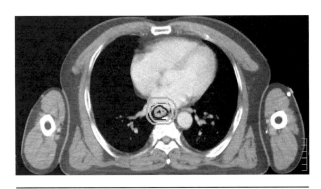

▶ 图21　右下肺静脉　绿色：PTV；蓝色：CTV；天蓝色：PGTV；红色：GTV

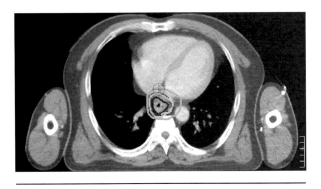

▶ 图22　绿色：PTV；蓝色：CTV；天蓝色：PGTV；红色：GTV

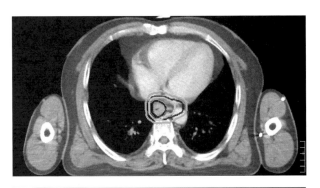

▶ 图23　绿色：PTV；蓝色：CTV；天蓝色：PGTV；红色：GTV

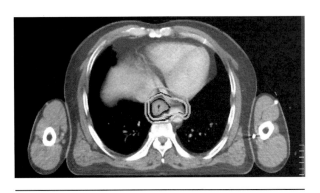

▶ 图24　绿色：PTV；蓝色：CTV；天蓝色：PGTV；红色：GTV

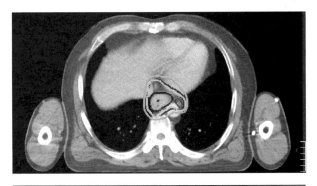

▶ 图25　绿色：PTV；蓝色：CTV；天蓝色：PGTV；红色：GTV；粉色：GTVnd

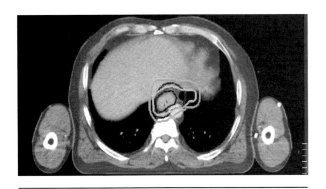

▶ 图26　绿色：PTV；蓝色：CTV；天蓝色：PGTV；红色：GTV

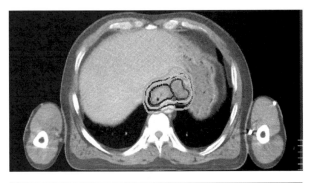

▶ 图27　绿色：PTV；蓝色：CTV；天蓝色：PGTV；红色：GTV；粉色：GTVnd

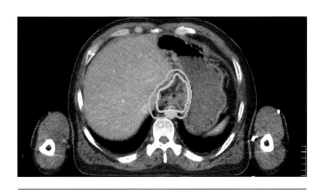

▶ 图28 绿色：PTV；蓝色：CTV；天蓝色：PGTV

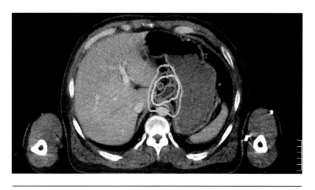

▶ 图29 绿色：PTV；蓝色：CTV；天蓝色：PGTV；粉色：GTVnd

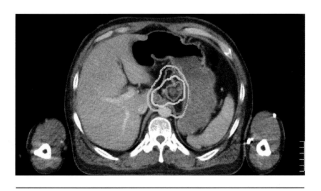

▶ 图30 绿色：PTV；蓝色：CTV；天蓝色：PGTV；粉色：GTVnd

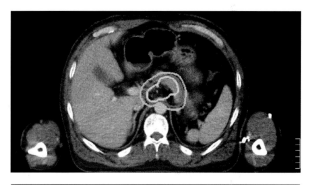

▶ 图31 绿色：PTV；蓝色：CTV；天蓝色：PGTV

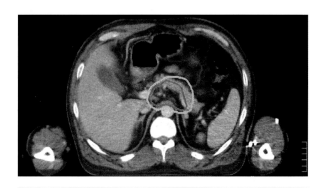

▶ 图32 CTV 下界 绿色：PTV；蓝色：CTV

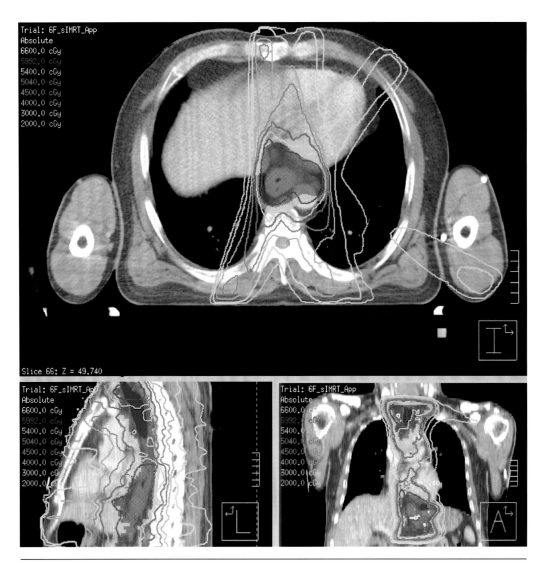

▶ 图33　等剂量线　绿色区域：PTV；蓝色区域：CTV；红色区域：GTV；粉红色区域：GTVnd；天
蓝色区域：PGTV

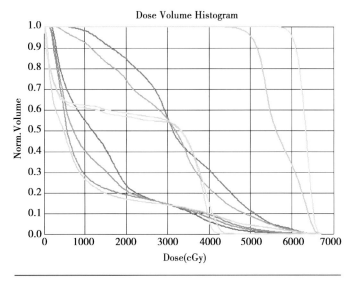

▶ 图34　DVH 图

Line Type	ROI	Trial or Record	Min.	Max.	Mean	Std. Dev.	% Outside Grid	% > Max	Generalized EUD
∨ ——	Lung_L	6F_sIMRT_App	165.5	6465.1	1483.1	1238.1	0.00 %	0.00 %	--
∨ ——	Lung_R	6F_sIMRT_App	108.8	6457.0	1196.7	1404.1	0.00 %	0.00 %	--
∨ ——	Cord	6F_sIMRT_App	14.7	4263.5	2210.5	1712.6	0.00 %	0.00 %	--
∨ ——	Heart	6F_sIMRT_App	461.7	6549.2	3313.1	1271.0	0.00 %	0.00 %	--
∨ ——	PTV	6F_sIMRT_App	3338.0	6716.2	5706.2	483.1	0.00 %	0.00 %	--
∨ ——	Lung all	6F_sIMRT_App	108.8	6465.1	1323.2	1340.9	0.00 %	0.00 %	--
∨ ——	Stomach	6F_sIMRT_App	261.1	6587.4	3018.1	1371.6	0.00 %	0.00 %	--
∨ ——	Cord PRV	6F_sIMRT_App	12.5	4621.1	2282.6	1727.5	0.00 %	0.00 %	--
∨ ——	PGTV	6F_sIMRT_App	5347.5	6716.2	6308.1	169.5	0.00 %	0.00 %	--

▶ 图 35　PTV，PGTV 及主要的正常组织器官 Dmax 和 Dmean

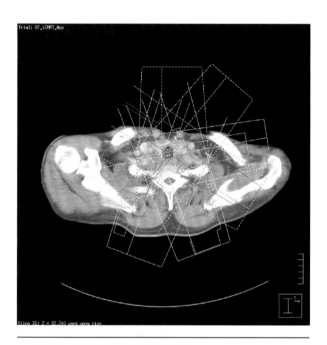

▶ 图 36　锁骨上靶区布野示意图

▶ 图 37　肺段靶区布野示意图

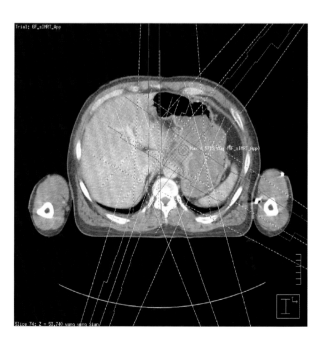

▶ 图 38　胃段靶区布野示意图

绿色野：200°；深蓝色野：0°；玫红色野：40°；天蓝色野：80°；紫色野：120°；黄绿色野：160°

本例计划布野点评

1. 该计划大部分射野均沿纵隔前后方向布置，能有效地降低肺受低剂量照射的体积。

2. 考虑到锁骨上靶区较为扁平，若射野仍集中在沿纵隔前后方向上，会降低靶区的适形度并提高脊髓的受量，抑或形成环绕脊髓的两个高剂量尖角，那么在日常治疗过程中，不论摆位误差偏左或偏右，都易造成脊髓超量。因而针对此段靶区左侧增加一个相对水平的射野（80°），以提高该段靶区的适形度，降低脊髓受量（锁骨上靶区布野示意图）。

3. 为降低肺低剂量受照体积，相对水平的80°照射野在肺段靶区不再使用（肺段靶区布野示意图）。

4. 为降低肺段脊髓受量，左后方紫色照射野偏离纵隔前后方向角度较大。但该射野入射方向会穿过左手臂，应考虑减小该射野的偏离角度或采用双手抱肘置于脑前的体位重新定位。

例 24   食管胃交界癌根治性单一 SIB-IMRT

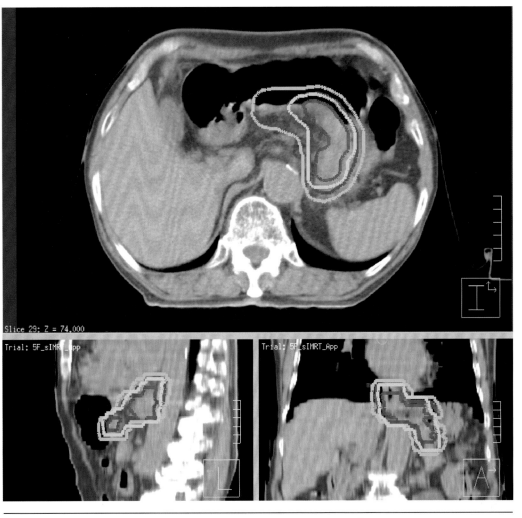

▶ 图 1   等中心点层面   绿色：PTV；蓝色：CTV；天蓝色：PGTV；红色：GTV

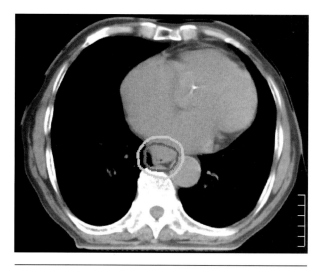

▶ 图 2　CTV 上界：GTV 上 3cm　绿色：PTV；蓝色：CTV

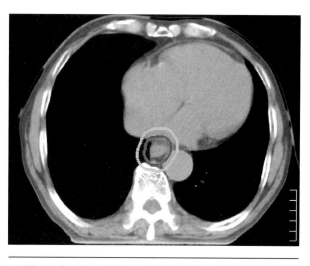

▶ 图 3　GTV 上 2cm　绿色：PTV；蓝色：CTV

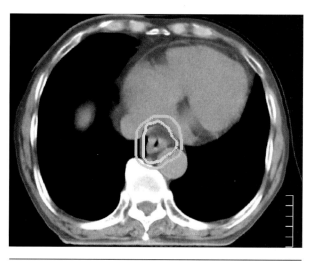

▶ 图 4　GTV 上 1cm　绿色：PTV；蓝色：CTV；天蓝色：PGTV

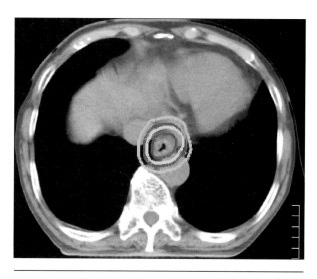

▶ 图 5　绿色：PTV；蓝色：CTV；天蓝色：PGTV；红色：GTV

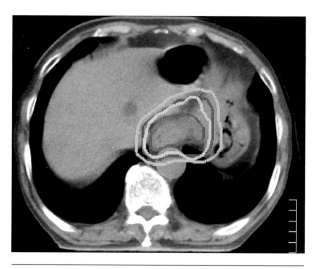

▶ 图 6　绿色：PTV；蓝色：CTV；天蓝色：PGTV；红色：GTV

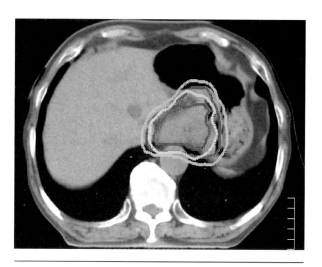

▶ 图 7　绿色：PTV；蓝色：CTV；天蓝色：PGTV；红色：GTV

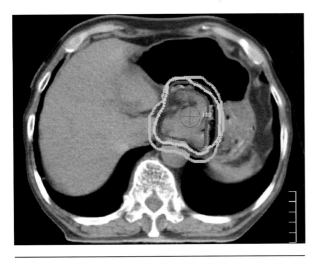

▶ 图8　绿色：PTV；蓝色：CTV；天蓝色：PGTV；红色：GTV

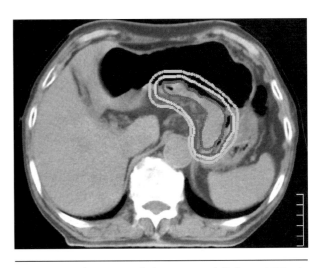

▶ 图9　绿色：PTV；蓝色：CTV；天蓝色：PGTV；红色：GTV

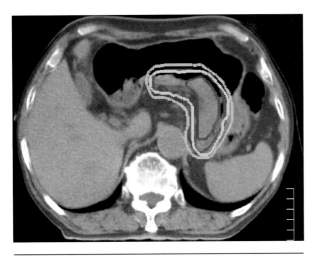

▶ 图10　绿色：PTV；蓝色：CTV；天蓝色：PGTV；红色：GTV

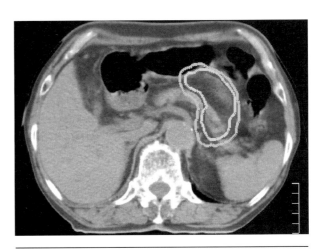

▶ 图11　绿色：PTV；蓝色：CTV；天蓝色：PGTV

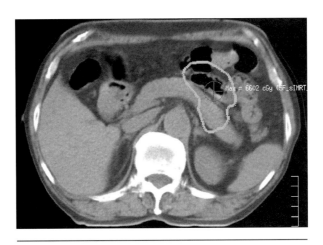

▶ 图12　PTV 下界　绿色：PTV

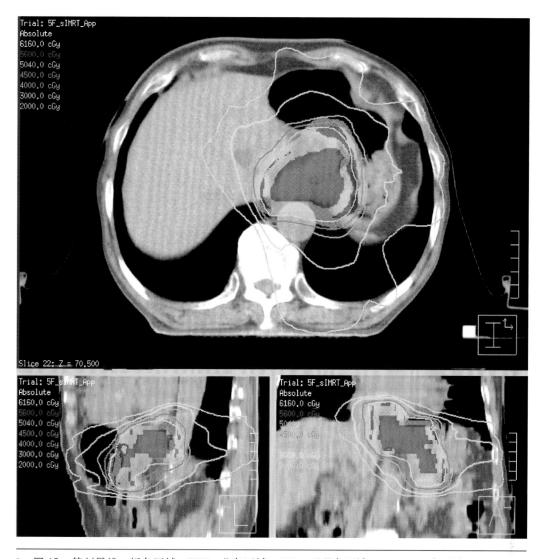

► 图13　等剂量线　绿色区域：PTV；蓝色区域：CTV；天蓝色区域：PGTV；红色区域：GTV

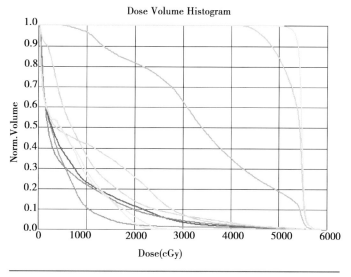

► 图 14　DVH 图（95% PTV 45Gy/1.8Gy/25f；95% PGTV 53.5Gy/2.14Gy/25f）

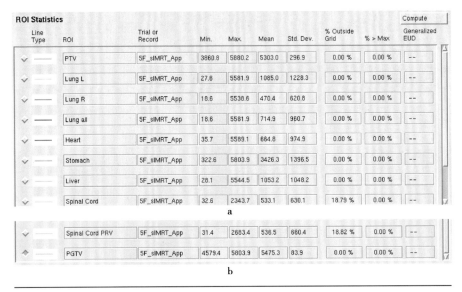

Line Type	ROI	Trial or Record	Min.	Max.	Mean	Std. Dev.	% Outside Grid	% > Max	Generalized EUD
	PTV	5F_sIMRT_App	3860.8	5880.2	5303.0	296.9	0.00 %	0.00 %	--
	Lung L	5F_sIMRT_App	27.6	5581.9	1085.0	1228.3	0.00 %	0.00 %	--
	Lung R	5F_sIMRT_App	18.6	5538.6	470.4	620.8	0.00 %	0.00 %	--
	Lung all	5F_sIMRT_App	18.6	5581.9	714.9	960.7	0.00 %	0.00 %	--
	Heart	5F_sIMRT_App	35.7	5589.1	664.8	974.9	0.00 %	0.00 %	--
	Stomach	5F_sIMRT_App	322.6	5803.9	3426.3	1396.5	0.00 %	0.00 %	--
	Liver	5F_sIMRT_App	28.1	5544.5	1053.2	1048.2	0.00 %	0.00 %	--
	Spinal Cord	5F_sIMRT_App	32.6	2343.7	533.1	630.1	18.79 %	0.00 %	--

a

Line Type	ROI	Trial or Record	Min.	Max.	Mean	Std. Dev.	% Outside Grid	% > Max	Generalized EUD
	Spinal Cord PRV	5F_sIMRT_App	31.4	2683.4	536.5	660.4	18.82 %	0.00 %	--
	PGTV	5F_sIMRT_App	4579.4	5803.9	5475.3	83.9	0.00 %	0.00 %	--

b

▶ 图 15　PTV、PGTV 及主要的正常组织器官 Dmax 和 Dmean

（二）　食管癌术前 SIB-IMRT 同步化疗的（年龄 <70 岁）临床研究

1. 靶区勾画

胸上段食管癌

　　上界：环甲膜

　　下界：肿瘤下缘下 3cm

　　包括颈部、锁骨上、纵隔 1、2、3p、4、7、10L 淋巴引流区域。

胸中段食管癌

　　上界：胸 1 椎体上缘

　　下界：肿瘤下缘下 3cm

　　包括下颈、锁骨上、纵隔 1、2、3p、4、7、部分 8、10L 淋巴引流区域。

胸下段食管癌

　　上界：胸 1 椎体上缘

　　下界：肿瘤下缘下 3cm

　　包括下颈、锁骨上、纵隔 1、2、3p、4、7、8、10L 及贲门旁、胃左淋巴引流区域。

2. 靶区示例

例 25　胸上段食管癌术前 SIB-IMRT 同步化疗

　　患者男性，68 岁，食管上段高分化鳞状细胞癌，行术前 SIB-IMRT 放疗同步化疗。放疗结束后休息 6 周，于 2016 年 7 月在本院外科行食管癌根治性手术切除。术后病理提示：食管壁组织经充分取材，未见明确癌残留，符合重度治疗后改变（Mandard TRG 1 级），黏膜固有层至深肌层可见慢性炎细胞浸润，泡沫细胞聚集，多核巨细胞及纤维组织增生，食管胃交界未见癌，各切缘未见癌，淋巴结未见转移癌

（0/13），贲门胃左淋巴结0/9，下肺韧带旁淋巴结（9区）：0/4 pTNM 分期：ypT_0N_0。

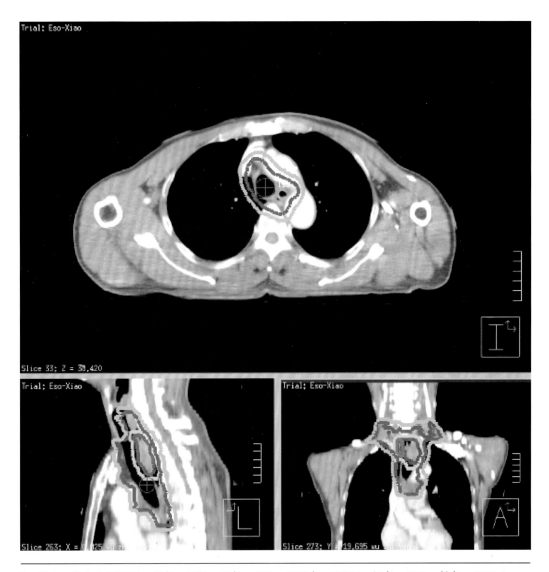

▶ 图1　等中心点层面　绿色：PTV；蓝色：CTV；天蓝色：PGTV；红色：GTV；粉色：GTVnd

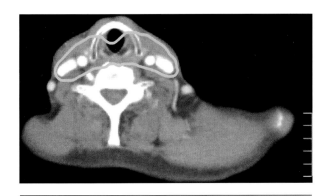

▶ 图2　环甲膜水平　绿色：PTV

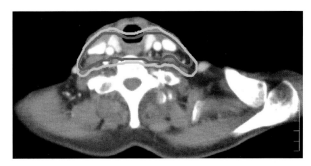

▶ 图3　CTV上界　绿色：PTV；蓝色：CTV

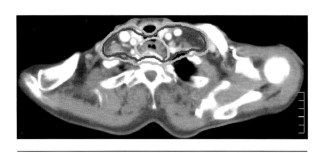

▶ 图4　绿色：PTV；蓝色：CTV；天蓝色：PGTV

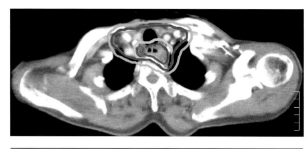

▶ 图5　绿色：PTV；蓝色：CTV；天蓝色：PGTV；红色：GTV；粉色：GTVnd

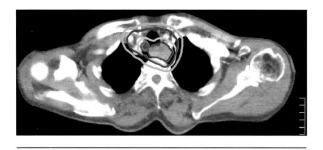

▶ 图6　锁骨头层面　绿色：PTV；蓝色：CTV；天蓝色：PGTV；红色：GTV；粉色：GTVnd

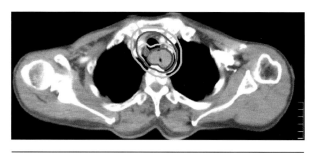

▶ 图7　胸廓入口　绿色：PTV；蓝色：CTV；天蓝色：PGTV；红色：GTV；粉色：GTVnd

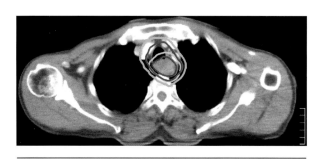

▶ 图8　绿色：PTV；蓝色：CTV；天蓝色：PGTV；红色：GTV

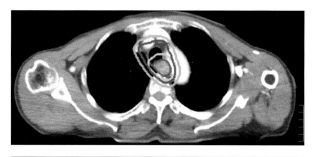

▶ 图9　主动脉弓上缘　绿色：PTV；蓝色：CTV；天蓝色：PGTV；红色：GTV

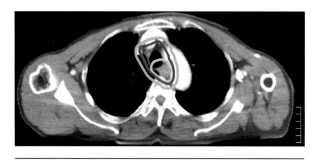

▶ 图10　绿色：PTV；蓝色：CTV；天蓝色：PGTV

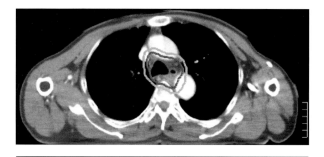

▶ 图11　绿色：PTV；蓝色：CTV

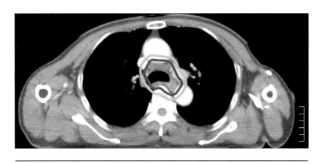

▶ 图 12　主肺动脉窗　绿色：PTV；蓝色：CTV

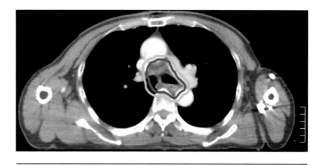

▶ 图 13　隆突水平　绿色：PTV；蓝色：CTV

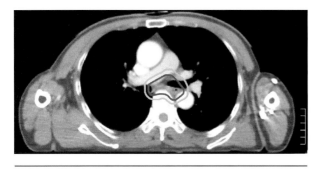

▶ 图 14　隆突下 1cm　绿色：PTV；蓝色：CTV

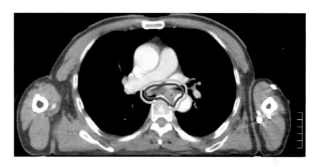

▶ 图 15　隆突下 3cm　绿色：PTV；蓝色：CTV

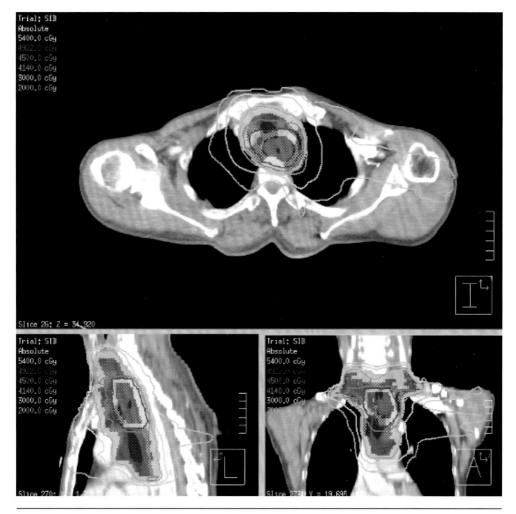

▶ 图 16　等剂量线　绿色区域：PTV；蓝色区域：CTV；天蓝色区域：PGTV；红色区域：
　　　GTV；粉色区域：GTVnd

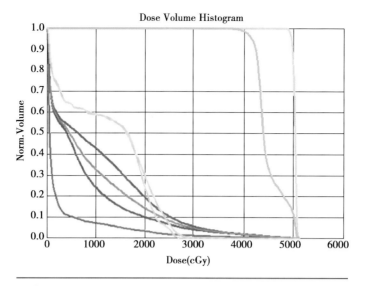

▶ 图 17　DVH 图

◇		PGTV	SIB	4874.8	5126.1	5022.3	39.4	0.00 %	0.00 %	--
◇		PTV	SIB	1696.9	5126.1	4430.9	283.5	0.00 %	0.00 %	--
◇		Lung L	SIB	10.6	5126.1	1010.0	1100.3	0.86 %	0.00 %	--
◇		Lung R	SIB	8.5	5093.9	722.6	934.4	0.23 %	0.00 %	--
◇		Lung all	SIB	8.5	5126.1	855.2	1024.4	0.53 %	0.00 %	--
◇		Heart	SIB	14.8	4528.2	246.5	583.5	0.00 %	0.00 %	--
◇		Cord	SIB	28.6	2704.4	895.2	946.5	27.32 %	0.00 %	--
◇		Cord PRV	SIB	24.6	3617.8	948.8	989.7	25.30 %	0.00 %	--

▶ 图 18　PTV、PGTV 及主要的正常组织器官 Dmax 和 Dmean

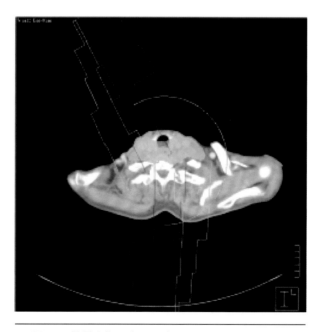

▶ 图 19　锁骨上靶区布野示意图

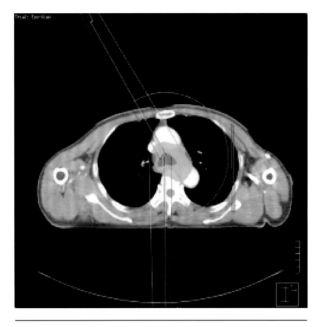

▶ 图20 肺段靶区布野示意图

红色弧：330° ~ 180°；绿色弧：180° ~ 330°

本例计划布野点评

　　该计划采用部分弧旋转调强技术进行计划设计。该技术的优势是能显著提高靶区的适形度，有助于脊髓的保护。部分弧的旋转范围偏向于病人左侧，能较好地保护右肺，同时让心脏分担部分剂量，降低肺整体受量。肺段靶区范围内，在水平方向附近射野入射方向体表勾画假器官，并在优化过程中对其设置最大剂量约束条件，以降低水平方向控制点的射野权重，降低肺低剂量受照体积（肺段靶区布野示意图中勾画 Block 限制）。对于锁骨上靶区，考虑到其形状较为扁平，与邻近脊髓位置关系密切，且该段靶区相关肺体积较小，因而对近水平范围内入射的控制点权重无特殊限制（锁骨上靶区布野示意图中无 Block 限制），有利于提高该段靶区适形度，降低脊髓剂量。

例26　　胸中段食管癌术前 SIB- IMRT 同步化疗

　　患者男性，47 岁，食管中段鳞状细胞癌。临床分期：$T_3N_1M_0$，Ⅲ期（AJCC 6 版）。MDT 制订治疗方案为计划性术前同步放化疗。该患者治疗前的食管造影显示明显的浅溃疡，在治疗前给予积极消炎处理 1 周。放化疗结束后休息 7 周。于 2016-09-29 行"部分食管胃切除 + 食管胃颈部吻合术"。术后病理示：部分食管、部分胃及贲门胃左脂肪淋巴结及下切缘，经过充分取材观察，食管壁组织未见明确癌残留，黏膜腺体鳞化伴不典型增生，全层可见多核巨细胞反应及大量炎细胞浸润，符合重度治疗后改变（Mandard TRG 1）。上切缘及下切缘均未见癌。淋巴结转移性分化差的鳞状细胞癌（3/30），伴退变。其中，胃左脂肪淋巴结 3/23（1）（右喉返神经旁淋巴结）0/1（2）（7 区淋巴结）0/6。ypTNM 分期：$T_0N + M_0$。

辅助检查

2016-06-08 上消化道造影：食管胸中段可见约 5.8cm 黏膜破坏及不规则充盈缺损，并见不规则龛影，局部管腔狭窄。

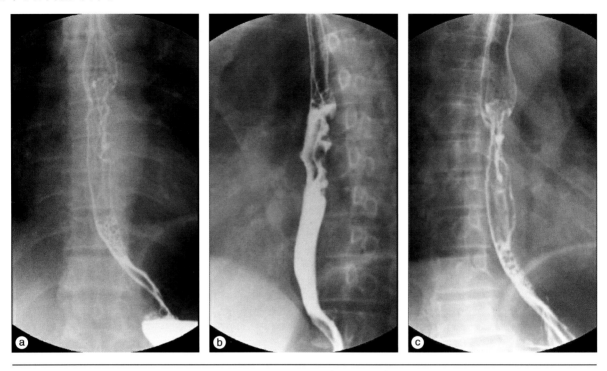

▶ 图1　上消化道造影

2016-06-06 胸部 CT 提示：食管胸中段局部管壁环周增厚，病变长约 6.0cm，纤维膜面模糊；右侧气管食管沟及纵隔 7 区小淋巴结，大者短径约 0.6cm。

2016-05-27 胃镜：距门齿 27～32cm 食管近全周可见一溃疡型肿物，溃疡堤不规则隆起，质脆触之易出血。

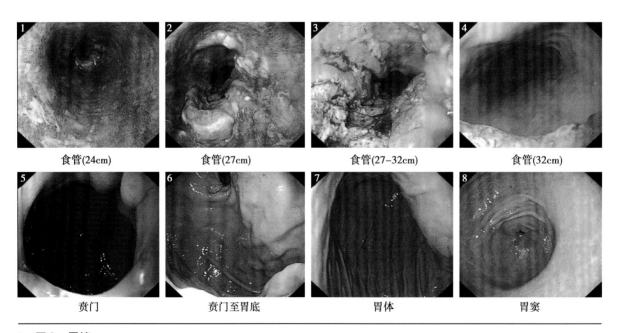

▶ 图2　胃镜

2016-05-27 活检病理：食管（27～32cm）鳞状细胞癌。

2016-06-29 食管 MRI：食管中段管壁环周增厚，最厚处约 1.7cm，范围约 5.9cm，病变纤维面尚可。纵隔、肺门未见肿大淋巴结。

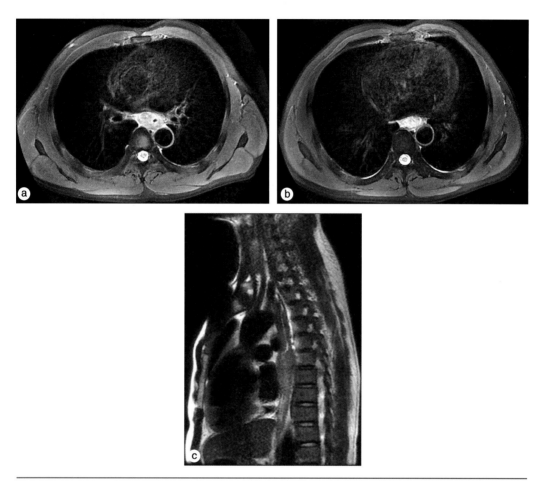

▶ 图3　MRI

入院诊断

食管中段鳞状细胞癌

　　　侵及食管外膜

　　　纵隔淋巴结转移

分期：AJCC/UICC 02：$T_3 N_1 M_0$ Ⅲ期。

治疗方案：同步放化疗

放射治疗：6F-IMRT，6MV-X，95% PTV41.4Gy/1.8Gy/23f + 95% PGTV 49.22Gy/2.14Gy/23f 同步结束的治疗方案。

同步化疗：力扑素 50mg/m² ，d1；奈达铂 25mg/m²，d1，7 天一个周期，共 5 个周期。

靶区勾画层面示例

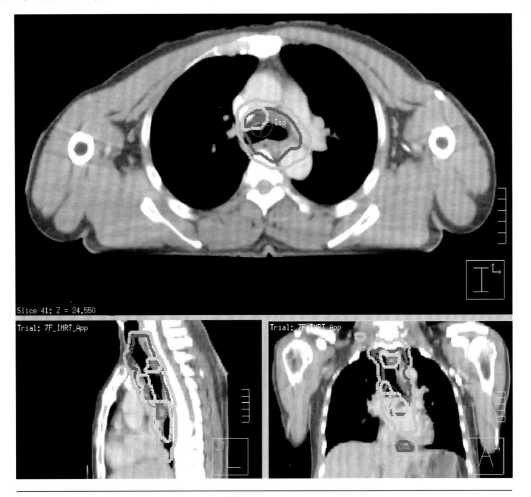

▶ 图4 等中心点层面 绿色：PTV；蓝色：CTV；天蓝色：PGTV；粉色：GTVnd

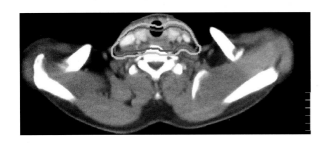

▶ 图5 CTV 上界：GTVnd 上 2cm，环甲膜 绿色：PTV；蓝色：CTV

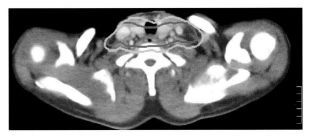

▶ 图6 绿色：PTV；蓝色：CTV

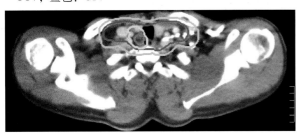

▶ 图7 绿色：PTV；蓝色：CTV；天蓝色：PGTV；粉色：GTVnd

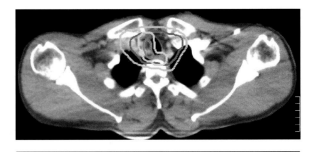

▶ 图8 绿色：PTV；蓝色：CTV；天蓝色：PGTV；粉色：GTVnd

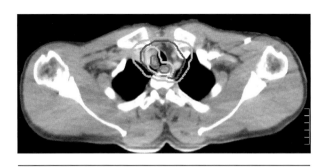

▶ 图 9　锁骨头层面　绿色：PTV；蓝色：CTV；天蓝色：PGTV；粉色：GTVnd

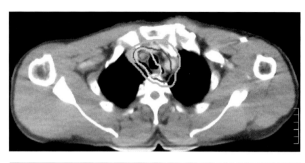

▶ 图 10　胸廓入口层面　绿色：PTV；蓝色：CTV；天蓝色：PGTV；粉色：GTVnd

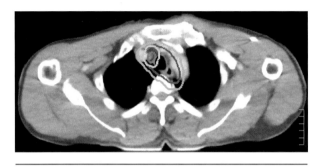

▶ 图 11　主动脉弓上缘　绿色：PTV；蓝色：CTV；天蓝色：PGTV；粉色：GTVnd

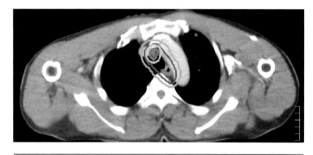

▶ 图 12　绿色：PTV；蓝色：CTV；天蓝色：PGTV；粉色：GTVnd

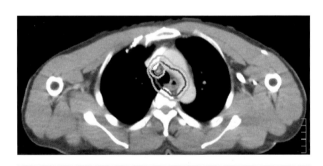

▶ 图 13　左右头臂静脉汇合处　绿色：PTV；蓝色：CTV；天蓝色：PGTV；粉色：GTVnd

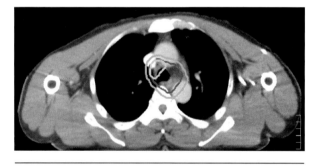

▶ 图 14　主肺动脉窗　绿色：PTV；蓝色：CTV；天蓝色：PGTV

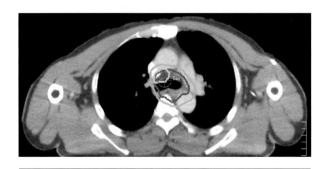

▶ 图 15　绿色：PTV；蓝色：CTV；天蓝色：PGTV

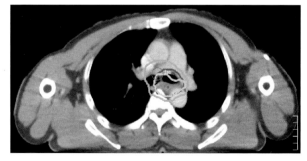

▶ 图 16　隆突下　绿色：PTV；蓝色：CTV；天蓝色：PGTV

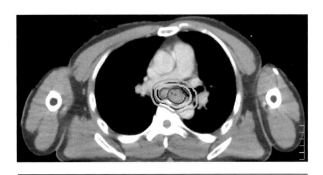

▶ 图 17　绿色：PTV；蓝色：CTV；天蓝色：PGTV；红色：GTV；粉色：GTVnd

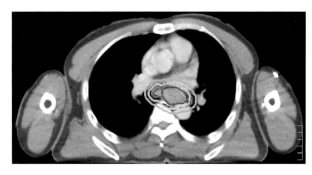

▶ 图 18　绿色：PTV；蓝色：CTV；天蓝色：PGTV；红色：GTV；粉色：GTVnd

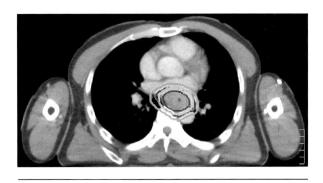

▶ 图 19　左下肺静脉　绿色：PTV；蓝色：CTV；天蓝色：PGTV；红色：GTV

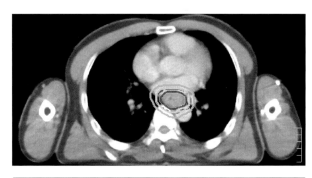

▶ 图 20　绿色：PTV；蓝色：CTV；天蓝色：PGTV；红色：GTV

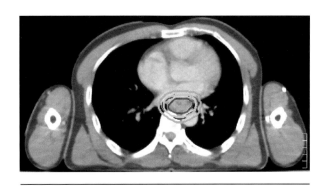

▶ 图 21　右下肺静脉　绿色：PTV；蓝色：CTV；天蓝色：PGTV；红色：GTV）

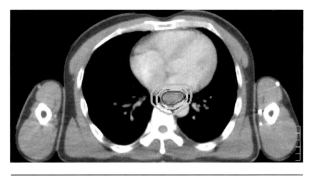

▶ 图 22　绿色：PTV；蓝色：CTV；天蓝色：PGTV；红色：GTV

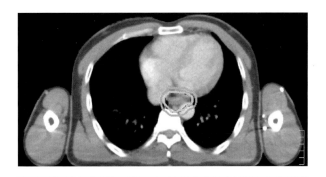

▶ 图 23　绿色：PTV；蓝色：CTV；天蓝色：PGTV

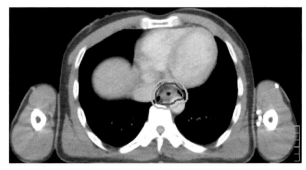

▶ 图 24　绿色：PTV；蓝色：CTV

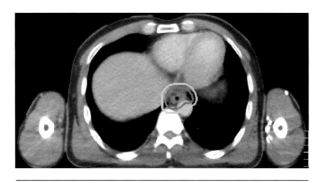

▶ 图25　CTV 下界，GTV 下 3cm　绿色：PTV；蓝
　　　色：CTV

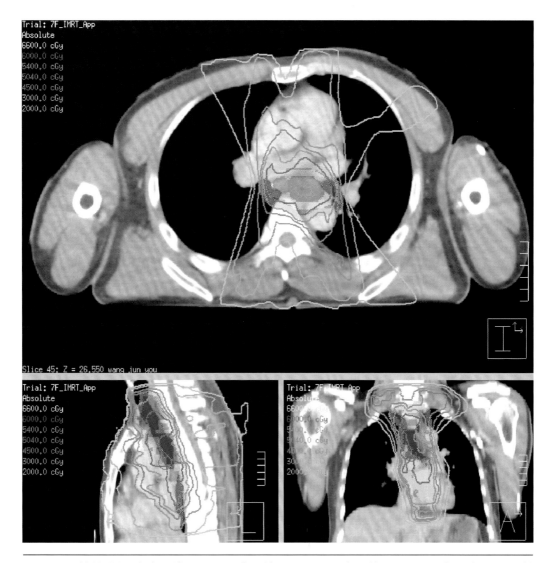

▶ 图26　等剂量线　绿色区域：PTV；蓝色区域：CTV；天蓝色区域：PGTV；红色区域：GTV；粉
　　　色区域：GTVnd

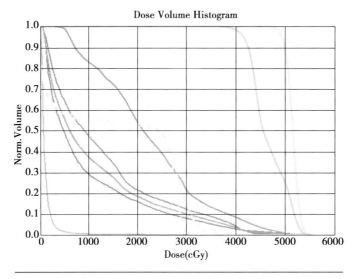

▶ 图 27 DVH 图

Line Type	ROI	Trial or Record	Min.	Max.	Mean	Std. Dev.	% Outside Grid	% > Max	Generalized EUD
	Lung L	7F_IMRT_App	25.4	5300.9	1275.1	1179.9	0.00 %	0.00 %	--
	Lung R	7F_IMRT_App	35.1	5393.8	937.6	1100.5	0.00 %	0.00 %	--
	Lung all	7F_IMRT_App	25.4	5393.8	1088.1	1148.9	0.00 %	0.00 %	--
	Heart	7F_IMRT_App	195.4	5207.2	2212.6	1109.4	0.00 %	0.00 %	--
	Stomach	7F_IMRT_App	8.3	2175.3	97.5	118.0	0.00 %	0.00 %	--
	Cord	7F_IMRT_App	0.6	3129.5	1213.9	1315.3	19.95 %	0.00 %	--
	Cord PRV	7F_IMRT_App	0.5	3677.3	1291.4	1372.0	19.33 %	0.00 %	--
	PGTV	7F_IMRT_App	4387.4	5465.5	5148.3	128.1	0.00 %	0.00 %	--

a

| | PTV | 7F_IMRT_App | 3030.2 | 5465.5 | 4654.1 | 369.0 | 0.00 % | 0.00 % | -- |

b

▶ 图 28 PTV、PGTV 及主要的正常组织器官 Dmax 和 Dmean

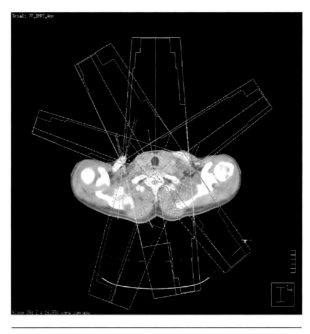

▶ 图 29 锁骨上靶区布野示意图

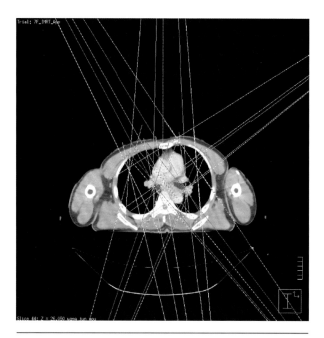

► 图 30　肺段靶区布野示意图
红色野：200°；玫红色野：290°；墨绿色野：330°；绿色野：0°；橙色野：55°；深蓝色野：140°；天蓝色野：170°；

本例计划布野点评

1. 该计划大部分射野均沿纵隔前后方向布置，能有效地降低肺受低剂量照射的体积。

2. 考虑到锁骨上靶区较为扁平，若射野仍集中在沿纵隔前后方向上，会降低靶区的适形度并提高脊髓的受量，抑或形成环绕脊髓的两个高剂量尖角，那么日常治疗过程中，不论摆位误差偏左或偏右，都易造成脊髓超量。因而针对此段靶区左右各增加一个相对水平的射野（290°和55°），以提高该段靶区的适形度，降低脊髓受量（锁骨上靶区布野示意图）。

3. 290°照射野不照射肺段靶区以降低肺受低剂量照射体积（肺段靶区布野示意图）。

4. 为降低肺段脊髓受量，55°照射野在肺段靶区仍然使用。相对290°照射野，该角度入射时心脏能分担部分肺的受量。同时优化过程中应注意对肺低剂量区的控制，以达到肺受量和脊髓受量的合理平衡。其次，该角度照射野还考虑了对胸腔残胃的躲避，以降低胸腔残胃的受量（肺段靶区布野示意图）。

例 27　胸下段食管癌术前 SIB-IMRT 同步化疗

患者男性，62 岁，食管下段鳞状细胞癌，按 MDT 查房建议行计划性术前同步放化疗。放疗后 7 周外科行食管癌根治术，术后病理：食管壁黏膜层至纤维膜见散在角化物，伴异物巨细胞反应、炎细胞浸润及显著纤维化，未见癌组织残存，符合重度治疗后改变。粘连但未累及纵隔胸膜。周围食管黏膜及胃黏膜未见明显异常。上切缘及下切缘均未见癌。淋巴结未见转移性癌（0/25），其中食管旁淋巴结 0/1，贲门胃左淋巴结 0/11，1 枚淋巴结中可见大量角化物，未见明确癌组织残存，符合转移淋巴结重度治疗反应。右喉返神经旁淋巴结 0/10，隆突下淋巴结 0/3。ypTNM 分期：T_0N_0。

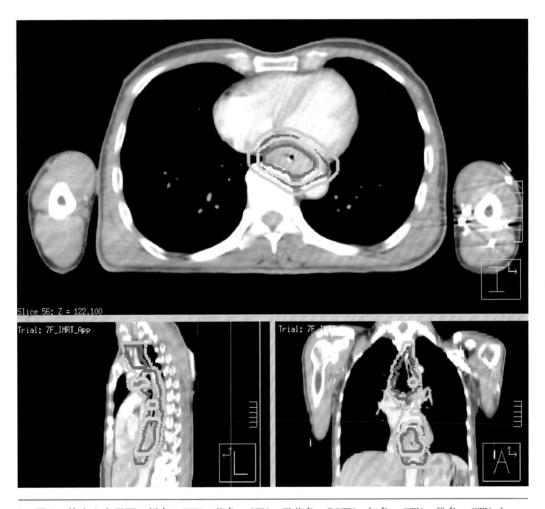

▶ 图 1　等中心点层面　绿色：PTV；蓝色：CTV；天蓝色：PGTV；红色：GTV；粉色：GTVnd

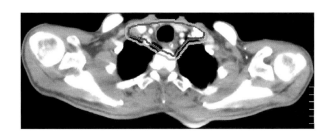

▶ 图 2　CTV 上界：T_1 椎体　绿色：PTV；蓝色：CTV

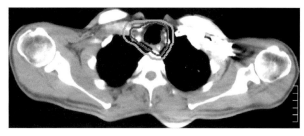

▶ 图 3　绿色：PTV；蓝色：CTV

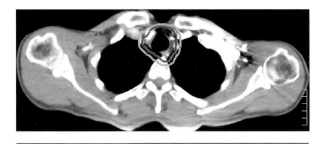

▶ 图 4　绿色：PTV；蓝色：CTV

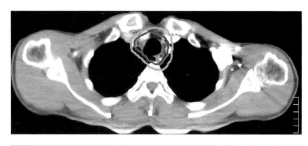

▶ 图 5　锁骨头层面　绿色：PTV；蓝色：CTV

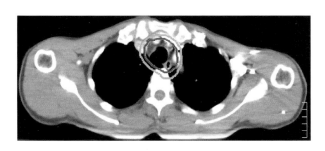

▶ 图 6　胸廓入口层面　绿色：PTV；蓝色：CTV

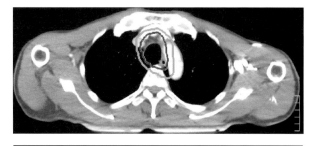

▶ 图 7　绿色：PTV；蓝色：CTV

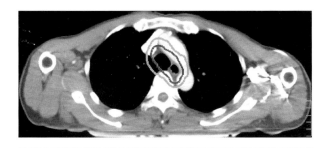

▶ 图 8　左右头臂静脉汇合处　绿色：PTV；蓝色：CTV

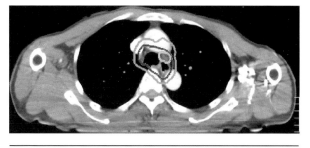

▶ 图 9　绿色：PTV；蓝色：CTV；天蓝色：PGTV

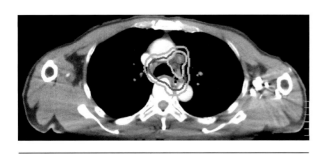

► 图 10   主肺动脉窗层面   绿色：PTV；蓝色：CTV；
天蓝色：PGTV；粉色：GTVnd

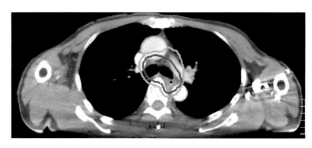

► 图 11   绿色：PTV；蓝色：CTV

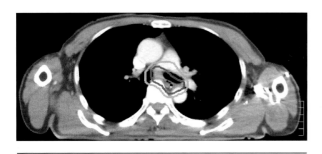

► 图 12   绿色：PTV；蓝色：CTV

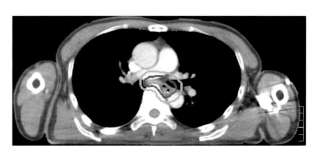

► 图 13   绿色：PTV；蓝色：CTV

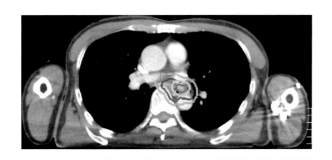

► 图 14   绿色：PTV；蓝色：CTV；天蓝色：PGTV；粉
色：GTVnd

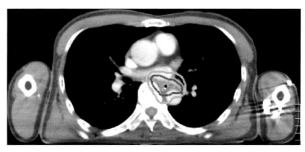

► 图 15   绿色：PTV；蓝色：CTV

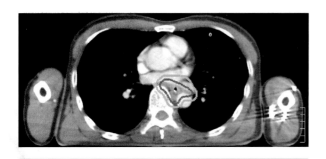

► 图 16   绿色：PTV；蓝色：CTV

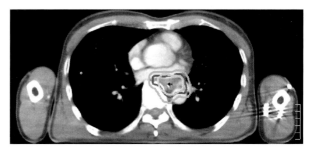

► 图 17   绿色：PTV；蓝色：CTV；天蓝色：PGTV

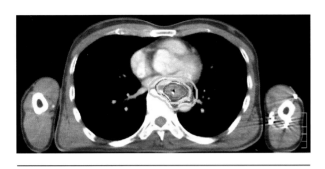

▶ 图18 右下肺静脉层面 绿色：PTV；蓝色：CTV；天蓝色：PGTV；红色：GTV

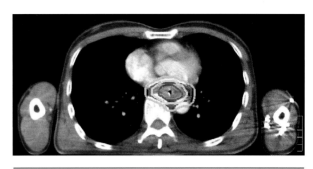

▶ 图19 绿色：PTV；蓝色：CTV；天蓝色：PGTV；红色：GTV

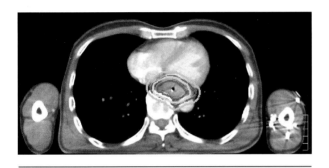

▶ 图20 绿色：PTV；蓝色：CTV；天蓝色：PGTV；红色：GTV

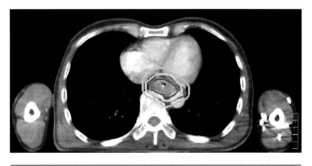

▶ 图21 绿色：PTV；蓝色：CTV；天蓝色：PGTV；红色：GTV

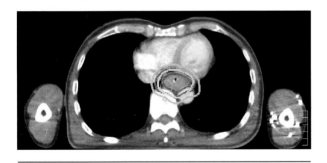

▶ 图22 绿色：PTV；蓝色：CTV；天蓝色：PGTV；红色：GTV

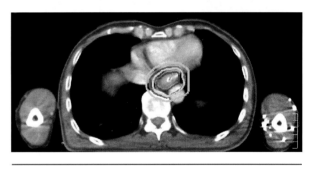

▶ 图23 绿色：PTV；蓝色：CTV；天蓝色：PGTV；红色：GTV

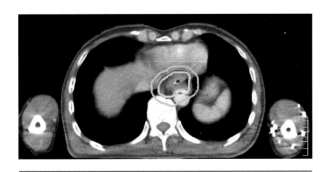

▶ 图24 绿色：PTV；蓝色：CTV；天蓝色：PGTV

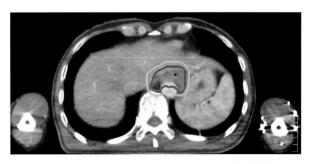

▶ 图25 绿色：PTV；蓝色：CTV

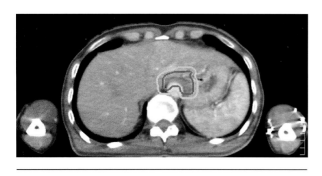 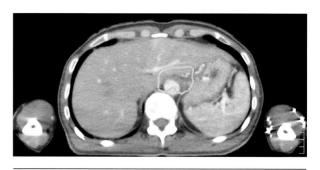

▶ 图 26　CTV 下界：肿瘤下 3cm　绿色：PTV；蓝色：CTV

▶ 图 27　绿色：PTV

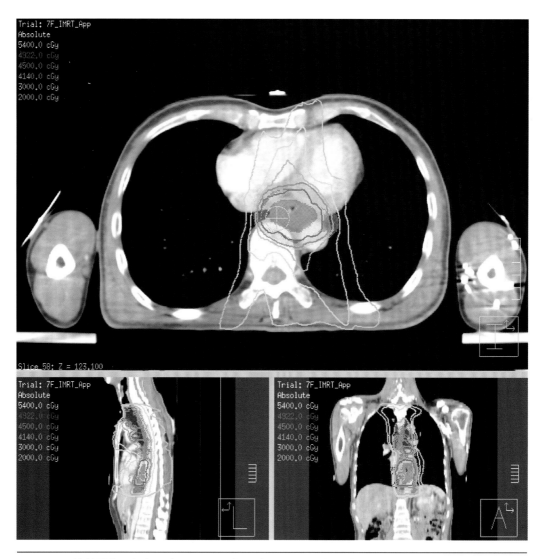

▶ 图 28　等剂量线　绿色区域：PTV；蓝色区域：CTV；红色区域：GTV；

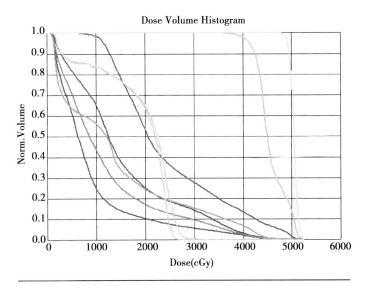

► 图 29　DVH 图

ROI Statistics

a

Line Type	ROI	Trial or Record	Min.	Max.	Mean	Std. Dev.	% Outside Grid	% > Max	Generalized EUD
	PTV	7F_IMRT_App	1693.5	5246.5	4561.0	304.9	0.00 %	0.00 %	--
	Lung L	7F_IMRT_App	62.1	5205.7	1518.1	1086.5	0.00 %	0.00 %	--
	Lung R	7F_IMRT_App	63.5	5209.8	887.9	888.2	0.00 %	0.00 %	--
	Lung all	7F_IMRT_App	62.1	5209.8	1179.4	1033.8	0.00 %	0.00 %	--
	Heart	7F_IMRT_App	419.5	5202.3	2428.0	1107.0	0.00 %	0.00 %	--
	Stomach	7F_IMRT_App	100.4	4668.9	1392.5	1262.4	0.00 %	0.00 %	--
	Cord	7F_IMRT_App	146.5	2650.4	1853.8	751.3	0.00 %	0.00 %	--

b

Line Type	ROI	Trial or Record	Min.	Max.	Mean	Std. Dev.	% Outside Grid	% > Max	Generalized EUD
	Cord PRV	7F_IMRT_App	137.2	3052.5	1911.7	783.6	0.00 %	0.00 %	--
	PGTV	7F_IMRT_App	4563.3	5246.5	5045.6	74.2	0.00 %	0.00 %	--

► 图 30　PTV 及 PGTV 主要的正常组织器官 Dmax 和 Dmean

　　目前本院的实际情况为：可手术食管癌患者，直接外科手术切除，仅有少部分患者为不可手术进行有计划性术前同步放化疗或单一放射治疗。放疗第 4 周复查，再进行 MDT 会诊是否手术。如有手术机会则停放疗，休息 6 ~ 8 周行手术，如没有手术机会，则继续按原计划完成根治性治疗方案。

　　术前放疗处方剂量：95% PTV 41.4Gy/1.8Gy/23f + PGTV 49.22Gy/2.14Gy/23f 同时结束。休息 6 ~ 8 周复查后行手术治疗。

　　术前同步化疗方案：紫杉醇 45 ~ 60mg/m^2，奈达铂 25mg/m^2，每周 1 次 × 4 ~ 5 个周期

（三）　老年食管癌/食管胃结合部癌替吉奥同步 SIB-IMRT 与单纯 SIB-IM-RT 的多中心、前瞻性Ⅱ/Ⅲ期临床研究

1. 入选标准

（1）年龄≥70 岁，性别不限。

（2）初治的食管癌、食管胃交界癌，临床分期为 2002 年 AJCC/UICC 临床分期 $T_{1b}N + M_{0 \sim 1a}$ 或 $T_{2 \sim 4}N_{0 \sim 1}M_{0 \sim 1a}$，即 Ⅱa ~ Ⅳa 期。

（3）KPS≥70 分或 ECOG 评分为 0 ~ 1，Charlson 并发症评分≤3 分。

（4）细胞学或病理学证实为鳞癌或腺癌。

（5）食管胃交界腺癌肿瘤中心不超过齿状线下 2cm（即 Siewert Ⅰ/Ⅱ型）。

2. 化疗方案

（1）同步化疗方案

自放疗开始之日起，放疗日给药，每日口服 2 次，饭后半小时服用，用药间隔 12h；不放疗不服药。具体口服剂量按体表面积计算：

体表面积（m²）	放疗日口服剂量
<1.25	每次 40mg，每日两次
1.25 ~ 1.5	每次 50mg，每日两次
≥1.5	每次 60mg，每日两次

例如，患者体表面积 $1.8m^2$，则口服替吉奥 60mg，每日 2 次，放疗日口服。

（2）辅助化疗方案

放化疗结束后，休息 4 ~ 8 周，根据血常规、肝肾功能情况（需达到本研究入组要求标准），开始服用替吉奥。用法用量为连用 14d、休息 7d，21d 为 1 个周期，共 4 个周期。服药期间每周注意监测血常规及每 4 周复查肝肾功能。

3. 处方剂量

（1）食管各段的鳞癌或较少见的食管腺癌

95% PTV 50.4Gy/1.8Gy/28 次 + 95% PGTV 59.92Gy/2.14Gy/28 次，同时结束。

（2）食管胃交界鳞癌和食管胃交界腺癌（Siewert Ⅰ/Ⅱ型）

95% PTV 45Gy/1.8Gy/25 次 + 95% PGTV 53.5Gy/2.14Gy/25 次，同时结束。

4. 靶区勾画

（1）GTV：结合 CT、上消化道造影、胃镜及腔内超声、PET-CT、磁共振等影像学勾画原发肿瘤。

（2）GTVnd：影像学检查提示的转移或高度可疑转移淋巴结。

（3）CTV：以 GTV 和 GTVnd 左右前后方向（四周）均外扩 0.6 ~ 0.8cm（外扩后将解剖屏障包括在内时需做调整），GTV 上下方向各外扩 3cm，但在原发肿瘤的上下 3 ~ 5cm 范围内可见不能除外转移的淋巴结，则外扩到 5cm。具体为：

1）颈段/上段：包括双侧锁骨上、纵隔 1、2、3p、4 区。

上界：GTV 上 3cm，或转移淋巴结区域上 1 ~ 1.5cm，以最高为准。

下界：GTV 下 3cm，或转移淋巴结区域下 1 ~ 1.5cm，以最低为准。

2）中段：包括纵隔 2、3、4、7、部分 8 区。注意，不预防锁骨上区。

上界：GTV 上 3cm，或转移淋巴结区域上 1 ~ 1.5cm，以最高为准。

下界：GTV 下 3cm，或转移淋巴结区域下 1 ~ 1.5cm，以最低为准。

3）下段食管癌/Siewert Ⅰ型/Siewert Ⅱ型：包括部分 8 区、贲门、胃左。不预防腹腔干淋巴引流区域。

上界：GTV 上 3cm，或转移淋巴结区域上 1～1.5cm，以最高为准。

下界：GTV 下 3cm，或转移淋巴结区域下 1～1.5cm，以最低为准。若肿瘤侵犯贲门、胃底或胃小弯，则 CTV 沿胃壁方向在 GTV 下外放 1～2cm，在胃腔方向外放 1cm。

（4）PGTV：包括 GTV + GTVnd，左右前后外扩 0.5cm；若最上界/最下界为 GTV，则 PGTV 为 GTV 上/下各外扩 1.0cm；若最上界/最下界为 GTVnd，则 PGTV 为 GTVnd 上/下外扩 0.5cm。

（5）PTV：为 CTV 三维外扩 0.5cm。

5. 靶区示例

例28 老年胸上段食管癌 SIB-IMRT 同步口服替吉奥

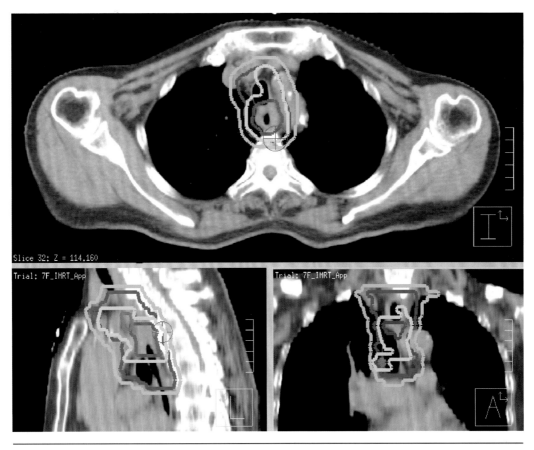

▶ 图1　等中心点层面　绿色：PTV；蓝色：CTV；天蓝色：PGTV；粉色：GTVnd

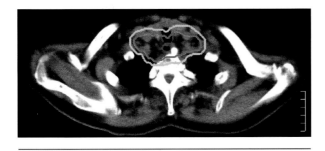

▶ 图2　CTV 上界，GTVnd 上 2cm　绿色：PTV；蓝色：CTV

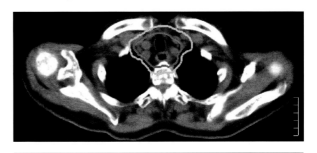

▶ 图3　绿色：PTV；蓝色：CTV

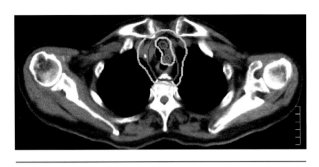

▶ 图4　绿色：PTV；蓝色：CTV；天蓝色：PGTV；粉
色：GTVnd

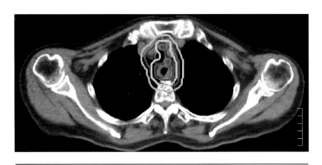

▶ 图5　绿色：PTV；蓝色：CTV；天蓝色：PGTV；红
色：GTV；粉色：GTVnd

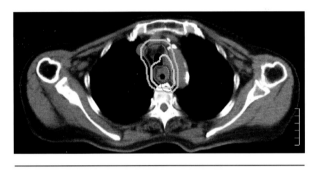

▶ 图6　主动脉弓上缘　绿色：PTV；蓝色：CTV；天蓝
色：PGTV；红色：GTV

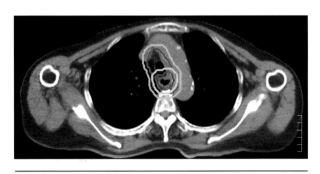

▶ 图7　绿色：PTV；蓝色：CTV；天蓝色：PGTV；红
色：GTV

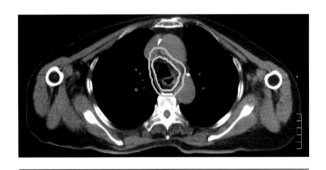

▶ 图8　主肺动脉窗　绿色：PTV；蓝色：CTV；天蓝
色：PGTV

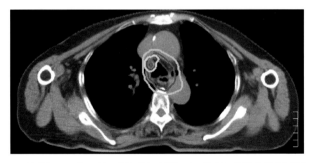

▶ 图9　绿色：PTV；蓝色：CTV；天蓝色：PGTV；粉
色：GTVnd

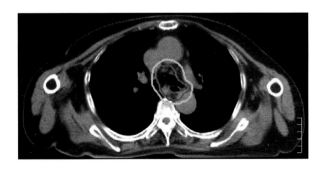

▶ 图10　隆突层面　绿色：PTV；蓝色：CTV

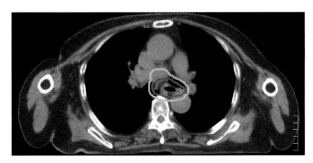

▶ 图11　绿色：PTV；蓝色：CTV

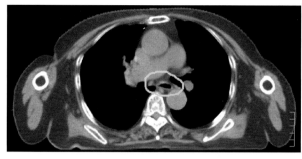

▶ 图 12 隆突下 3cm 层面
  绿色：PTV

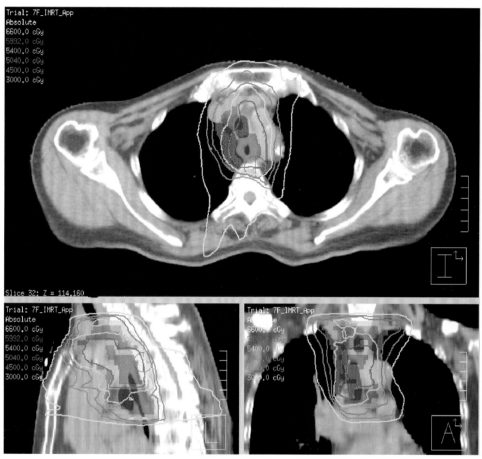

▶ 图 13 等剂量线 绿色区域：PTV；蓝色区域：CTV；天蓝色区域：PGTV；红色区域：GTV；粉色区域：GTVnd

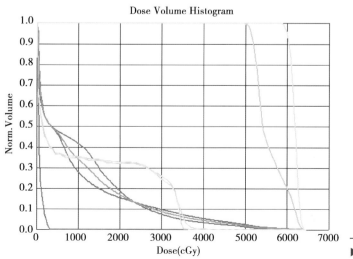

▶ 图 14 DVH 图

ROI Statistics										Compute
Line Type	ROI	Trial or Record	Min.	Max.	Mean	Std. Dev.	% Outside Grid	% > Max	Generalized EUD	
	PTV	7F_IMRT_App	4767.6	6417.6	5565.5	374.4	0.00 %	0.00 %	--	
	Lung L	7F_IMRT_App	6.2	6222.4	1002.6	1207.7	0.00 %	0.00 %	--	
	Lung R	7F_IMRT_App	13.0	6367.6	921.3	1301.4	0.00 %	0.00 %	--	
	Lung all	7F_IMRT_App	6.2	6367.6	957.6	1261.1	0.00 %	0.00 %	--	
	Heart	7F_IMRT_App	15.4	321.8	74.1	62.6	0.00 %	0.00 %	--	
	Cord	7F_IMRT_App	0.2	3647.7	823.0	1344.4	26.64 %	0.00 %	--	
	Cord PRV	7F_IMRT_App	0.2	4100.9	874.4	1385.0	24.39 %	0.00 %	--	
	PGTV	7F_IMRT_App	5742.2	6417.6	6177.4	104.5	0.00 %	0.00 %	--	

▶ 图15　PTV、PGTV 及主要的正常组织器官 Dmax 和 Dmean

例29　　老年胸中段食管癌 SIB- IMRT 同步口服替吉奥

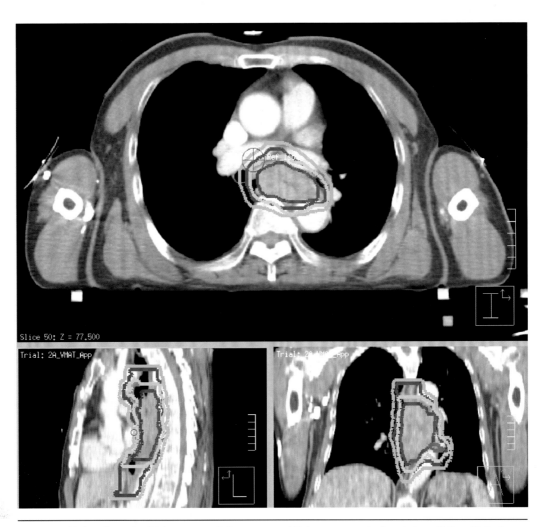

▶ 图1　等中心点层面　绿色：PTV；蓝色：CTV；天蓝色：PGTV；红色：GTV；粉色：GTVnd

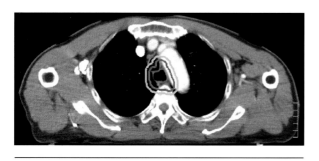

▶ 图2 CTV 上界：GTVnd 上 1cm 绿色：PTV；蓝色：CTV

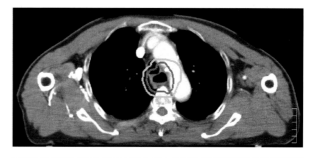

▶ 图3 绿色：PTV；蓝色：CTV

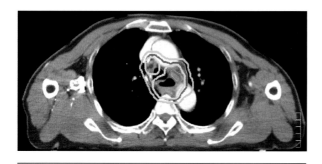

▶ 图4 绿色：PTV；蓝色：CTV；天蓝色：PGTV；粉色：GTVnd

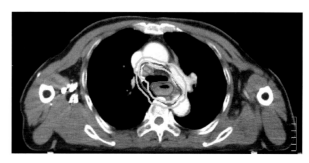

▶ 图5 绿色：PTV；蓝色：CTV；天蓝色：PGTV；红色：GTV；粉色：GTVnd

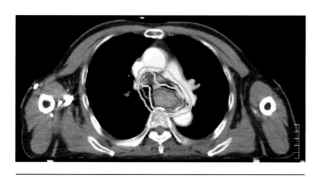

▶ 图6 绿色：PTV；蓝色：CTV；天蓝色：PGTV；红色：GTV

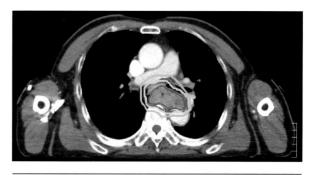

▶ 图7 绿色：PTV；蓝色：CTV；天蓝色：PGTV；红色：GTV

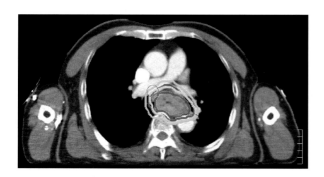

▶ 图8 绿色：PTV；蓝色：CTV；天蓝色：PGTV；红色：GTV

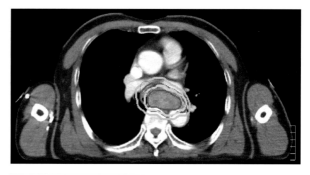

▶ 图9 绿色：PTV；蓝色：CTV；天蓝色：PGTV；红色：GTV

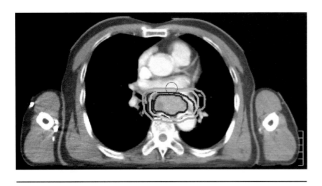

▶ 图 10　绿色：PTV；蓝色：CTV；天蓝色：PGTV；红色：GTV

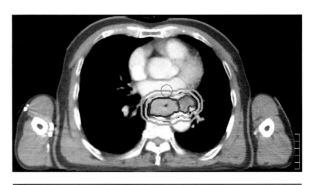

▶ 图 11　绿色：PTV；蓝色：CTV；天蓝色：PGTV；红色：GTV；粉色：GTVnd

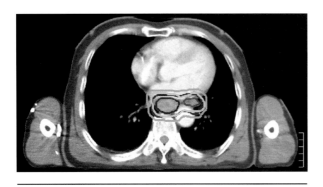

▶ 图 12　绿色：PTV；蓝色：CTV；天蓝色：PGTV；红色：GTV；粉色：GTVnd

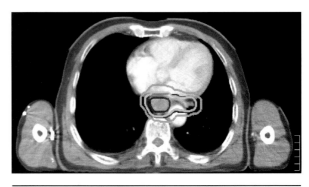

▶ 图 13　绿色：PTV；蓝色：CTV；天蓝色：PGTV；红色：GTV

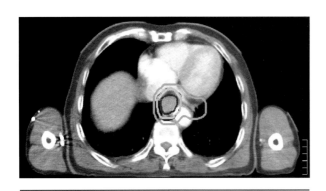

▶ 图 14　绿色：PTV；蓝色：CTV；天蓝色：PGTV；红色：GTV

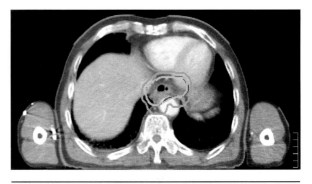

▶ 图 15　绿色：PTV；蓝色：CTV；天蓝色：PGTV

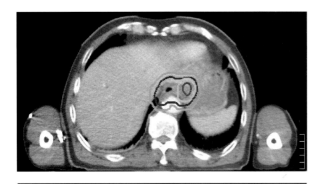

▶ 图 16　绿色：PTV；蓝色：CTV；天蓝色：PGTV；粉色：GTVnd

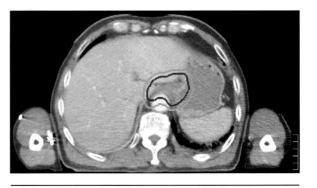

▶ 图 17　绿色：PTV；蓝色：CTV

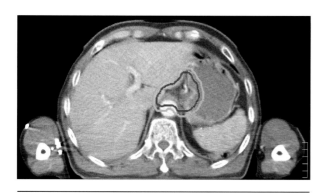

▶ 图18　绿色：PTV；蓝色：CTV

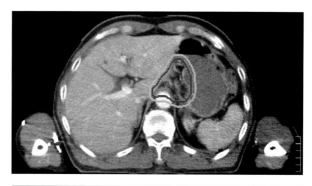

▶ 图19　CTV 下界：绿色：PTV；蓝色：CTV

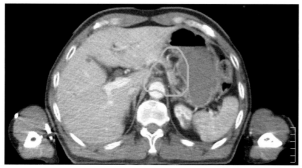

▶ 图20　绿色：PTV

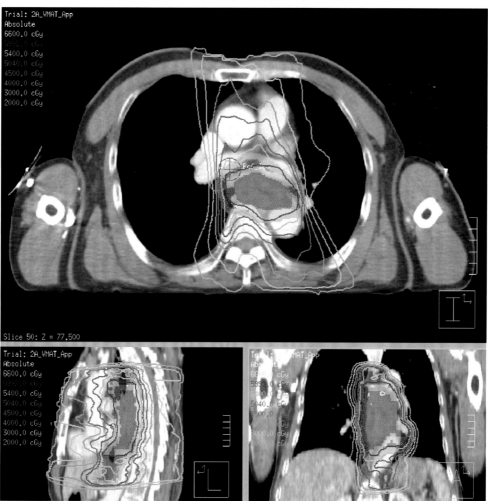

▶ 图21　等剂量线　绿色区域：PTV；蓝色区域：CTV；天蓝色区域：PGTV；红色区域：GTV；粉色区域：GTVnd

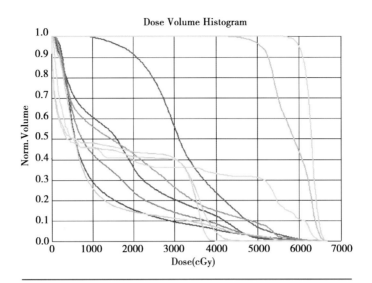

▶ 图22　DVH 图

Line Type	ROI	Trial or Record	Min.	Max.	Mean	Std. Dev.	% Outside Grid	% > Max	Generalized EUD
∨ ──	PTV	2A_VMAT_App	3458.9	6670.0	5823.7	467.1	0.00 %	0.00 %	--
∨ ──	Lung L	2A_VMAT_App	63.9	6620.9	1763.7	1438.2	0.00 %	0.00 %	--
∨ ──	Lung R	2A_VMAT_App	81.2	6574.1	1083.3	1214.2	0.00 %	0.00 %	--
∨ ──	Lung all	2A_VMAT_App	63.9	6620.9	1372.4	1356.4	0.00 %	0.00 %	--
◇ ──	Heart	2A_VMAT_App	795.0	6442.2	3278.3	1035.9	0.00 %	0.00 %	--
∨ ──	Stomach	2A_VMAT_App	107.5	6348.8	1920.4	1703.4	0.00 %	0.00 %	--
∨ ──	Trachea	2A_VMAT_App	35.5	6561.3	2254.4	2512.6	0.00 %	0.00 %	--
∨ ──	Liver	2A_VMAT_App	53.7	5864.9	1041.1	1257.4	0.00 %	0.00 %	--

a

∨ ──	Cord	2A_VMAT_App	6.1	3983.6	1568.7	1626.6	0.00 %	0.00 %	--
∨ ──	Cord PRV	2A_VMAT_App	4.2	4590.9	1674.6	1682.3	0.00 %	0.00 %	--
∨ ──	PGTV	2A_VMAT_App	5088.2	6670.0	6278.1	154.9	0.00 %	0.00 %	--

b

▶ 图23　PTV、PGTV 及主要的正常组织器官 Dmax 和 Dmean

例30   老年胸下段食管癌 SIB-IMRT 同步口服替吉奥

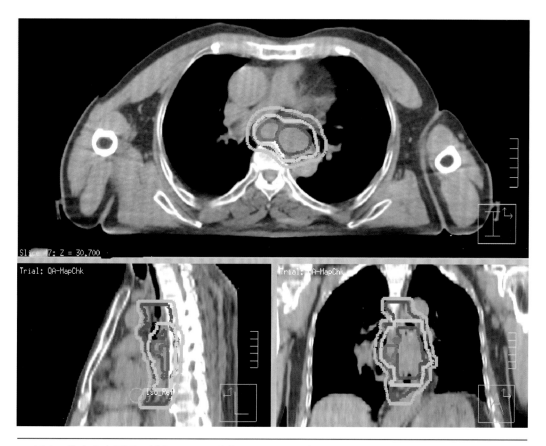

▶ 图1   等中心点层面   绿色：PTV；蓝色：CTV；天蓝色：PGTV；红色：GTV；粉色：GTVnd

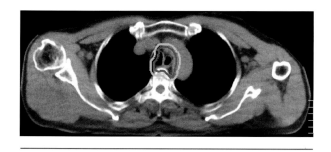

▶ 图2   CTV 上界   绿色：PTV；蓝色：CTV

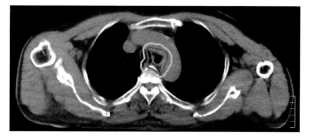

▶ 图3   绿色：PTV；蓝色：CTV

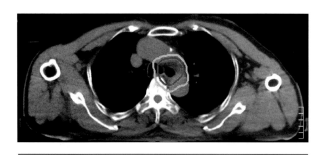

▶ 图4　主肺动脉窗层面　绿色：PTV；蓝色：CTV

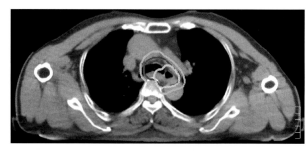

▶ 图5　绿色：PTV；蓝色：CTV；天蓝色：PGTV

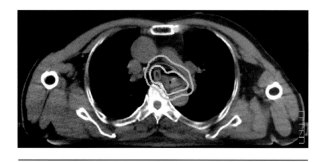

▶ 图6　隆突下层面　绿色：PTV；蓝色：CTV；天蓝色：PGTV；红色：GTV；粉色：GTVnd

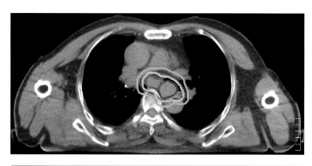

▶ 图7　绿色：PTV；蓝色：CTV；天蓝色：PGTV；红色：GTV；粉色：GTVnd

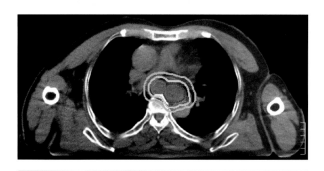

▶ 图8　绿色：PTV；蓝色：CTV；天蓝色：PGTV；红色：GTV；粉色：GTVnd

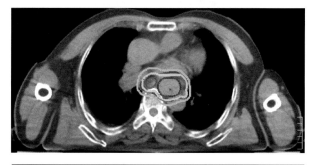

▶ 图9　绿色：PTV；蓝色：CTV；天蓝色：PGTV；红色：GTV；粉色：GTVnd

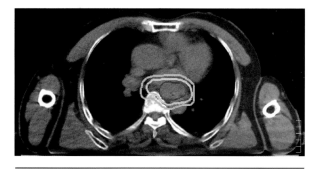

▶ 图10　绿色：PTV；蓝色：CTV；天蓝色：PGTV；红色：GTV

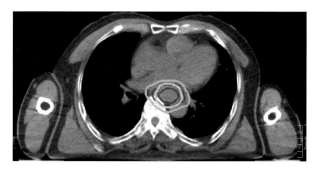

▶ 图11　绿色：PTV；蓝色：CTV；天蓝色：PGTV；红色：GTV

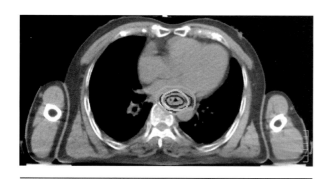

▶ 图 12 绿色：PTV；蓝色：CTV；天蓝色：PGTV；红色：GTV

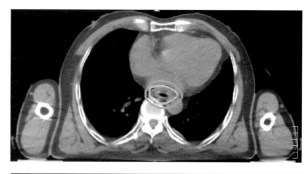

▶ 图 13 绿色：PTV；蓝色：CTV；天蓝色：PGTV

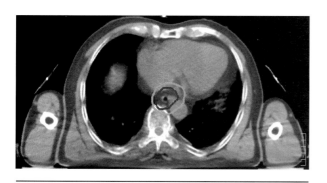

▶ 图 14 绿色：PTV；蓝色：CTV

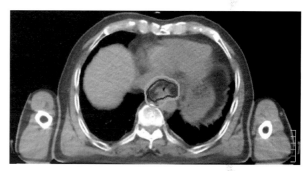

▶ 图 15 CTV 下界：GTV 下 3cm 绿色：PTV；蓝色：CTV

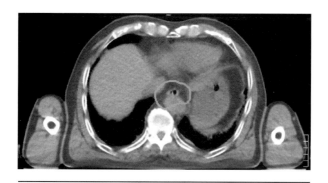

▶ 图 16 绿色：PTV

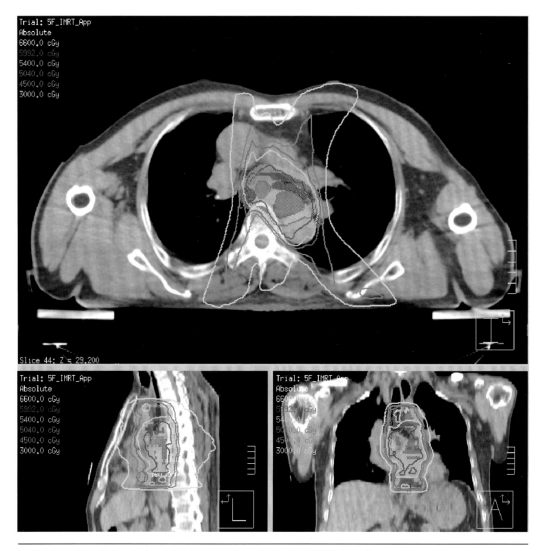

► 图 17　等剂量线　绿色区域：PTV；蓝色区域：CTV；天蓝色区域：PGTV；红色区域：GTV；粉色区域：GTVnd

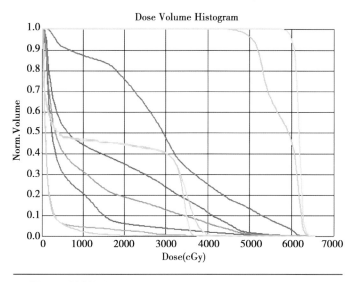

► 图 18　DVH 图

ROI Statistics

Line Type	ROI	Trial or Record	Min.	Max.	Mean	Std. Dev.	% Outside Grid	% > Max	Generalized EUD
✓	PTV	5F_IMRT_App	3827.0	6575.2	5763.7	433.0	0.00 %	0.00 %	--
✓	Lung L	5F_IMRT_App	50.7	6375.9	1533.7	1604.6	0.00 %	0.00 %	--
✓	Lung R	5F_IMRT_App	33.9	6402.9	607.1	876.9	0.00 %	0.00 %	--
✓	Lung all	5F_IMRT_App	33.9	6402.9	1023.0	1338.6	0.00 %	0.00 %	--
✓	Heart	5F_IMRT_App	110.2	6353.4	2993.8	1546.4	0.00 %	0.00 %	--
✓	Stomach	5F_IMRT_App	23.6	4460.3	192.9	458.1	5.96 %	0.00 %	--
✓	Liver	5F_IMRT_App	1.8	3950.5	144.8	251.7	3.74 %	0.00 %	--
✓	Cord	5F_IMRT_App	2.0	3760.9	854.3	1414.4	45.07 %	0.00 %	--

a

	Cord PRV	5F_IMRT_App	1.7	4327.9	945.9	1490.9	41.41 %	0.00 %	--
	PGTV	5F_IMRT_App	5591.7	6575.2	6161.9	93.5	0.00 %	0.00 %	--

b

▶ 图 19 PTV、PGTV 及主要的正常组织器官 Dmax 和 Dmean

例 31 老年食管胃交界鳞癌 SIB-IMRT 同步口服替吉奥

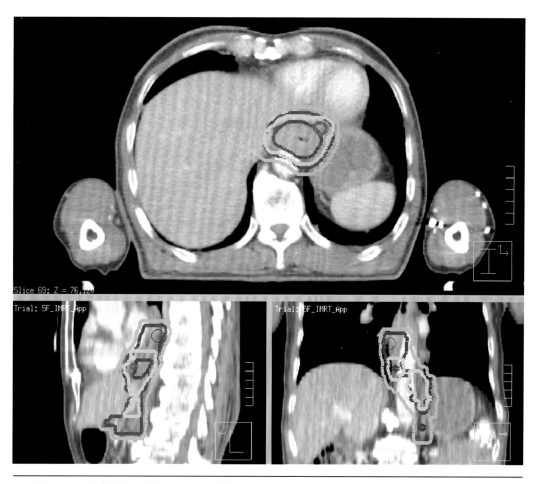

▶ 图 1 等中心点层面 绿色：PTV；蓝色：CTV；天蓝色：PGTV；红色：GTV；粉色：GTVnd

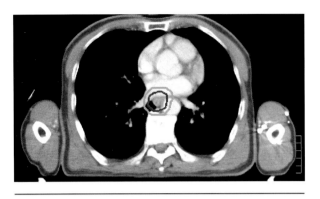

▶ 图2 CTV 上界 绿色：PTV；蓝色：CTV

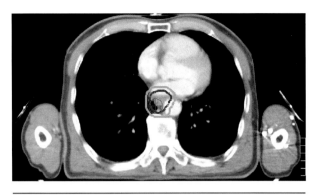

▶ 图3 绿色：PTV；蓝色：CTV

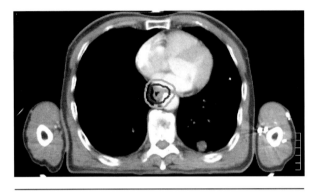

▶ 图4 绿色：PTV；蓝色：CTV

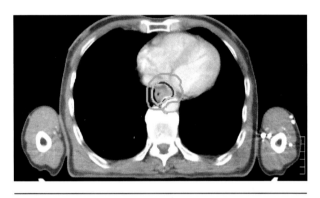

▶ 图5 绿色：PTV；蓝色：CTV；天蓝色：PGTV

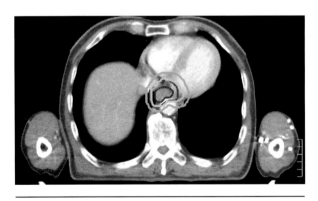

▶ 图6 绿色：PTV；蓝色：CTV；天蓝色：PGTV；红色：GTV

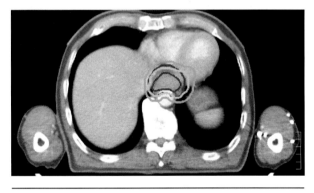

▶ 图7 绿色：PTV；蓝色：CTV；天蓝色：PGTV；红色：GTV

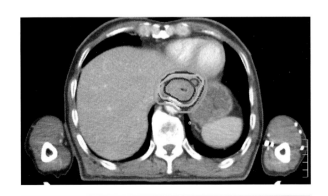

▶ 图8 贲门入口层面 绿色：PTV；蓝色：CTV；天蓝色：PGTV；红色：GTV；粉色：GTVnd

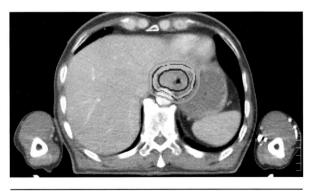

▶ 图9 绿色：PTV；蓝色：CTV；天蓝色：PGTV；红色：GTV

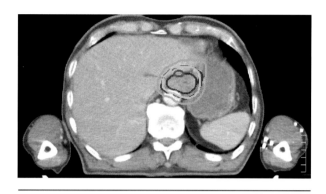

► 图 10　绿色：PTV；蓝色：CTV；天蓝色：PGTV；红色：GTV；粉色：GTVnd

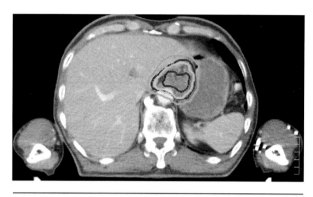

► 图 11　绿色：PTV；蓝色：CTV；天蓝色：PGTV；红色：GTV

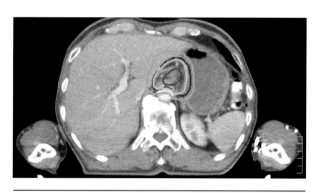

► 图 12　绿色：PTV；蓝色：CTV；天蓝色：PGTV；粉色：GTVnd

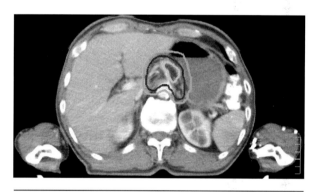

► 图 13　绿色：PTV；蓝色：CTV；天蓝色：PGTV

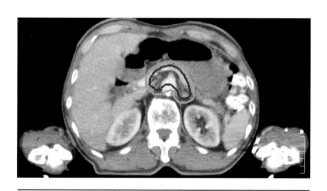

► 图 14　CTV 下界：腹腔干水平　绿色：PTV；蓝色：CTV

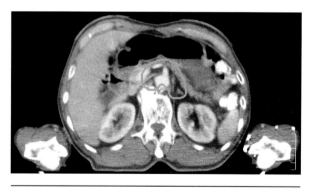

► 图 15　PTV 下界　绿色：PTV

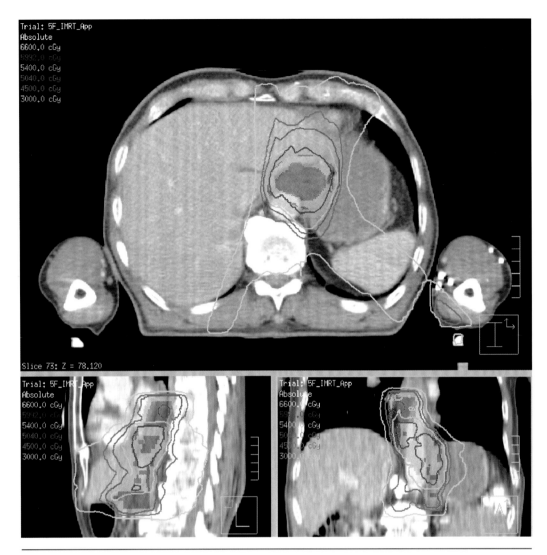

▶ 图16　等剂量线　绿色区域：PTV；蓝色区域：CTV；天蓝色区域：PGTV；红色区域：GTV；粉
色区域：GTVnd

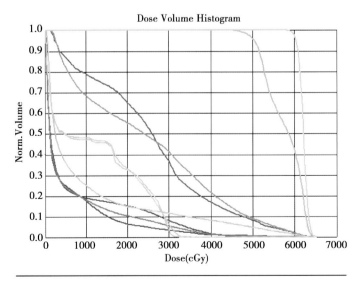

▶ 图17　DVH

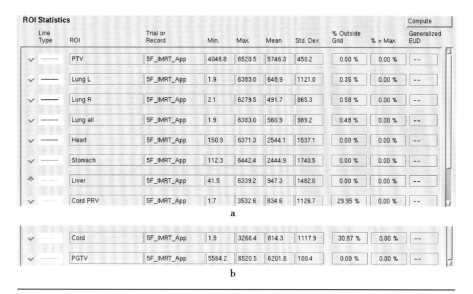

Line Type	ROI	Trial or Record	Min.	Max.	Mean	Std. Dev.	% Outside Grid	% > Max	Generalized EUD
∨	PTV	5F_IMRT_App	4048.8	6520.5	5746.3	450.2	0.00 %	0.00 %	--
∨	Lung L	5F_IMRT_App	1.9	6383.0	648.9	1121.0	0.35 %	0.00 %	--
∨	Lung R	5F_IMRT_App	2.1	6279.5	491.7	865.3	0.58 %	0.00 %	--
∨	Lung all	5F_IMRT_App	1.9	6383.0	560.9	989.2	0.48 %	0.00 %	--
∨	Heart	5F_IMRT_App	150.9	6371.3	2544.1	1537.1	0.00 %	0.00 %	--
∨	Stomach	5F_IMRT_App	112.3	6442.4	2444.9	1740.5	0.00 %	0.00 %	--
↑	Liver	5F_IMRT_App	41.5	6339.2	947.3	1482.0	0.00 %	0.00 %	--
∨	Cord PRV	5F_IMRT_App	1.7	3532.6	834.6	1126.7	29.95 %	0.00 %	--

a

Line Type	ROI	Trial or Record	Min.	Max.	Mean	Std. Dev.	% Outside Grid	% > Max	Generalized EUD
∨	Cord	5F_IMRT_App	1.9	3266.4	814.3	1117.9	30.87 %	0.00 %	--
∨	PGTV	5F_IMRT_App	5564.2	6520.5	6201.6	100.4	0.00 %	0.00 %	--

b

▶ 图 18　PTV、PGTV 及主要的正常组织器官 Dmax 和 Dmean

（四）　SIB-IMRT 照射技术实施注意事项

放疗第 1 周，每天 1 次 IGRT，共 5 次；以后每周 1 次 IGRT，确保 PGTV 同步加量的区域不出现偏移；放疗至第 20~23 次行二次模拟 CT 扫描，并进行首次和第二次模拟 CT-CT 融合以观察肿瘤变化，决定靶区是否需要修改。

SIB-IMRT 照射技术靶区示例

例 1　治疗中 CT 图像融合，该患者肿瘤退缩明显，更需要二程模拟 CT 定位比较原发肿瘤、淋巴结的变化、是否需要靶区的修改，再确定是否需要二程计划。

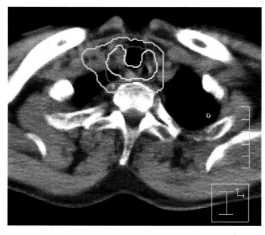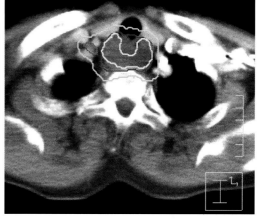

▶ 图 34　左图为放疗 23f 时二程定位 CT，右图为一程定位 CT　天蓝色：PGTV；红色：GTV；粉色：GTVnd；黄色：P₂-GTV

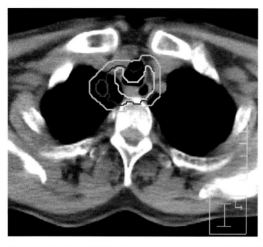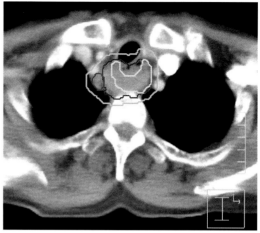

▶ 图 35　左图为放疗 23f 时二程定位 CT，右图为一程定位 CT　天蓝色：PGTV；红色：GTV；粉色：GTVnd；黄色：P₂-GTV

例 2　放疗 23 次时行二程定位图像与放疗前定位 CT 比较

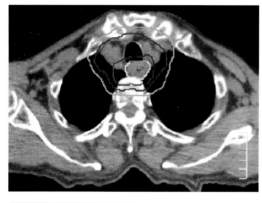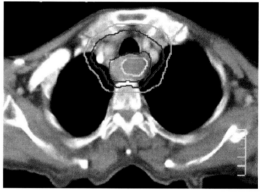

▶ 图 36　左图为放疗 23f 时二程定位 CT，右图为一程定位 CT　绿色：PTV；蓝色：CTV；红色：GTV；黄色：P₂-GTV

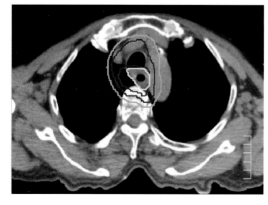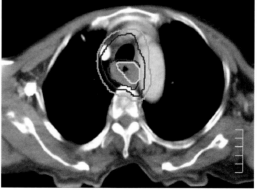

▶ 图 37　左图为放疗 23f 时二程定位 CT，右图为一程定位 CT　绿色：PTV；蓝色：CTV；红色：GTV；黄色：P₂-GTV

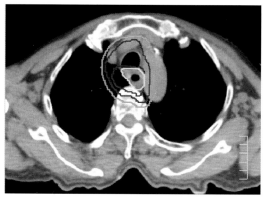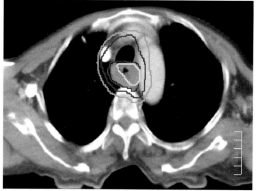

► 图38　左图为放疗23f时二程定位CT，右图为一程定位CT　绿色：PTV；蓝色：CTV；红色：GTV；黄色：P$_2$-GTV

例3　放疗23次后行二程定位图像与放疗前定位CT比较

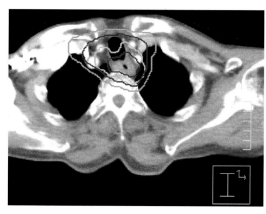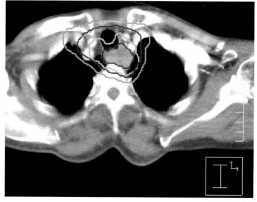

► 图39　左图为放疗23f时二程定位CT，右图为一程定位CT　绿色：PTV；蓝色：CTV；天蓝色：PGTV；红色：GTV

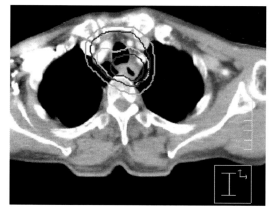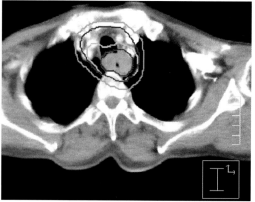

► 图40　左图为放疗23f时二程定位CT，右图为一程定位CT　绿色：PTV；蓝色：CTV；天蓝色：PGTV；红色：GTV

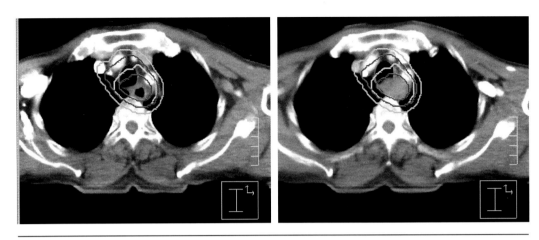

► 图41   左图为放疗 23f 时二程定位 CT，右图为原始定位 CT   绿色：PTV；蓝色：CTV；红色：GTV

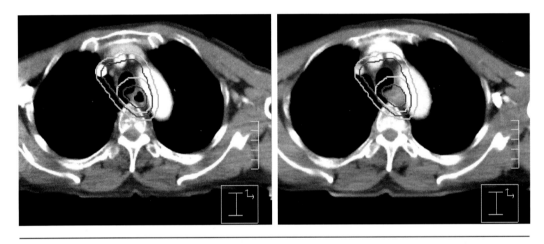

► 图42   左图为放疗 23f 时二程定位 CT，右图为原始定位 CT   绿色：PTV；蓝色：CTV；红色：GTV

食管癌术后复发再治疗靶区勾画

2016 年 NCCN 对食管癌 R0 手术后的推荐为随访观察，而术后复发的指南推荐为同步放化疗，但其证据来源于根治性治疗的研究结果，对于靶区的勾画没有更多的参考价值。由于手术后分期早晚不同，复发转移的类型不同，如单发或多发淋巴结转移或合并血行转移等，其预后也有所不同。

对于单发局部区域淋巴结转移的患者，有潜在根治性治疗的可能，建议行高危淋巴引流区域的放疗，剂量为 50～50.4Gy，而转移淋巴结区域剂量为 60～64Gy。根据情况做二程计划或同步加量放疗。下面是治疗案例靶区示例。

1. 单发区域的淋巴结复发如 1～4 区或 7 区或锁骨上淋巴结复发

例 32　　胸中段食管鳞癌 R0 术后淋巴结转移

45 岁男性患者，因"食管癌术后 1 年，纵隔 1 区淋巴结复发 3 个月"入院。患者 2014 年 1 月行"左后外切口，部分食管部分胃切除食管胃弓上吻合术"，术后病理：食管胸中段髓质型高—中分化鳞癌，局部侵及浅肌层，淋巴结未见转移癌（AJCC/UICC 09：$pT_2N_0M_0$ I B 期），术后未行辅助治疗。2014 年 10 月复查颈部超声提示左、右气管食管沟淋巴结，行超声引导下右气管食管沟淋巴结穿刺，细胞学提示：极少许可疑癌细胞。患者能进普食，KPS 90 分，体重 56kg，查体未扪及肿大淋巴结。

放疗前辅助检查

2014-10-20 术后复查颈部超声：左、右气管食管沟淋巴结，建议必要时穿刺活检。

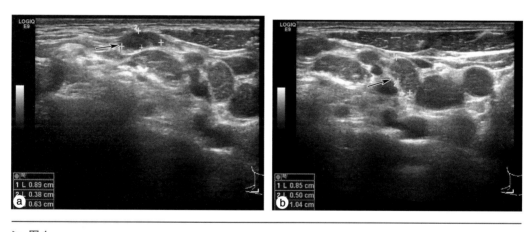

▶ 图 1

2014-11-20 超声引导下右气管食管沟淋巴结穿刺细胞学：淋巴细胞背景中见极少许可疑癌细胞。
2014-12-02 颈胸部 CT 提示：右气管食管沟及左侧气管食管沟可见淋巴结，大者短径约为 0.8cm。
2014-12-03 上消化道造影：吻合口通畅，局部未见明确肿物。

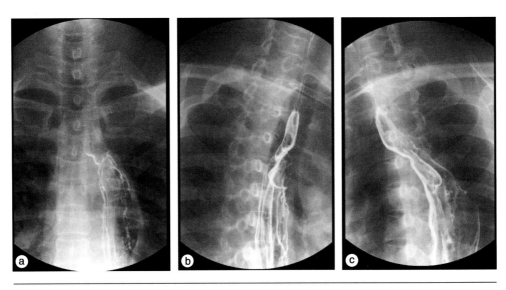

▶ 图 2

入院诊断

食管胸中段高-中分化鳞癌

　　侵及浅肌层

　　食管癌根治术后

　　1 区淋巴结复发

分期：AJCC/UICC 09：$pT_2N_0M_0$ Ⅰ B 期。

治疗方案：同步放化疗

放射治疗：6F-IMRT，6MV-X

95% PTV 50.4Gy/1.8Gy/28f + PGTVnd 59.92Gy/2.14Gy/28f

同步化疗：紫杉醇 135mg/m^2，d1；奈达铂 50mg/m^2，d1，21d 一个周期，共 2 个周期。

靶区勾画范围

• GTVnd：1R、1L 淋巴结。

• CTV：上界：GTVnd 上 1.5cm，即环状软骨下缘；下界：隆突下 3cm，包括下颈、双侧锁骨上区、纵隔 1、2、3P、4、7 区淋巴引流区。

• PGTVnd：GTVnd 三维外扩 0.5cm。

• PTV：CTV 三维外扩 0.5cm。

靶区勾画层面示例

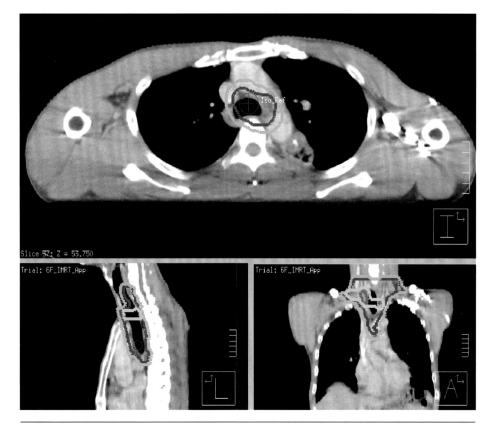

▶ 图3 等中心点层面 绿色：PTV；蓝色：CTV；天蓝色：PGTVnd；粉：GTVnd

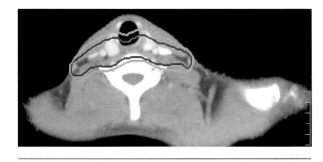

▶ 图4 CTV 上界，GTVnd 上 1.5cm，即环状软骨下缘
绿色：PTV；蓝色：CTV

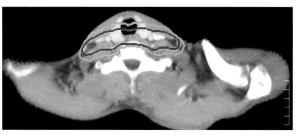

▶ 图5 绿色：PTV；蓝色：CTV

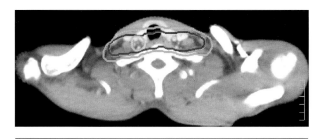

▶ 图6 绿色：PTV；蓝色：CTV；天蓝色：PGTVnd

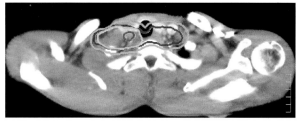

▶ 图7 绿色：PTV；蓝色：CTV；天蓝色：PGTVnd；粉
色：GTVnd

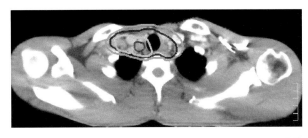

▶ 图8　绿色：PTV；蓝色：CTV；天蓝色：PGTVnd；粉色：GTVnd

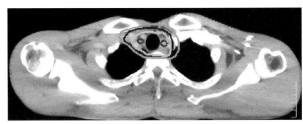

▶ 图9　绿色：PTV；蓝色：CTV；天蓝色：PGTVnd；粉色：GTVnd

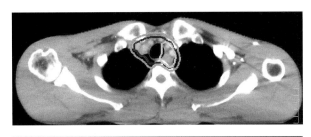

▶ 图10　锁骨头层面　绿色：PTV；蓝色：CTV；天蓝色：PGTVnd

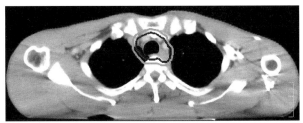

▶ 图11　胸廓入口层面　绿色：PTV；蓝色：CTV

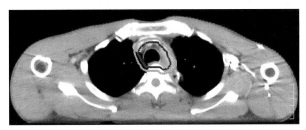

▶ 图12　绿色：PTV；蓝色：CTV

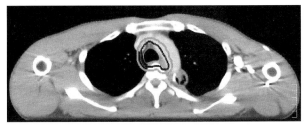

▶ 图13　绿色：PTV；蓝色：CTV

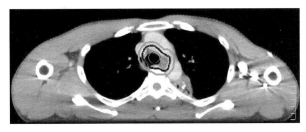

▶ 图14　绿色：PTV；蓝色：CTV

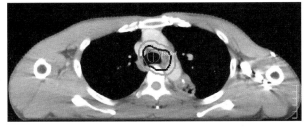

▶ 图15　主肺动脉窗　绿色：PTV；蓝色：CTV

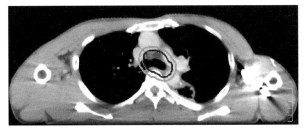

▶ 图16　绿色：PTV；蓝色：CTV

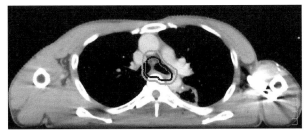

▶ 图17　隆突下　绿色：PTV；蓝色：CTV

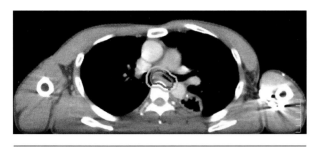

▶ 图 18　绿色：PTV；蓝色：CTV

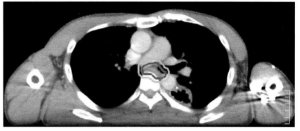

▶ 图 19　CTV 下界：隆突下 3cm　绿色：PTV；蓝色：CTV

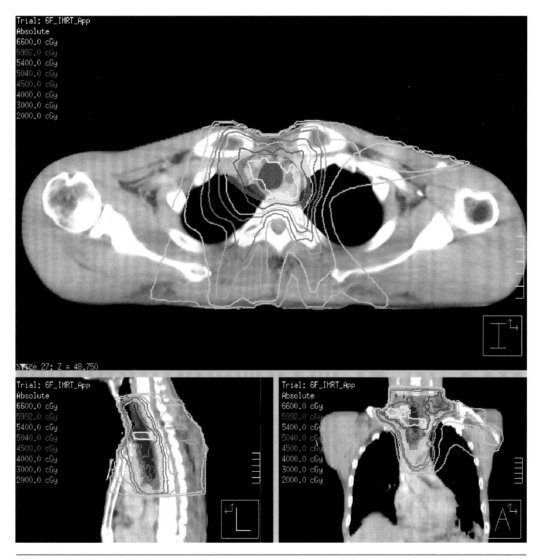

▶ 图 20　等剂量线　绿色区域：PTV；蓝色区域：CTV；天蓝色区域：PGTVnd；粉色区域：GTVnd

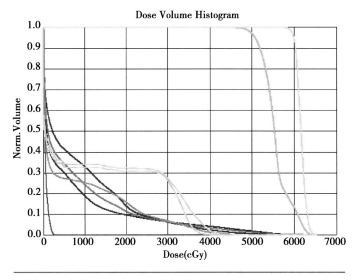

▶ 图21 DVH 图

Line Type	ROI	Trial or Record	Min.	Max.	Mean	Std. Dev.	% Outside Grid	% > Max	Generalized EUD
	PTV	6F_IMRT_App	1630.0	6516.7	5564.7	328.1	0.00 %	0.00 %	--
	Lung L	6F_IMRT_App	7.5	6064.6	830.6	1095.5	0.00 %	0.00 %	--
	Lung R	6F_IMRT_App	3.2	6203.5	623.6	1137.7	0.00 %	0.00 %	--
	Lung all	6F_IMRT_App	3.2	6203.5	705.5	1125.6	0.00 %	0.00 %	--
	Heart	6F_IMRT_App	4.0	262.9	63.4	47.6	0.00 %	0.00 %	--
	Stomach	6F_IMRT_App	19.8	4901.0	669.3	1096.6	0.00 %	0.00 %	--
	Cord	6F_IMRT_App	0.0	4002.6	1013.0	1477.1	5.21 %	0.00 %	--
	Cord PRV	6F_IMRT_App	0.0	4559.3	1097.5	1557.1	5.12 %	0.00 %	--

a

Line Type	ROI	Trial or Record	Min.	Max.	Mean	Std. Dev.	% Outside Grid	% > Max	Generalized EUD
	PGTVnd	6F_IMRT_App	5203.8	6516.7	6166.0	112.2	0.00 %	0.00 %	--

b

▶ 图22 PTV、PGTVnd 及主要的正常组织器官 Dmax 和 Dmean

例33 胸中段食管鳞癌 R0 术后 4R 区淋巴结复发

68 岁男患者,因"食管癌术后半年,纵隔淋巴结复发半个月"入院。于 2015 年 12 月行"左后外切口,部分食管部分胃切除食管胃弓上吻合术",术后病理:食管胸中段腔内型高—中分化鳞癌(AJCC/UICC 09:$pT_{1b}N_0M_0$ I A 期),术后未行辅助治疗。2016 年 6 月 29 日复查胸部 CT 发现纵隔 4R 区淋巴结,短径约 2.6cm,考虑"食管癌术后纵隔淋巴结复发"。患者可进普食,无声音嘶哑。KPS 80 分,体重 60kg。查体无明显异常。

放疗前辅助检查

2016-06-29 术后上消化道造影:吻合口通畅,未见复发。

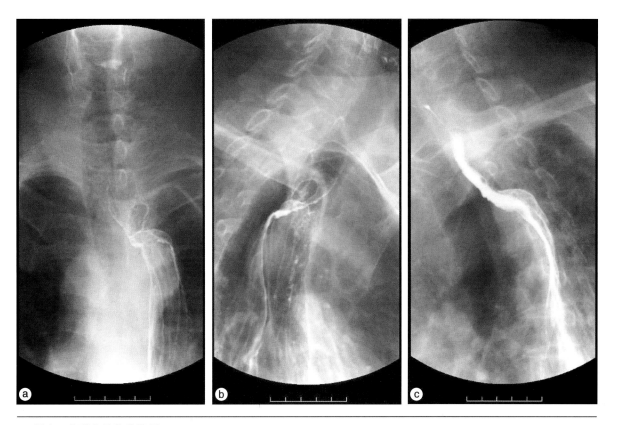

▶ 图1 术后上消化道造影

2016-06-29 术后胸部 CT 提示：纵隔 4R 区淋巴结，大小约 2.6cm × 3.8cm，增强扫描不均匀强化，考虑为转移淋巴结。术前与术后 CT 比较，4R 区淋巴结肿大。

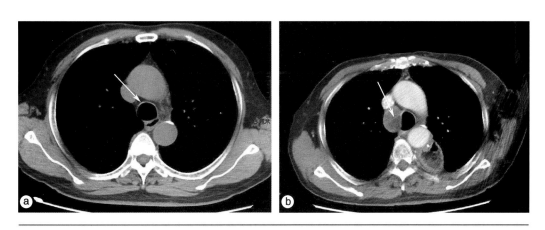

▶ 图2 术前（a）、术后（b）胸部 CT 比较，提示 4R 淋巴结复发

2016-07-01 术后腹部超声：未见明确异常。

2016-07-01 术后颈部及锁骨上淋巴结超声：左锁骨上可见两个低回声结节，界清，大者约 0.9cm × 0.4cm，未见血流信号。

入院诊断

食管胸中段高—中分化鳞癌

　　侵及黏膜下层

　　食管癌根治术后

　　纵隔淋巴结复发

分期：AJCC/UICC 09：$pT_{1b}N_0M_0$ ⅠA 期。

治疗方案：同步放化疗

放射治疗：5F-IMRT，6MV-X

95% PTV 50.4Gy/1.8Gy/28f + PGTVnd61.88 Gy/2.21Gy/28f。

同步化疗：力扑素 135mg/m^2，d1；奈达铂 50mg/m^2，d1，21d 一个周期，共 2 个周期。

靶区勾画范围

GTVnd：纵隔 4R 转移淋巴结及 5 区可疑转移淋巴结。

CTV：上界：T_1 上缘；下界：隆突下 3cm，包括双侧锁骨上 1、2、3P、4、7 区淋巴引流区（外界为双侧颈外静脉外缘）。

PGTVnd：GTVnd 三维外扩 0.5cm。

PTV：CTV 三维外扩 0.5cm。

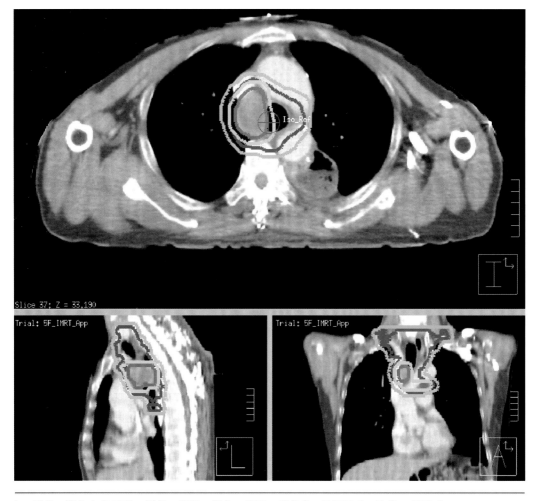

▶ 图 3　等中心点层面　绿色：PTV；蓝色：CTV；天蓝色：PGTVnd；粉色：GTVnd

靶区勾画层面示例

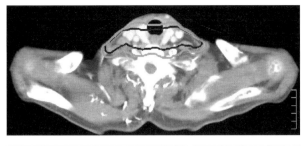

▶ 图 4　CTV 上界：T₁ 上缘　绿色：PTV；蓝色：CTV

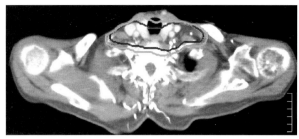

▶ 图 5　绿色：PTV；蓝色：CTV

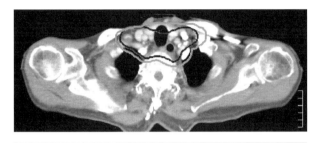

▶ 图 6　绿色：PTV；蓝色：CTV

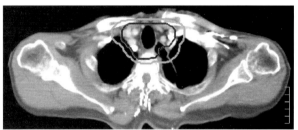

▶ 图 7　绿色：PTV；蓝色：CTV

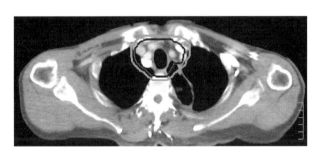

▶ 图 8　锁骨头层面　绿色：PTV；蓝色：CTV

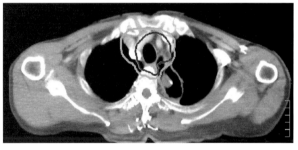

▶ 图 9　胸廓入口层面　绿色：PTV；蓝色：CTV

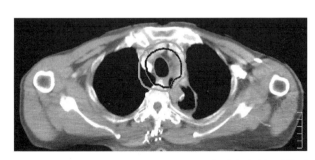

▶ 图 10　主动脉弓上缘　绿色：PTV；蓝色：CTV

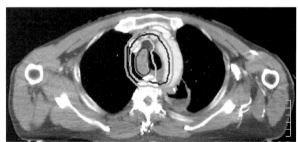

▶ 图 11　绿色：PTV；蓝色：CTV；天蓝色：PGTVnd；粉色：GTVnd

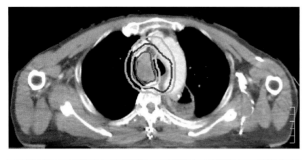

▶ 图 12　左右头臂静脉汇合处　绿色：PTV；蓝色：CTV；天蓝色：PGTVnd；粉色：GTVnd

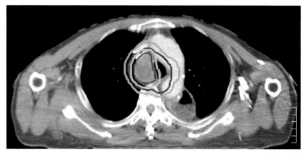

▶ 图 13　绿色：PTV；蓝色：CTV；天蓝色：PGTVnd；粉色：GTVnd

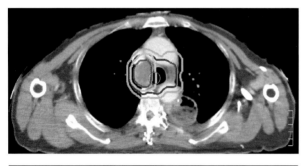

▶ 图 14　主肺动脉窗　绿色：PTV；蓝色：CTV；天蓝色：PGTVnd；粉色：GTVnd

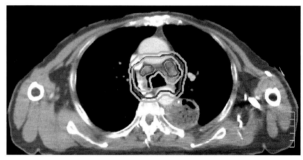

▶ 图 15　绿色：PTV；蓝色：CTV；天蓝色：PGTVnd；粉色：GTVnd

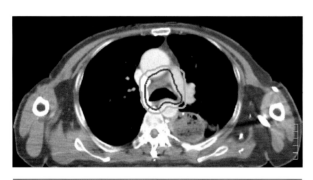

▶ 图 16　绿色：PTV；蓝色：CTV

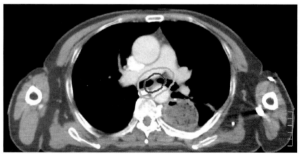

▶ 图 17　绿色：PTV；蓝色：CTV

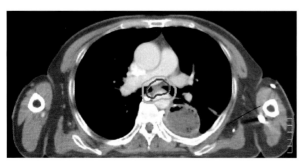

▶ 图 18　绿色：PTV；蓝色：CTV

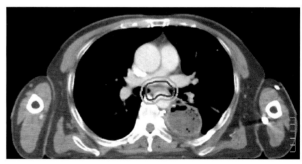

▶ 图 19　绿色：PTV；蓝色：CTV

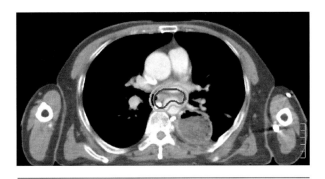

► 图 20　CTV 下界：隆突下 3cm　绿色：PTV；蓝色：CTV

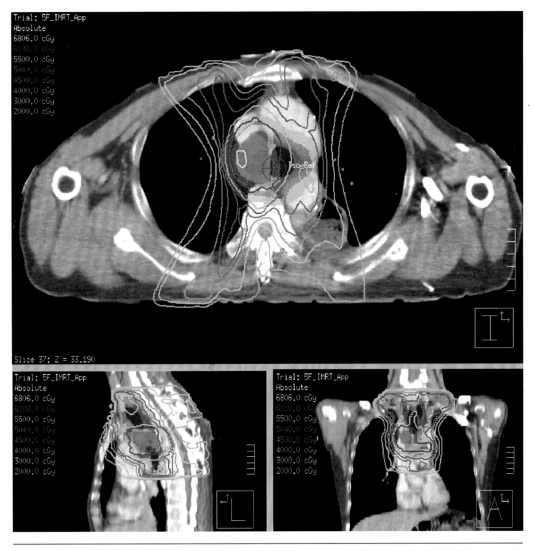

► 图 21　等剂量线　绿色区域：PTV；蓝色区域：CTV；天蓝色区域：PGTVnd；粉色区域：GTVnd

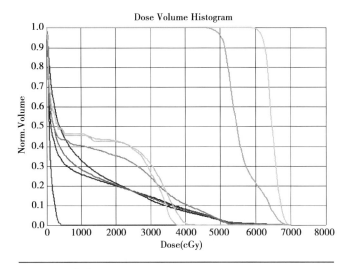

▶ 图22　DVH图

Line Type	ROI	Trial or Record	Min.	Max.	Mean	Std. Dev.	% Outside Grid	% > Max	Generalized EUD
✓ ──	Lung L	5F_IMRT_App	13.0	6694.5	1089.0	1402.2	0.00 %	0.00 %	--
✓ ──	Lung R	5F_IMRT_App	11.6	6871.8	952.1	1521.8	0.00 %	0.00 %	--
✓ ──	Lung all	5F_IMRT_App	11.6	6871.8	1000.3	1482.2	0.00 %	0.00 %	--
✓ ──	Heart	5F_IMRT_App	21.3	422.0	105.5	79.4	0.00 %	0.00 %	--
✓ ──	Stomach	5F_IMRT_App	2.8	5710.2	1399.0	1690.3	0.00 %	0.00 %	--
✓ ──	Cord	5F_IMRT_App	13.9	3799.7	992.0	1400.1	30.40 %	0.00 %	--
✓ ──	Cord PRV	5F_IMRT_App	11.5	4283.1	1073.6	1486.1	28.83 %	0.00 %	--
◆ ──	PGTVnd	5F_IMRT_App	5619.5	6944.5	6480.4	178.5	0.00 %	0.00 %	--

a

| ◆ ── | PTV | 5F_IMRT_App | 4029.1 | 6944.5 | 5604.2 | 474.9 | 0.00 % | 0.00 % | -- |

b

▶ 图23　PTV、PGTV及主要的正常组织器官Dmax和Dmean

例34　胸中段食管鳞癌R0术后纵隔1L区淋巴结复发

　　46岁男性患者，因"食管癌"于2013年10月在外院行"左颈、左胸两切口食管癌切除术"，术后病理：食管低分化鳞状细胞癌，髓质型，浸润深肌层，未见明确神经和脉管侵犯，上下切缘未见癌，淋巴结未见癌转移（AJCC/UICC 2009 $pT_2N_0M_0$ ⅠB期）。术后给予替吉奥单药口服化疗5个周期，28d一个周期。2014-4行B超检查提示：左颈一枚淋巴结肿大，于2014-8-28PET-CT示：食管中段癌术后改变，1L区淋巴结复发，考虑病情进展。2014-9至2014-12紫杉醇脂质体240mg+顺铂75~85mg化疗6个周期，2014-11-3及2014-12-16复查胸腹部CT疗效评价为PR。

入院诊断

胸中段食管低分化鳞癌

　　食管癌根治术后

　　5周期化疗后

　　1L区淋巴结复发

6 周期化疗后

术后分期：AJCC/UICC 09：$pT_2N_0M_0$ Ⅰ B 期

治疗方案：单纯放疗

患者多程化疗后，不再考虑同步放化疗；并因复发淋巴结紧邻残胃，建议单次放疗剂量不超过 2Gy。

放射治疗：6F-IMRT，6MV-X，95% PTV 50Gy/2Gy/25f。疗中二程扫描后，根据病灶变化，缩野后制订二程计划，处方剂量：95% P2-PTV 12Gy/2Gy/6f。

靶区勾画范围

1. 一程靶区

GTVnd：1L 区肿大淋巴结。

CTV：上界：GIVnd 上 2cm；下界：2 区下界下 1cm。包括 GTVnd，双侧锁骨上、纵隔 1、2、部分 4 区淋巴引流区。

PTV：CTV 三维外扩 0.5cm。

2. 二程靶区（序贯加量）

P2-GTVnd：疗中复查模拟 CT 所示 1L 区肿大淋巴结。

P2-CTV：包括 P2-GTVnd，上界：转移淋巴结上扩 1cm；下界：2 区下界下 1cm。前后左右外扩 0.5cm。

P2-PTV：P2-CTV 上方及前后左右外扩 0.5cm，下方不外扩。

一程靶区勾画层面示例

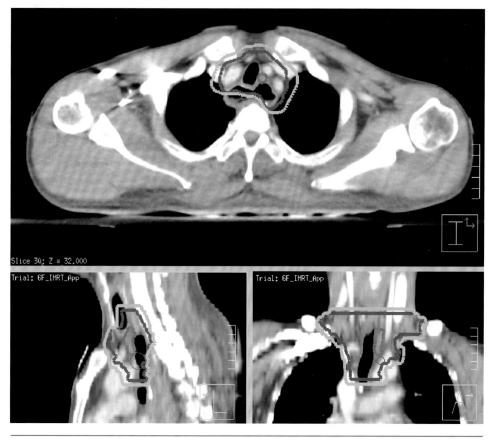

▶ 图1 等中心点层面 绿色：PTV；蓝色：CTV；粉色：GTVnd

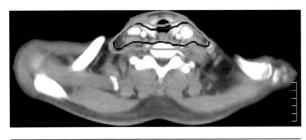

▶ 图2　CTV 上界：GTVnd 上 2cm，即环状软骨下缘
　　绿色：PTV；蓝色：CTV

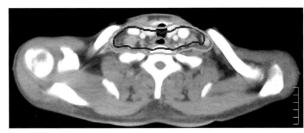

▶ 图3　绿色：PTV；蓝色：CTV

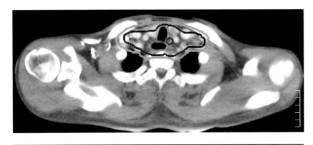

▶ 图4　绿色：PTV；蓝色：CTV；粉色：GTVnd

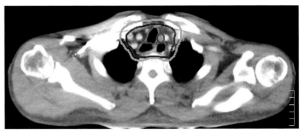

▶ 图5　绿色：PTV；蓝色：CTV；粉色：GTVnd

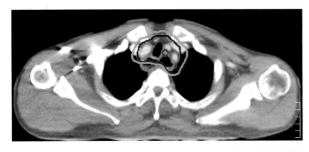

▶ 图6　锁骨头层面　绿色：PTV；蓝色：CTV；粉
　　色：GTVnd

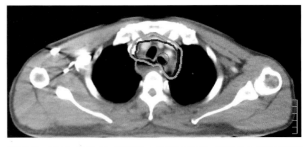

▶ 图7　绿色：PTV；蓝色：CTV

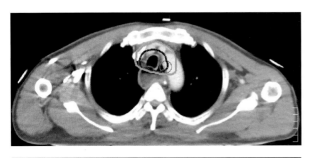

▶ 图8　左右头臂静脉汇合处　绿色：PTV；蓝色：CTV

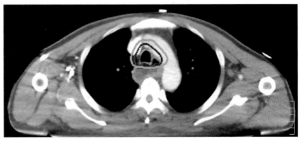

▶ 图9　主动脉弓层面　绿色：PTV；蓝色：CTV

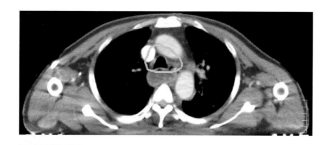

► 图 10　主肺动脉窗层面　绿色：PTV

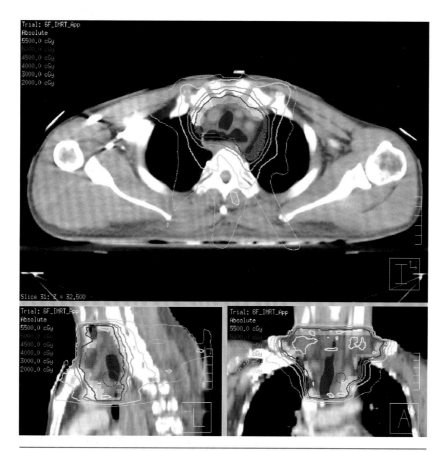

► 图 11　等剂量线　绿色区域：PTV；蓝色区域：CTV；粉色区域：GTVnd

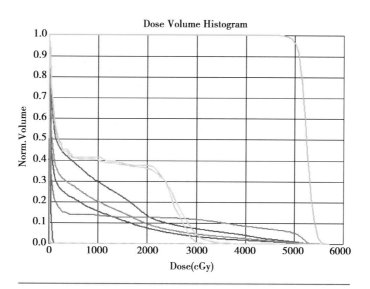

► 图 12　DVH 图

ROI Statistics										Compute
Line Type	ROI	Trial or Record	Min.	Max.	Mean	Std. Dev.	% Outside Grid	% > Max	Generalized EUD	
✓	PTV	6F_IMRT_App	2079.9	5663.7	5241.1	144.1	0.00 %	0.00 %	--	
✓	Lung L	6F_IMRT_App	14.8	5415.4	618.5	1172.9	0.00 %	0.00 %	--	
✓	Lung R	6F_IMRT_App	12.1	5534.6	448.8	902.0	0.00 %	0.00 %	--	
✓	Lung all	6F_IMRT_App	12.1	5534.6	571.5	1015.1	0.00 %	0.00 %	--	
✓	Heart	6F_IMRT_App	5.7	113.6	37.5	17.9	0.00 %	0.00 %	--	
✓	Stomach	6F_IMRT_App	1.4	5425.1	562.8	1423.1	6.85 %	0.00 %	--	
✓	Cord	6F_IMRT_App	20.0	3108.1	1072.7	1181.3	0.00 %	0.00 %	--	
◆	Cord PRV	6F_IMRT_App	17.3	3720.2	1080.9	1222.9	0.00 %	0.00 %	--	

▶ 图 13　PTV 及主要的正常组织器官 Dmax 和 Dmean

二程靶区勾画层面示例

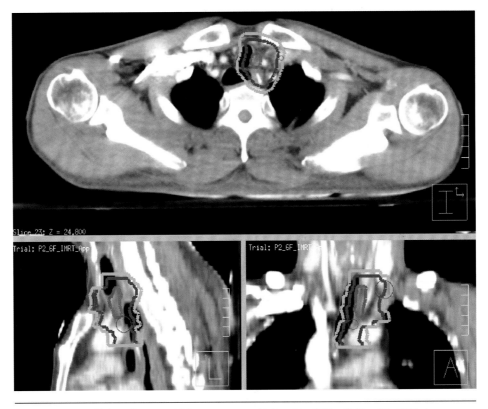

▶ 图 14　二程等中心点层面　绿色：P2- PTV；蓝色：P2- CTV；粉色：P2- GTVnd

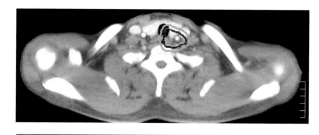

▶ 图 15　上界：P2-GTVnd 上 1cm　绿色：P2-PTV；蓝色：P2-CTV

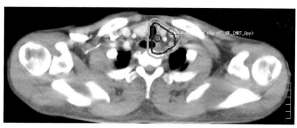

▶ 图 16　绿色：P2-PTV；蓝色：P2-CTV；粉色：P2-GTVnd

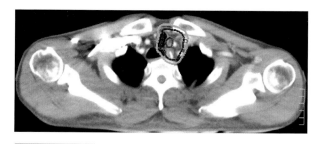

▶ 图 17　绿色：P2-PTV；蓝色：P2-CTV；粉色：P2-GTVnd

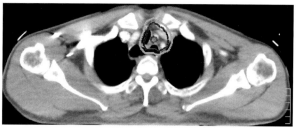

▶ 图 18　锁骨头层面　绿色：P2-PTV；蓝色：P2-CTV；粉色：P2-GTVnd

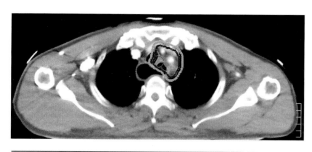

▶ 图 19　绿色：P2-PTV；蓝色：P2-CTV

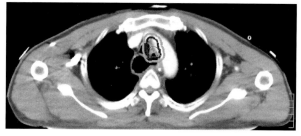

▶ 图 20　主动脉弓上缘层面　绿色：P2-PTV；蓝色：P2-CTV

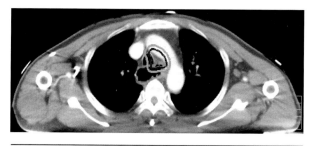

▶ 图 21　绿色：P2-PTV；蓝色：P2-CTV

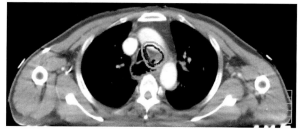

▶ 图 22　主肺动脉窗层面　绿色：P2-PTV；蓝色：P2-CTV

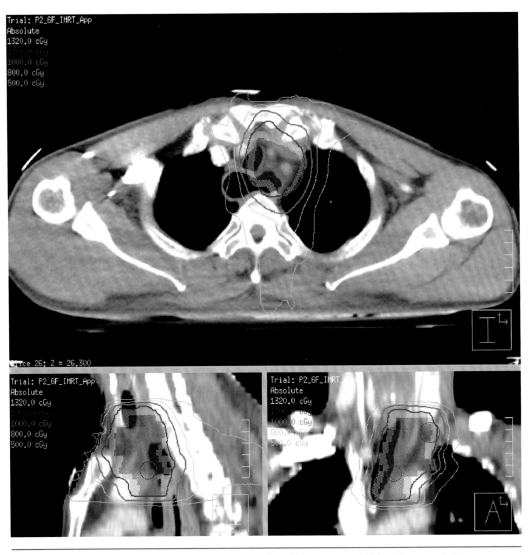

▶ 图 23　二程等剂量线　绿色区域：P2-PTV；蓝色区域：P2-CTV；粉色区域：P2-GTVnd

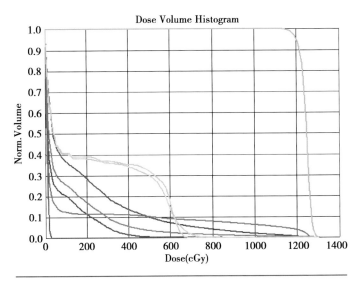

▶ 图 24　二程 DVH 图

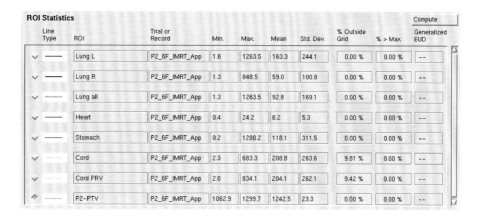

▶ 图 25　二程 P2- PTV 及主要的正常组织器官 Dmax 和 Dmean

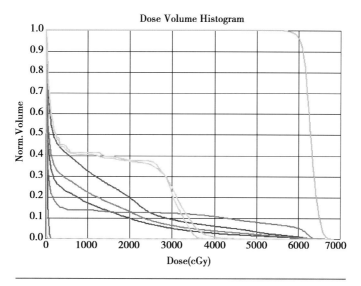

▶ 图 26　两程融合后 DVH 图

Line Type	ROI	Trial or Record	Min.	Max.	Mean	Std. Dev.	% Outside Grid	% > Max	Generalized EUD
✓	PTV	6F_IMRT_App	2579.1	7023.0	6499.0	178.7	0.00 %	0.00 %	--
✓	Lung L	6F_IMRT_App	18.3	6715.1	1014.9	1454.4	0.00 %	0.00 %	--
✓	Lung R	6F_IMRT_App	15.0	6862.9	556.5	1118.4	0.00 %	0.00 %	--
✓	Lung all	6F_IMRT_App	15.0	6862.9	708.6	1258.7	0.00 %	0.00 %	--
✓	Heart	6F_IMRT_App	7.1	140.9	46.5	22.2	0.00 %	0.00 %	--
✓	Stomach	6F_IMRT_App	1.8	6727.1	697.9	1764.6	6.85 %	0.00 %	--
✓	Cord	6F_IMRT_App	24.8	3854.0	1330.1	1464.8	0.00 %	0.00 %	--
✦	Cord PRV	6F_IMRT_App	21.4	4613.0	1340.3	1516.4	0.00 %	0.00 %	--

▶ 图 27　两程融合后 PTV 及主要的正常组织器官 Dmax 和 Dmean

例35 胸中段食管鳞癌 R0 术后吻合口复发

　　55 岁男性患者，因"进食哽噎"于 2014 年在当地医院胃镜检查发现食管距门齿 29 ~ 34cm 肿物，活检病理为鳞癌。于 2014-12-9 行"部分食管部分胃切除 + 食管胃弓上吻合术"，术后病理示：食管髓质型高分化鳞状细胞癌，肿瘤侵透肌层达纤维膜，未累及胃组织，可见神经侵犯，未见脉管瘤栓。上切缘及下切缘均未见癌。淋巴结未见转移癌（0/20）。AJCC/UICC 09 pTNM 分期：$T_3N_0M_0$，ⅡA。术后未行辅助治疗。2016-8 再次出现吞咽梗噎，复查 CT 示：吻合口下方软组织较前略增多，胃镜检查示：距门齿 23 ~ 26cm 吻合口至食管及部分残胃黏膜充血、粗糙、糜烂，活检病理：中分化鳞状细胞癌。门诊考虑为"食管癌术后吻合口复发"。

入院诊断
食管胸中段高分化鳞癌

　　　　侵透肌层达纤维膜

　　　　部分食管部分胃切除食管胃弓上吻合术后

　　　　吻合口复发

术后分期：AJCC/UICC 09：$pT_3N_0M_0$ ⅡA 期。

2016-9-21 放疗前吻合口碘油造影（图 1），梗阻明显。

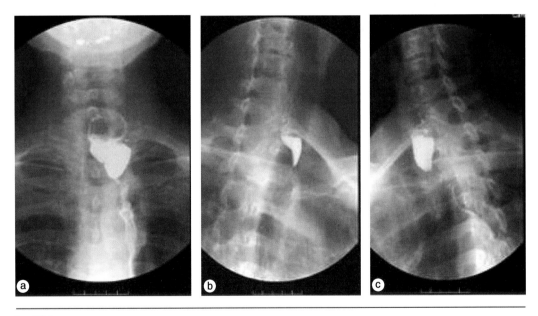

▶ 图 1

2016-10-8 放疗结束后 2 个月外院复查食管钡透。

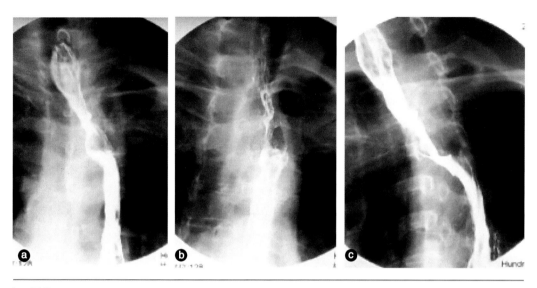

▶ 图 2

治疗方案：同步放化疗

1. 放射治疗：VMAT，6MV-X，95% PTV 50Gy/2Gy/25f，疗中二程扫描后，根据病灶变化，缩野后制订二程计划，处方剂量：95% P2-PTV 12Gy/2Gy/6f。

2. 同步化疗：紫杉醇 135mg/m^2，d1；奈达铂 50mg/m^2，d1，21d 一个周期，共 2 个周期。

靶区勾画范围

1. 一程靶区

GTV：食管吻合口复发处。

CTV：上界：GTV 上 3cm 即 T$_1$ 椎体水平，下界：隆突下 2cm，包括吻合口、双侧锁骨上、纵隔 1、2、3P、4、7 淋巴引流区。

PTV：CTV 三维外扩 0.5cm。

2. 二程靶区（序贯加量）

P2-GTV：二程模拟 CT 定位显示的吻合口复发处。

P2-PTV：GTV 上下外扩 1cm，前后左右外扩 0.5cm。

一程靶区勾画层面示例

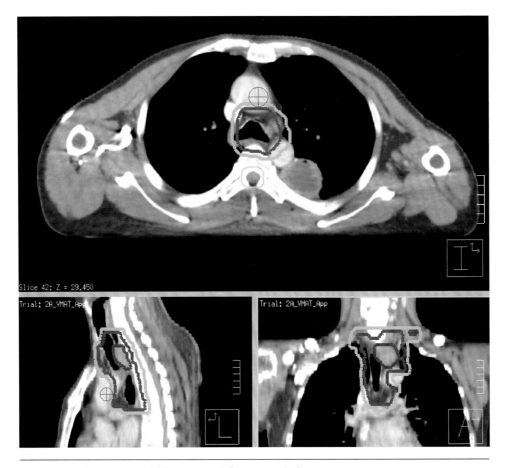

▶ 图 3　等中心点层面　绿色：PTV；蓝色：CTV；红色：GTV

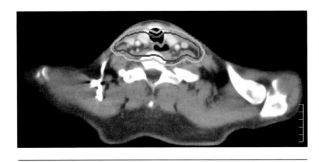

▶ 图 4　CTV 上界：GTV 上 3cm 即 T₁ 椎体水平　绿色：PTV；蓝色：CTV

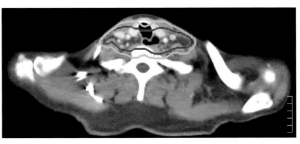

▶ 图 5　绿色：PTV；蓝色：CTV

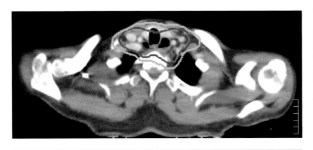

▶ 图 6　绿色：PTV；蓝色：CTV

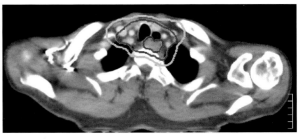

▶ 图 7　绿色：PTV；蓝色：CTV；红色：GTV

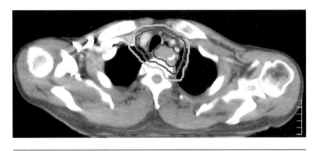

▶ 图 8　绿色：PTV；蓝色：CTV；红色：GTV

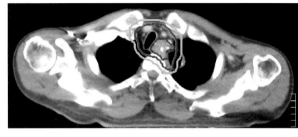

▶ 图 9　锁骨头层面　绿色：PTV；蓝色：CTV；红色：GTV

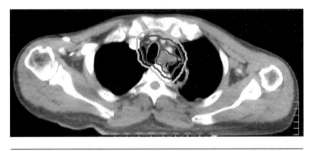

▶ 图 10　绿色：PTV；蓝色：CTV；红色：GTV

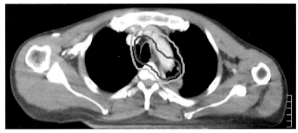

▶ 图 11　主动脉弓上缘层面　绿色：PTV；蓝色：CTV

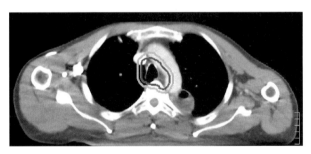

▶ 图 12　绿色：PTV；蓝色：CTV

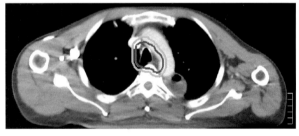

▶ 图 13　绿色：PTV；蓝色：CTV

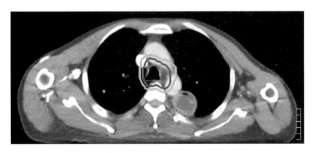

▶ 图 14　绿色：PTV；蓝色：CTV

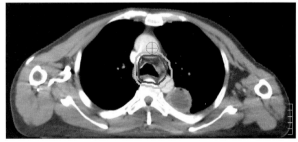

▶ 图 15　绿色：PTV；蓝色：CTV

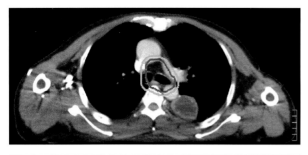

▶ 图 16　气管隆突层面　绿色：PTV；蓝色：CTV

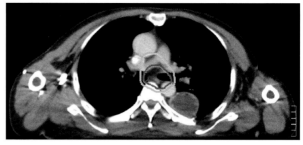

▶ 图 17　隆突下 2cm　绿色：PTV；蓝色：CTV

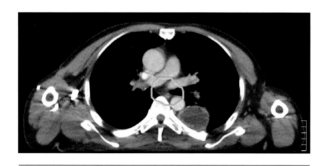

▶ 图 18　PTV 下界　绿色：PTV

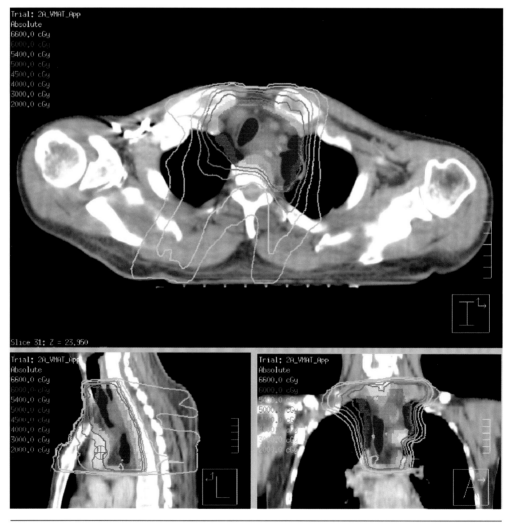

▶ 图 19　一程计划等剂量线　绿色区域：PTV；蓝色区域：CTV；红色区域：GTV

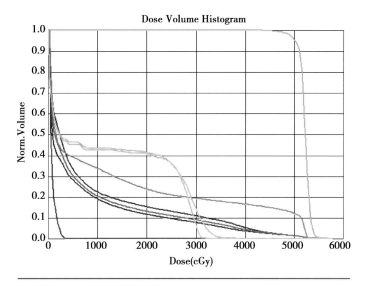

▶ 图20　一程计划 DVH 图

Line Type		ROI	Trial or Record	Min.	Max.	Mean	Std. Dev.	% Outside Grid	% > Max	Generalized EUD
∨		PTV	2A_VMAT_App	3472.4	5674.9	5208.1	132.6	0.00 %	0.00 %	--
∨		Lung L	2A_VMAT_App	15.6	5463.3	816.5	1272.9	0.00 %	0.00 %	--
∨		Lung R	2A_VMAT_App	9.4	5428.6	643.7	1143.4	0.00 %	0.00 %	--
∨		Lung all	2A_VMAT_App	9.4	5463.3	714.2	1200.9	0.00 %	0.00 %	--
∨		Heart	2A_VMAT_App	19.4	348.4	61.3	61.2	0.00 %	0.00 %	--
◆		Stomach	2A_VMAT_App	35.4	5366.4	1275.2	1834.7	0.00 %	0.00 %	--
∨		Cord	2A_VMAT_App	0.6	3199.1	754.7	1192.1	37.70 %	0.00 %	--
∨		Cord PRV	2A_VMAT_App	0.6	3785.2	801.9	1243.9	36.71 %	0.00 %	--

ROI Statistics　　　Compute

▶ 图21　一程计划 PTV 及主要的正常组织器官 Dmax 和 Dmean

二程靶区勾画层面示例

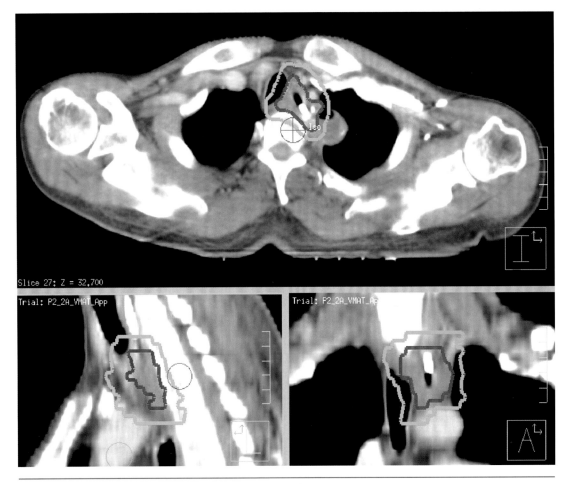

► 图22　二程靶区等中心点层面　绿色：P2-PTV；红色：P2-GTV

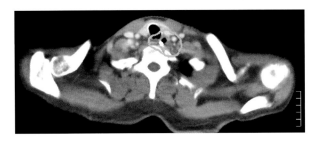

► 图23　绿色：P2-PTV

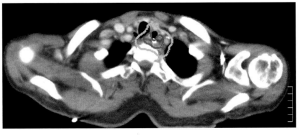

► 图24　绿色：P2-PTV；红色：P2-GTV

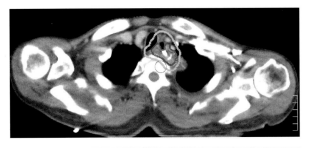

► 图25　绿色：P2-PTV；红色：P2-GTV

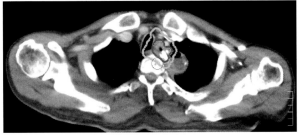

► 图26　锁骨头平面　绿色：P2-PTV；红色：P2-GTV

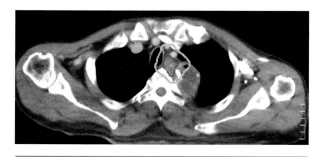 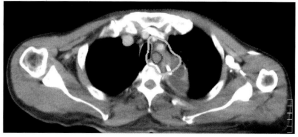

▶ 图27　绿色：P2-PTV；红色：P2-GTV

▶ 图28　绿色：P2-PTV；红色：P2-GTV

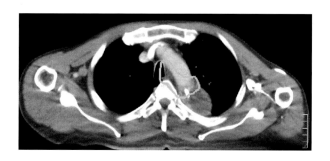

▶ 图29　绿色：P2-PTV

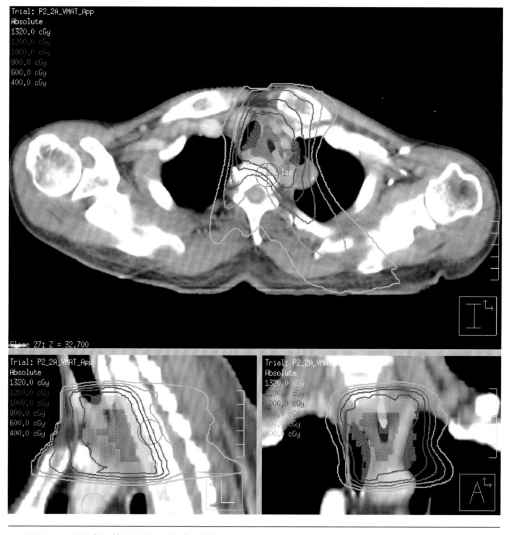

▶ 图30　二程计划等剂量线　绿色区域：P2-PTV；红色区域：P2-GTV

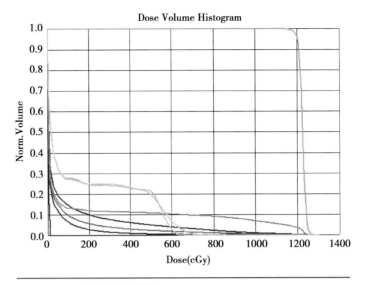

▶ 图 31　二程计划 DVH 图

Line Type	ROI	Trial or Record	Min.	Max.	Mean	Std. Dev.	% Outside Grid	% > Max	Generalized EUD
	P2-PTV	P2_2A_VMAT_App	1076.6	1263.2	1224.4	15.1	0.00 %	0.00 %	--
	Lung L	P2_2A_VMAT_App	0.8	1244.1	72.2	187.9	0.00 %	0.00 %	--
	Lung R	P2_2A_VMAT_App	0.5	1253.3	26.3	75.9	0.00 %	0.00 %	--
	Lung all	P2_2A_VMAT_App	0.5	1253.3	44.6	134.4	0.00 %	0.00 %	--
	Heart	P2_2A_VMAT_App	0.2	10.7	4.0	2.2	0.00 %	0.00 %	--
	Stomach	P2_2A_VMAT_App	0.0	1253.7	124.8	325.3	0.00 %	0.00 %	--
	Cord	P2_2A_VMAT_App	0.1	663.7	93.1	193.7	37.22 %	0.00 %	--
	Cord PRV	P2_2A_VMAT_App	0.0	858.4	97.5	201.9	34.92 %	0.00 %	--

▶ 图 32　二程 P2- PTV 及主要的正常组织器官 Dmax 和 Dmean

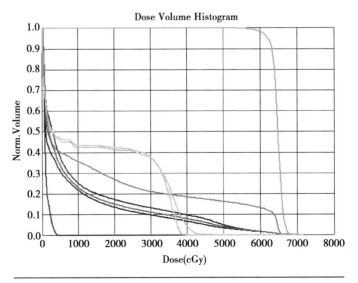

▶ 图 33　两程融合后 DVH 图

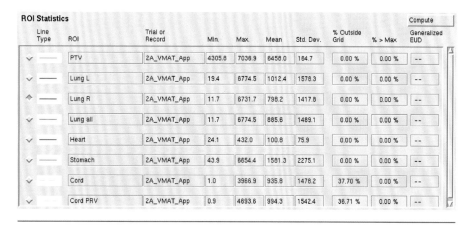

▶ 图 34 两程融合后 PTV 及主要的正常组织器官 Dmax 和 Dmean

2. 姑息治疗（提高生活质量的靶区勾画）

例 36 胸上段食管鳞癌 R0 术后复发

66 岁女性患者，因"食管胸上段癌术后 11 个月，纵隔淋巴结复发 1 个月"入院。患者 2014 年 4 月行食管癌根治术，术后病理为髓质型高—中分化鳞状细胞癌，AJCC/UICC 分期 $pT_3N_0M_0$ ⅡA 期。未行术后辅助治疗，定期复查。2015-3 咳嗽影响睡眠，后背疼痛，且偶有血痰。复查胸部 CT 示：气管分叉水平椎前软组织影增厚，约 3.4cm×2.5cm，考虑转移淋巴结。现拟行挽救性放疗。KPS70 分，体重无明显变化。

入院诊断
食管胸上段高—中分化鳞癌；
  侵犯纤维膜
  食管癌根治术后
  纵隔淋巴结复发
术后分期：AJCC/UICC 09：$pT_3N_0M_0$ ⅡA 期。

治疗方案
单纯放疗：7F-IMRT，6MV-X，95% PTV 56Gy/2Gy/28f（该例患者考虑术后身体虚弱，同步放化疗可能无法耐受，因此采取单纯放疗。放疗至第 11 次时，患者出现咯血，复查支气管镜示：双侧主支气管受侵伴气管纵隔瘘，行抗感染止血对症处理后继续执行放疗计划，最终剂量给予 56Gy）。

靶区勾画范围
GTVnd：影像学所见纵隔复发的淋巴结。

CTV：上界：转移淋巴结上 1cm，下界：转移淋巴结下 1cm。包括 2、3P、4、7 区、部分 8 区淋巴引流区。

PTV：CTV 三维外扩 0.5cm。

靶区勾画层面示例

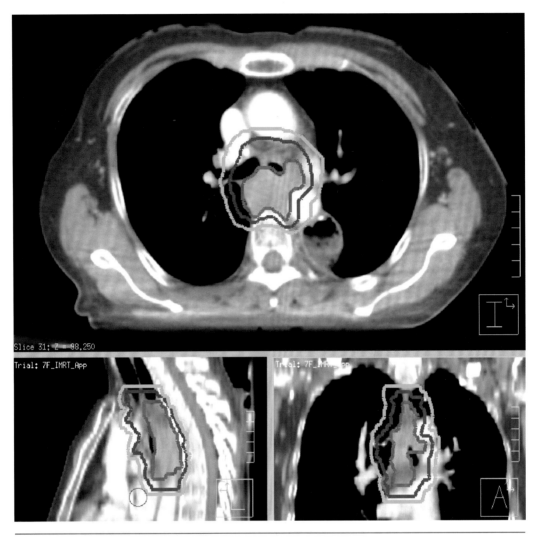

▶ 图 1　等中心点层面　绿色：PTV；蓝色：CTV；粉色：GTVnd

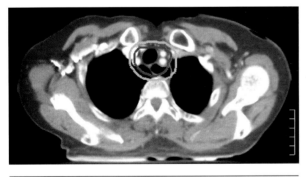

▶ 图 2　CTV 上界：锁骨头水平　绿色：PTV；蓝色：CTV

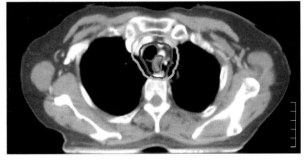

▶ 图 3　绿色：PTV；蓝色：CTV；粉色：GTVnd

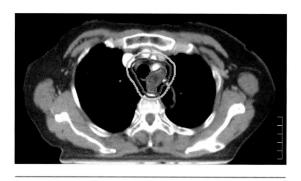

▶ 图4 绿色：PTV；蓝色：CTV；粉色：GTVnd

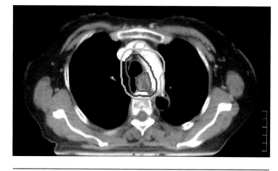

▶ 图5 主动脉弓层面 绿色：PTV；蓝色：CTV；粉色：GTVnd

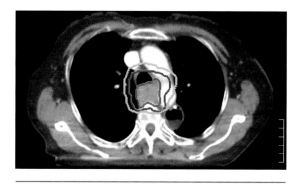

▶ 图6 绿色：PTV；蓝色：CTV；粉色：GTVnd

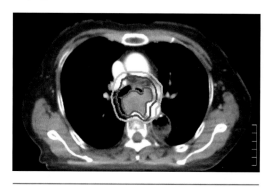

▶ 图7 隆突层面 绿色：PTV；蓝色：CTV；粉色：GTVnd

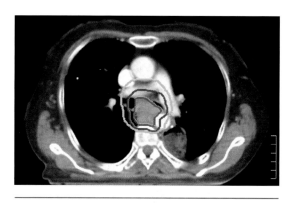

▶ 图8 绿色：PTV；蓝色：CTV；粉色：GTVnd

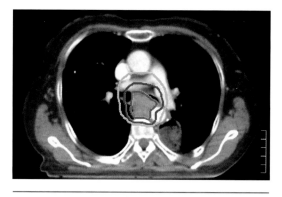

▶ 图9 绿色：PTV；蓝色：CTV；粉色：GTVnd

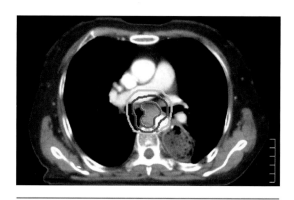

▶ 图10 绿色：PTV；蓝色：CTV；粉色：GTVnd

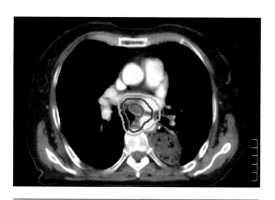

▶ 图11 绿色：PTV；蓝色：CTV；粉色：GTVnd

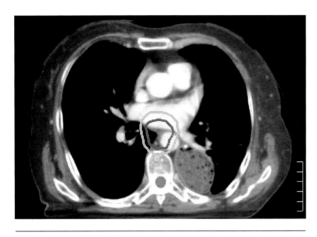 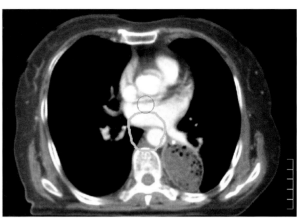

► 图12　CTV下界：GTVnd下1cm　绿色：PTV；蓝　　► 图13　PTV下界：绿色：PTV
　　　色：CTV

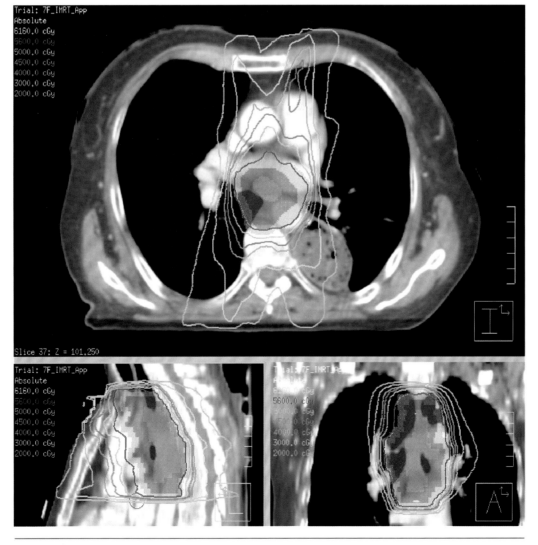

► 图14　等剂量线　绿色区域：PTV；蓝色区域：CTV；粉色区域：GTVnd

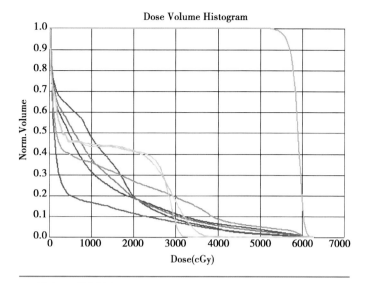

▶ 图 15　DVH 图

Line Type	ROI	Trial or Record	Min.	Max.	Mean	Std. Dev.	% Outside Grid	% > Max	Generalized EUD
∨	PTV	7F_IMRT_App	4753.8	6273.1	5869.2	145.6	0.00 %	0.00 %	--
∨	Lung L	7F_IMRT_App	9.0	6146.5	1195.6	1204.1	0.00 %	0.00 %	--
∨	Lung R	7F_IMRT_App	5.5	6129.2	1045.9	1404.4	0.00 %	0.00 %	--
∨	Lung all	7F_IMRT_App	5.5	6146.5	1100.0	1337.3	0.00 %	0.00 %	--
∨	Heart	7F_IMRT_App	28.8	6078.2	597.5	1161.5	0.00 %	0.00 %	--
∨	Stomach	7F_IMRT_App	21.6	6174.7	1226.6	1683.0	0.00 %	0.00 %	--
∨	Cord	7F_IMRT_App	0.5	3307.2	912.5	1249.9	27.84 %	0.00 %	--
◆	Cord PRV	7F_IMRT_App	0.5	4135.3	969.0	1315.2	26.80 %	0.00 %	--

ROI Statistics　Compute

▶ 图 16　PTV 及主要的正常组织器官 Dmax 和 Dmean

特殊病例靶区的
勾画案例

例 37   颈段食管癌侵犯下咽

53 岁男性患者，因"进食困难 1 个月"入院。胃镜检查距门齿 16～22cm 溃疡型肿物，累及下咽，食管及下咽活检病理均为鳞状细胞癌，PET-CT 提示双侧气管食管沟淋巴结需警惕转移，入院时可进软食，KPS 80 分，体重 70kg，查体未发现肿大淋巴结。

辅助检查

2016-7-1 上消化道造影：食管颈段及上胸段长约 6cm 黏膜破坏及不规则充盈缺损，并见不规则龛影，局部管腔略狭窄，造影剂通过无明显受阻。

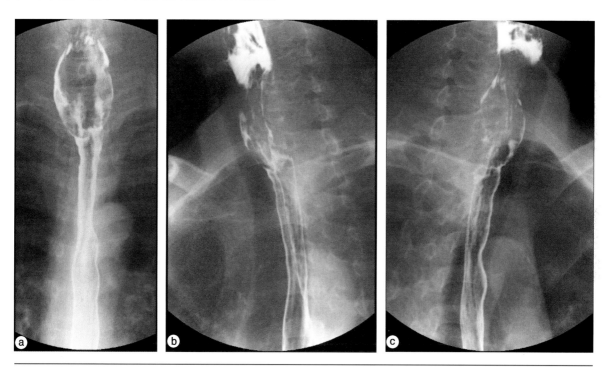

▶ 图 1   上消化道造影

2016-6-20 胸部 CT 提示：颈段、胸上段食管管壁明显环周性增厚，外膜面欠清晰，考虑食管癌；双侧气管食管沟小淋巴结，警惕转移。

2016-7-11 胃镜：食管癌（距门齿 16～22cm），病变累及下咽；余食管黏膜碘染色呈花斑样改变。

2016-6-29 外院病理会诊（食管活检）：鳞状细胞癌。

2016-7-12 鼻咽喉镜：颈段食管癌，下咽部后壁出现肿物，考虑颈段食管癌侵及下咽部。

2016-7-12 活检病理（下咽活检）：鳞状细胞癌。

2016-6-13PET-CT：

1. 颈段至胸上段食管癌，伴代谢增高，食管散在代谢增高灶，请结合胃镜。

2. 双侧气管食管沟小淋巴结，部分伴轻度代谢增高，部分需警惕转移；纵隔 2R、4R/L 区小淋巴结，部分伴轻度代谢增高，目前诊断转移证据不足，请随诊。

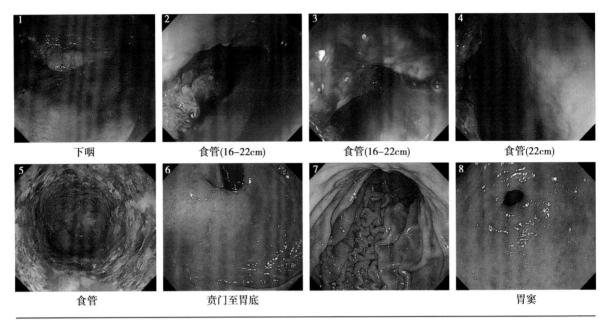

▶ 图2　治疗前胃镜

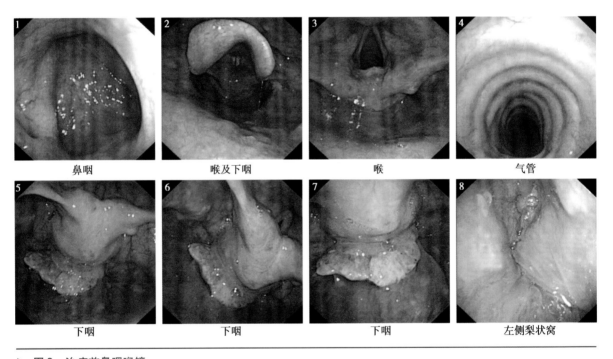

▶ 图3　治疗前鼻咽喉镜

临床诊断

食管颈段鳞状细胞癌

　　侵犯外膜、侵犯下咽后壁

　　1R、2、3P、4L区淋巴结转移

分期：AJCC/UICC 02：$T_3N_1M_0$ Ⅲ期。

治疗方案：同步放化疗

放射治疗：8F-IMRT，6MV-X，95% PGTV 49.22Gy/2.14Gy/23f，95% PTV 41.4Gy/1.8Gy/23f，治

疗中二程扫描后，根据原发病灶及淋巴结变化修改靶区形成 P2-PTV、P2-PGTV，再序贯加量至 95% P2-PTV50.4Gy 和 95% P2-PGTV 59.92Gy。

同步化疗：紫杉醇 50mg/m^2，d1；奈达铂 25mg/m^2，d1，7d 一个周期，共 6 个周期。

靶区勾画范围

GTV：影像学可见的食管颈段肿瘤及下咽后壁肿瘤。

GTVnd：1R、2L/R、3P、4L 区肿大淋巴结。

PGTV：GTV + GTVnd 三维外扩 0.5cm，GTV 上下扩 1cm。

CTV：上界：肿瘤上 3cm（颈 4 椎体中间），下界 GTVnd 下 3cm（隆突下 2cm），包括 1、2、3P、4、7、8 区淋巴引流区。

PTV：CTV 三维外扩 0.5cm。

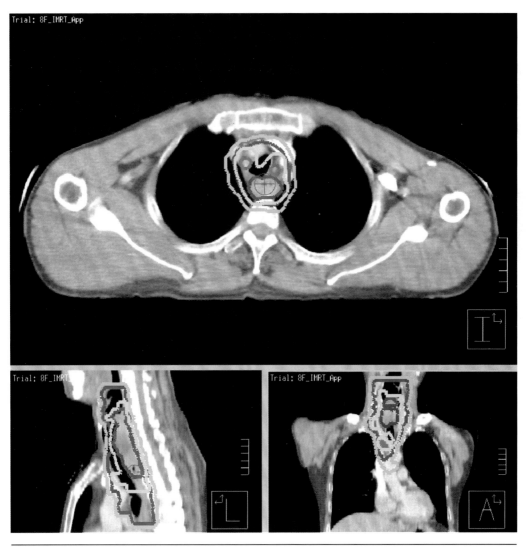

► 图 4　等中心点层面　绿色：PTV；蓝色：CTV；天蓝色：PGTV；粉色：GTVnd；红色：GTV

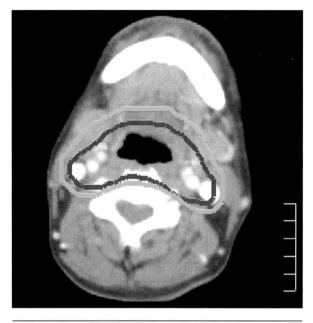

▶ 图5　CTV上界：GTV上3cm，即颈4椎体中间　绿色：PTV；蓝色：CTV

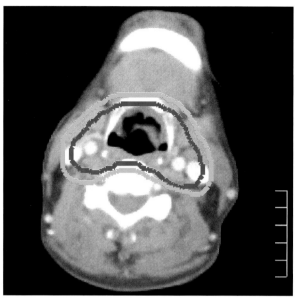

▶ 图6　舌骨层面　绿色：PTV；蓝色：CTV

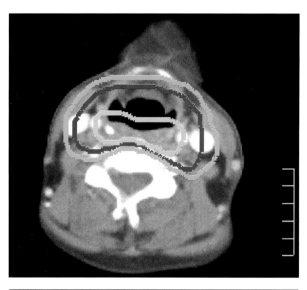

▶ 图7　绿色：PTV；蓝色：CTV；天蓝色：PGTV

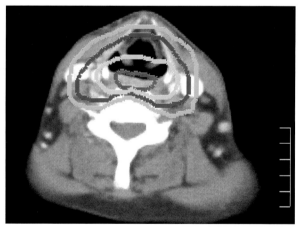

▶ 图8　绿色：PTV；蓝色：CTV；天蓝色：PGTV；红色：GTV

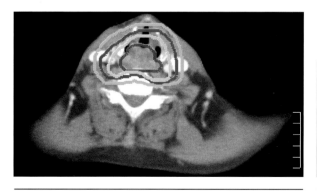

▶ 图9　绿色：PTV；蓝色：CTV；天蓝色：PGTV；红色：GTV

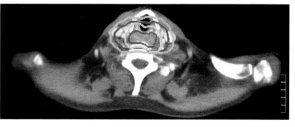

▶ 图10　绿色：PTV；蓝色：CTV；天蓝色：PGTV；红色：GTV

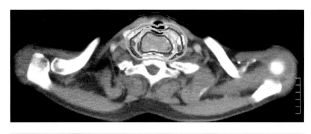

▶ 图 11　胸 1 椎体层面　绿色：PTV；蓝色：CTV；天蓝色：PGTV；红色：GTV

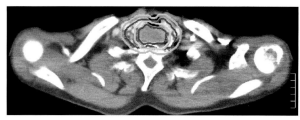

▶ 图 12　绿色：PTV；蓝色：CTV；天蓝色：PGTV；红色：GTV

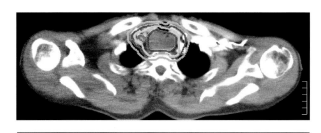

▶ 图 13　绿色：PTV；蓝色：CTV；天蓝色：PGTV；红色：GTV；粉色：GTVnd

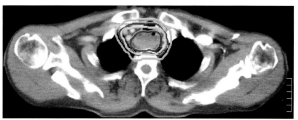

▶ 图 14　锁骨头层面　绿色：PTV；蓝色：CTV；天蓝色：PGTV；红色：GTV

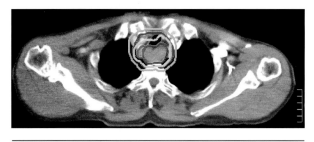

▶ 图 15　胸廓入口层面　绿色：PTV；蓝色：CTV；天蓝色：PGTV；红色：GTV；粉色：GTVnd）

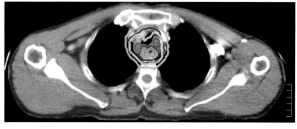

▶ 图 16　绿色：PTV；蓝色：CTV；天蓝色：PGTV；红色：GTV；粉色：GTVnd

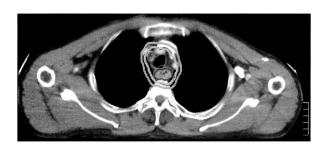

▶ 图 17　绿色：PTV；蓝色：CTV；天蓝色：PGTV；红色：GTV；粉色：GTVnd

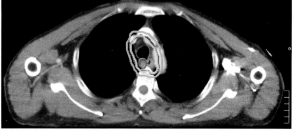

▶ 图 18　主动脉弓上缘层面　绿色：PTV；蓝色：CTV；天蓝色：PGTV；粉色：GTVnd

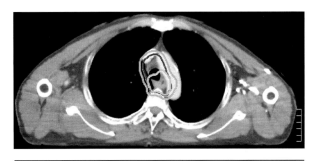

▶ 图19　左右头臂静脉汇合层面　绿色：PTV；蓝色：
CTV；天蓝色：PGTV

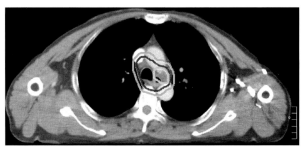

▶ 图20　绿色：PTV；蓝色：CTV；天蓝色：PGTV

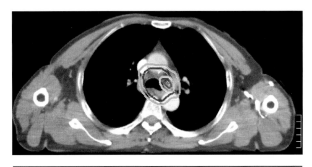

▶ 图21　隆突层面　绿色：PTV；蓝色：CTV；天蓝色：
PGTV；粉色：GTVnd

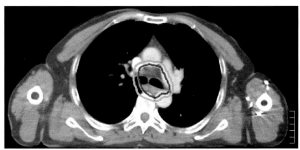

▶ 图22　绿色：PTV；蓝色：CTV

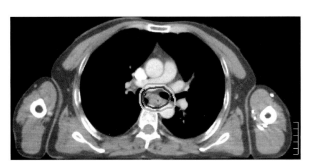

▶ 图23　绿色：PTV；蓝色：CTV

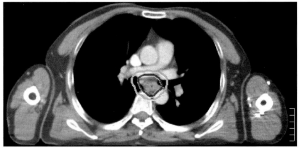

▶ 图24　CTV 下界：GTVnd 下 3cm（隆突下 2cm）
绿色：PTV；蓝色：CTV

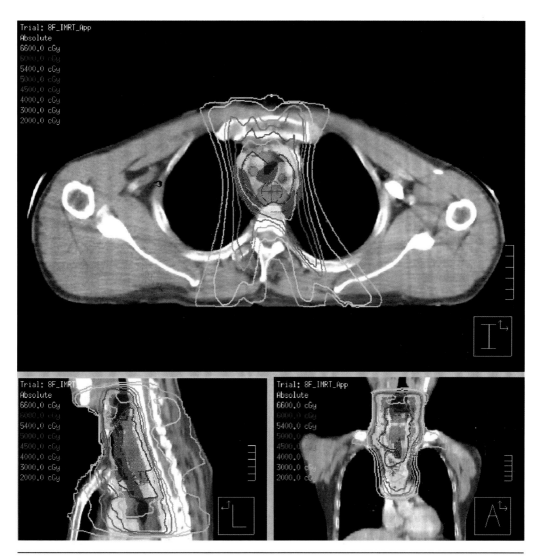

► 图 25　等剂量线　绿色区域：PTV；蓝色区域：CTV；天蓝色区域：PGTV；粉色区域：GTVnd；红色区域：GTV

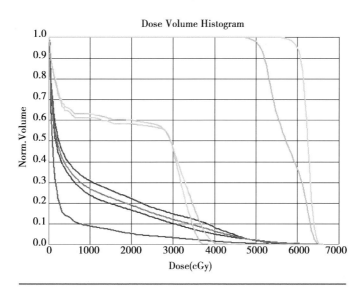

► 图 26　DVH 图

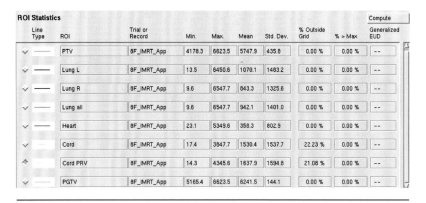

▶ 图27　PTV、PGTV 及主要的正常组织器官 Dmax 和 Dmean

例38　胸下段食管鳞癌上纵隔淋巴结转移累及野照射

59 岁男性患者，因"食管下段癌伴多发淋巴结转移"于 2016 年 5 月入院。胃镜检查示"距门齿 30～36cm食管溃疡型肿物，距门齿约 38cm 食管隆起型病变"，取活检均提示"鳞状细胞癌"。能进软食，KPS 80 分，体重 65kg。查体无异常。

2016-4-22 上消化道造影：食管下段可见长约 9.6cm 黏膜破坏及不规则充盈缺损，并见不规则龛影，累及贲门。

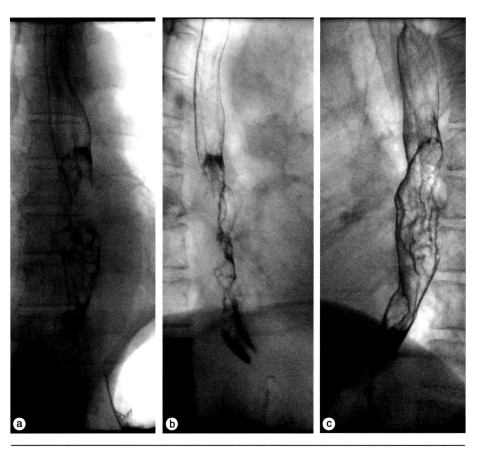

▶ 图1　上消化道造影

2016-4-15 胸部CT：食管胸下段管壁明显增厚，病变长径约4.2cm，外膜局部毛糙。纵隔1R、3A、4R/L、7区及胃左区见多发淋巴结，大者短径约0.9cm。

2016-4-21 胃镜：距门齿30～36cm 12～7点位食管可见一溃疡型肿物；距门齿约38cm 12～3点位食管可见一隆起型病变；贲门嵴根部局部黏膜充血、粗糙、糜烂。

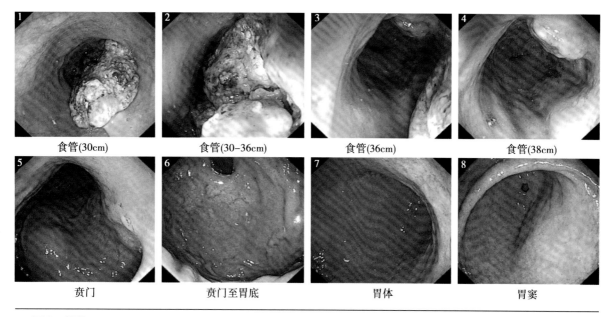

食管(30cm)　　　食管(30-36cm)　　　食管(36cm)　　　食管(38cm)

贲门　　　　贲门至胃底　　　　胃体　　　　胃窦

▶ 图2　胃镜

2016-4-21 活检病理：食管（30～36cm、38cm）鳞状细胞癌；贲门胃黏膜组织慢性炎，局灶呈重度不典型增生，考虑癌变。

2016-4-21 超声内镜：病变主要位于食管壁的固有肌层，侵及食管外膜，部分层次病变与周围组织关系密切且分界欠清楚。病变周围食管旁、双侧气管食管沟、胃左区可见肿大淋巴结。

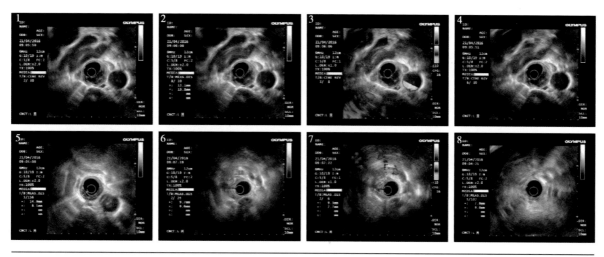

▶ 图3　超声内镜

入院诊断

1. 食管胸下段鳞状细胞癌

　　侵及纤维膜

　　纵隔、胃左淋巴结转移

分期：AJCC/UICC 02 $T_3N_1M_{1a}$、Ⅳa 期。

2. 贲门嵴根部重度不典型增生—原位癌

分期：AJCC/UICC 02：$TisN_0M_0$ 0 期。

治疗方案：同步放化疗

放射治疗：8F-IMRT，6MV-X，95% PGTV 59.92Gy/2.14Gy/28f，95% PTV 50.4Gy/1.8Gy/28f。

同步化疗：紫杉醇 50mg/m² ，d1；奈达铂 25mg/m² ，d1，7d 一个周期，共 5 个周期。

靶区勾画范围

GTV：食管下段原发灶。

GTVnd：1R、3A、4L、7、8、10L 区、胃左肿大淋巴结。

CTV：上界：胸 1 椎体，即 GTVnd 上 1cm；下界：腹腔干水平，包括 GTV + GTVnd，纵隔 1、2、部分 3A、3P、4L、7、8、10L 区及贲门、胃左淋巴结引流区。

PGTV：GTV + GTVnd 三维外扩 0.5cm。

PTV：CTV 三维外扩 0.5cm。

靶区勾画层面示例

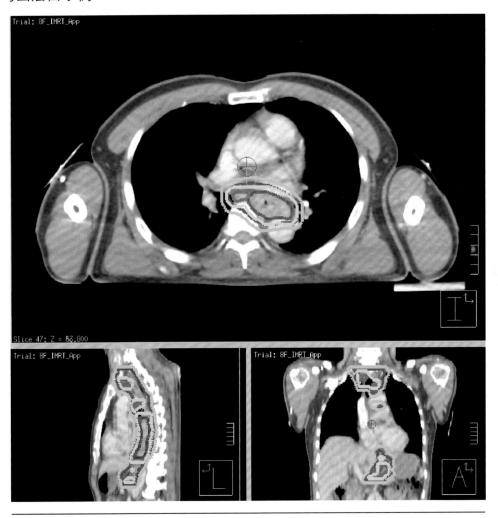

▶ 图 4　等中心点层面　绿色：PTV；蓝色：CTV；天蓝色：PGTV；粉色：GTVnd

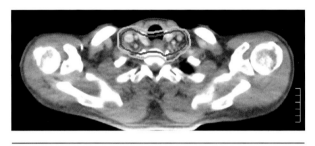

▶ 图 5　CTV 上界：胸 1 椎体，即 GTVnd 上 1cm　绿色：PTV；蓝色：CTV

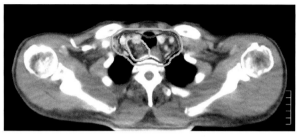

▶ 图 6　绿色：PTV；蓝色：CTV；天蓝色：PGTV；粉色：GTVnd

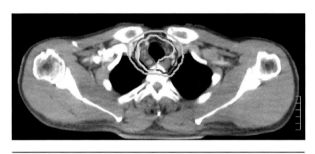

▶ 图 7　绿色：PTV；蓝色：CTV；天蓝色：PGTV；粉色：GTVnd

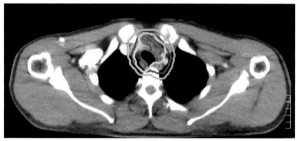

▶ 图 8　锁骨头层面　绿色：PTV；蓝色：CTV；天蓝色：PGTV；粉色：GTVnd

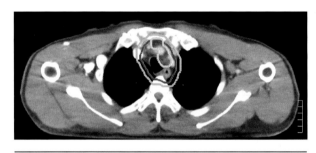

▶ 图 9　胸廓入口层面　绿色：PTV；蓝色：CTV；天蓝色：PGTV

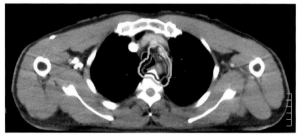

▶ 图 10　绿色：PTV；蓝色：CTV

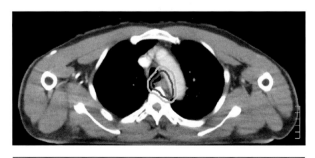

▶ 图 11　主动脉弓上缘　绿色：PTV；蓝色：CTV

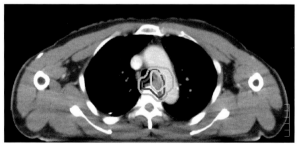

▶ 图 12　绿色：PTV；蓝色：CTV；天蓝色：PGTV

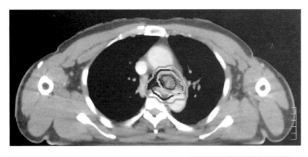

▶ 图 13　主肺动脉窗　绿色：PTV；蓝色：CTV；天蓝色：PGTV；粉色：GTVnd

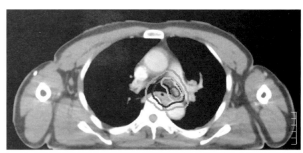

▶ 图 14　左肺动脉上缘　绿色：PTV；蓝色：CTV；天蓝色：PGTV；粉色：GTVnd

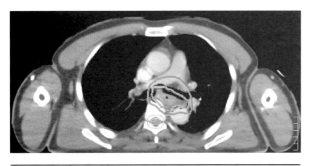

▶ 图 15　隆突水平　绿色：PTV；蓝色：CTV；天蓝色：PGTV

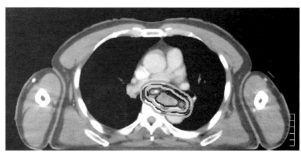

▶ 图 16　绿色：PTV；蓝色：CTV；天蓝色：PGTV；红色：GTV；粉红色：GTVnd

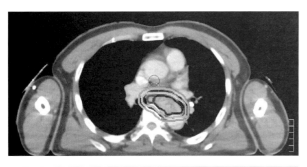

▶ 图 17　绿色：PTV；蓝色：CTV；天蓝色：PGTV；红色：GTV；粉色：GTVnd

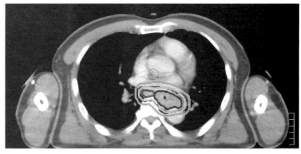

▶ 图 18　绿色：PTV；蓝色：CTV；天蓝色：PGTV；红色：GTV；粉色：GTVnd

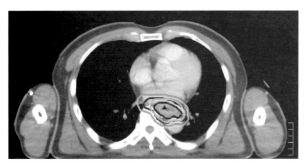

▶ 图 19　左下肺静脉　绿色：PTV；蓝色：CTV；天蓝色：PGTV；红色：GTV

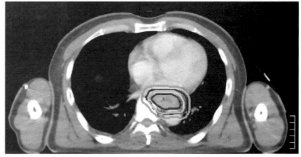

▶ 图 20　右下肺静脉　绿色：PTV；蓝色：CTV；天蓝色：PGTV；红色：GTV

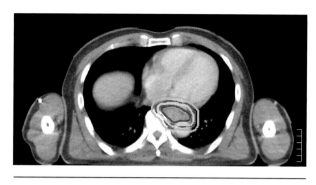

▶ 图21　绿色：PTV；蓝色：CTV；天蓝色：PGTV；红色：GTV

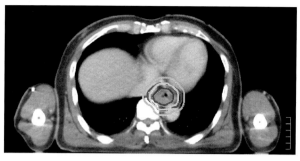

▶ 图22　绿色：PTV；蓝色：CTV；天蓝色：PGTV；红色：GTV

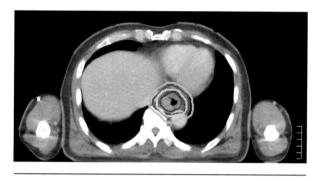

▶ 图23　绿色：PTV；蓝色：CTV；天蓝色：PGTV；红色：GTV

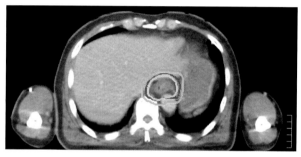

▶ 图24　食管胃交界　绿色：PTV；蓝色：CTV；天蓝色：PGTV

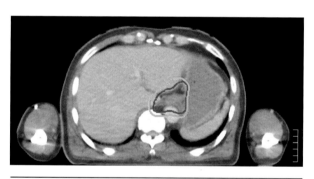

▶ 图25　食管胃交界　绿色：PTV；蓝色：CTV

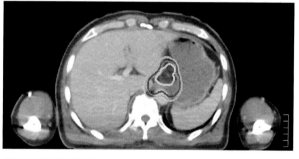

▶ 图26　食管胃交界下缘　绿色：PTV；蓝色：CTV；天蓝色：PGTV

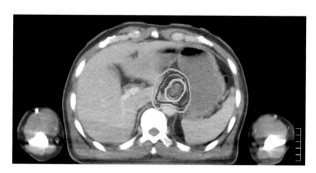

▶ 图27　绿色：PTV；蓝色：CTV；天蓝色：PGTV；粉色：GTVnd）

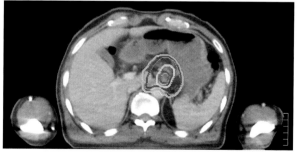

▶ 图28　绿色：PTV；蓝色：CTV；天蓝色：PGTV；粉色：GTVnd

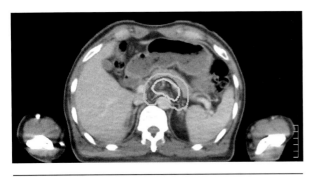 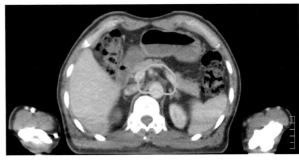

▶ 图29　CTV 下界，胃左淋巴结下1cm　绿色：PTV；
蓝色：CTV；天蓝色：PGTV

▶ 图30　PTV 下界　绿色：PTV

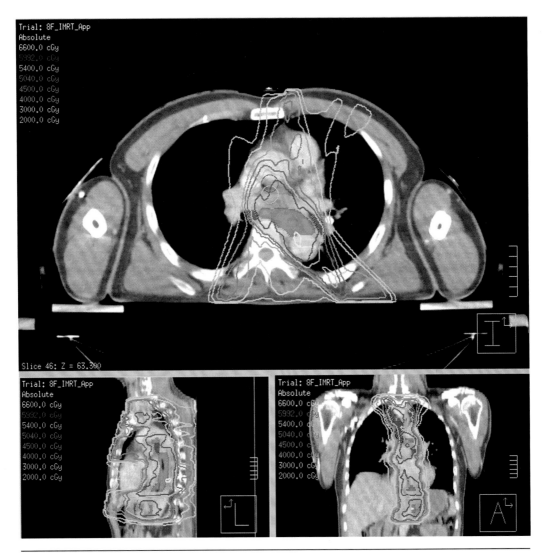

▶ 图31　等剂量线　绿色区域：PTV；蓝色区域：CTV；天蓝色区域：PGTV；红色区域：GTV；粉
色区域：GTVnd

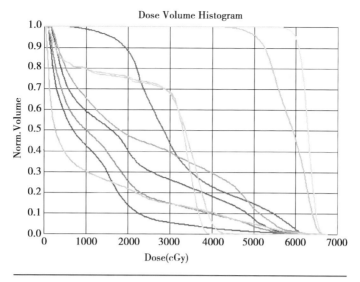

▶ 图 32　DVH 图

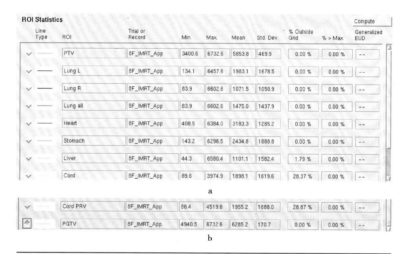

	Line Type	ROI	Trial or Record	Min.	Max.	Mean	Std. Dev.	% Outside Grid	% > Max	Generalized EUD
✓		PTV	8F_IMRT_App	3400.6	6732.6	5853.8	469.9	0.00 %	0.00 %	--
✓		Lung L	8F_IMRT_App	134.1	6457.6	1983.1	1678.5	0.00 %	0.00 %	--
✓		Lung R	8F_IMRT_App	83.9	6602.6	1071.5	1050.9	0.00 %	0.00 %	--
✓		Lung all	8F_IMRT_App	83.9	6602.6	1475.0	1437.9	0.00 %	0.00 %	--
✓		Heart	8F_IMRT_App	408.5	6384.0	3183.3	1285.2	0.00 %	0.00 %	--
✓		Stomach	8F_IMRT_App	143.2	6296.5	2434.8	1888.8	0.00 %	0.00 %	--
✓		Liver	8F_IMRT_App	44.3	6560.4	1101.1	1582.4	1.79 %	0.00 %	--
✓		Cord	8F_IMRT_App	89.6	3974.9	1896.1	1619.6	28.37 %	0.00 %	--

a

	Line Type	ROI	Trial or Record	Min.	Max.	Mean	Std. Dev.	% Outside Grid	% > Max	Generalized EUD
✓		Cord PRV	8F_IMRT_App	86.4	4519.6	1955.2	1688.0	28.87 %	0.00 %	--
		PGTV	8F_IMRT_App	4940.5	6732.6	6285.2	170.7	0.00 %	0.00 %	--

b

▶ 图 33　PTV、PGTV 及主要的正常组织器官 Dmax 和 Dmean

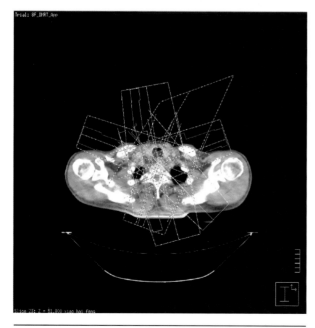

▶ 图 34　锁骨上靶区布野示意图

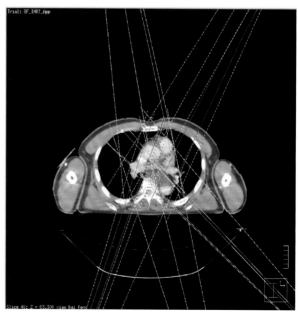

▶ 图 35　肺段靶区布野示意图

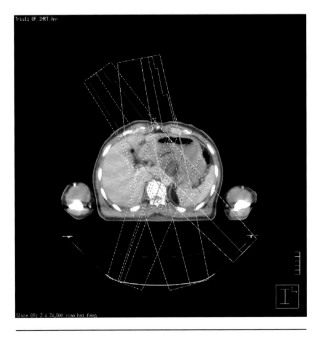

▶ 图36　胃段靶区布野示意图

红色野：200°；墨绿色野：290°；紫色野：325°；绿
色野：350°；深蓝色野：30°；玫红色野：70°；天蓝
色野：135°；橙色野：165°

计划布野点评

1. 该计划大部分射野均沿纵隔前后方向布置，能有效地降低肺受低剂量照射的体积。

2. 考虑到锁骨上靶区较为扁平，若射野仍集中在沿纵隔前后方向上，会降低靶区的适形度并提高脊髓的受量，抑或形成环绕脊髓的两个高剂量尖角，则在日常治疗过程中，不论摆位误差偏左或偏右，都易造成脊髓超量。因而针对此段靶区左右各增加一个相对水平的射野（290°和70°），以提高该段靶区的适形度，降低脊髓受量（锁骨上靶区布野示意图）。

3. 290°和70°照射野不照射肺段靶区以降低肺受低剂量照射体积（肺段靶区布野示意图）。

4. 为降低肺段和胃段脊髓受量，左后方天蓝色照射野偏离纵隔前后方向角度较大。

例39　胸下段食管鳞癌，壁内转移累及野照射

72 岁男性患者，因"进食梗噎 2 个月"入院。食管镜检查距门齿 36 ~ 47cm 食管及贲门胃体溃疡型肿物，距门齿 25cm、26cm 及 35cm 结节样病变，考虑病变壁内转移，活检病理为"鳞状细胞癌"。PET-CT 示纵隔右侧气管食管沟、贲门及胃左区多发淋巴结转移。入院时能进软食，KPS 70 分，体重 47kg，查体无异常。

辅助检查

2016-1-13 上消化道造影：食管上段可见长约 2.6cm 充盈缺损及黏膜破坏，食管下段、贲门至胃体上段小弯侧见长约 11.3cm 不规则充盈缺损，黏膜破坏。

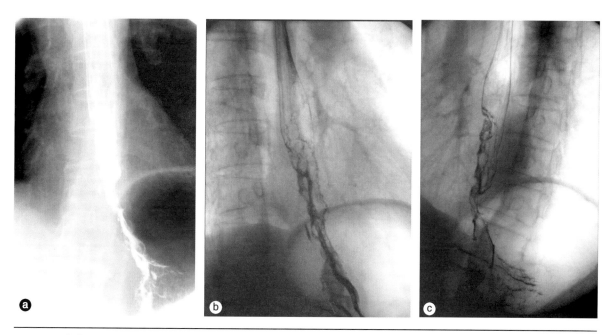

▶ 图1 食管下段及贲门胃体病灶

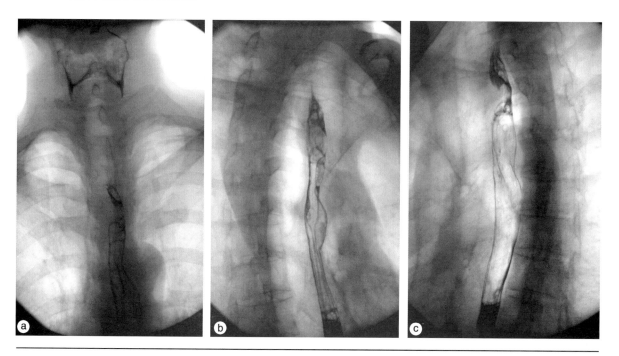

▶ 图2 食管上中段壁内转移灶

2016-1-6 胸部 CT 提示：下段食管、贲门胃底及胃体小弯侧胃壁增厚，最厚处 2.0cm，纤维膜毛糙；纵隔右侧气管食管沟、7、8 区及胃左区多发肿大淋巴结，大者 1.4cm×2.3cm。

2016-1-18 胃镜：距门齿 36~47cm 食管至贲门及胃体溃疡型肿物，考虑为癌；距门齿 21~23cm 食管隆起型病变，病变壁内转移？距门齿 25cm、26cm 及 35cm 结节样病变，壁内转移可能性大。

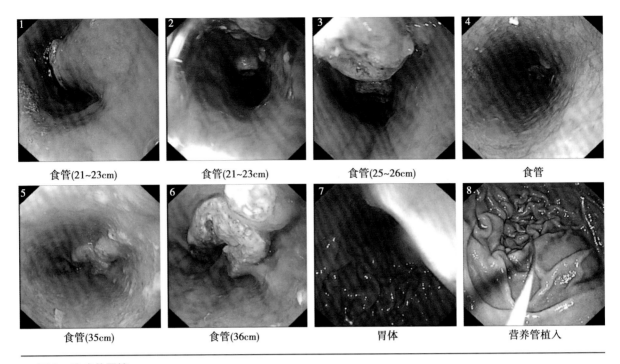

食管(21~23cm) 食管(21~23cm) 食管(25~26cm) 食管

食管(35cm) 食管(36cm) 胃体 营养管植入

▶ 图3 治疗前胃镜

2016-1-19活检病理（食管至贲门及胃体35~47cm、食管25~26cm、食管21~23cm）：鳞状细胞癌。

2016-1-18超声内镜：距门齿36~47cm食管至贲门及胃体溃疡型肿物，病变主要位于食管癌的固有肌层，病变侵透食管外膜；距门齿21~23cm食管隆起型病变，壁外肿大淋巴结累及食管与病变壁内转移待鉴别；距门齿25cm、26cm及35cm结节样病变，主要位于食管壁的黏膜层和黏膜下层，警惕累及固有肌层，考虑病变壁内转移。

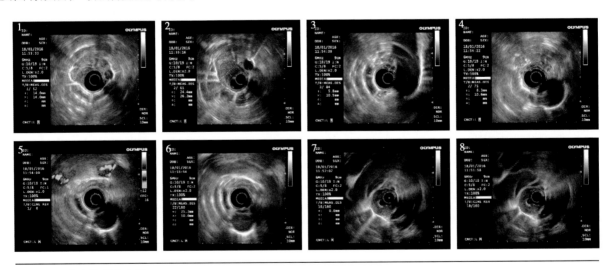

▶ 图4 治疗前超声内镜

2016-1-12PET-CT：食管下段癌，侵犯贲门及胃体小弯侧，伴代谢增高；食管上段局部管壁偏心性增厚，伴代谢增高；食管中上段另2处结节状代谢增高，均考虑恶性，多灶食管癌与转移待鉴别；右侧气管食管沟、贲门及胃左区淋巴结转移；纵隔7区淋巴结肿大，伴轻度代谢，性质待定，请密切随诊；纵隔4R区及双肺门淋巴结，伴代谢增高，肉芽肿性病变可能大。

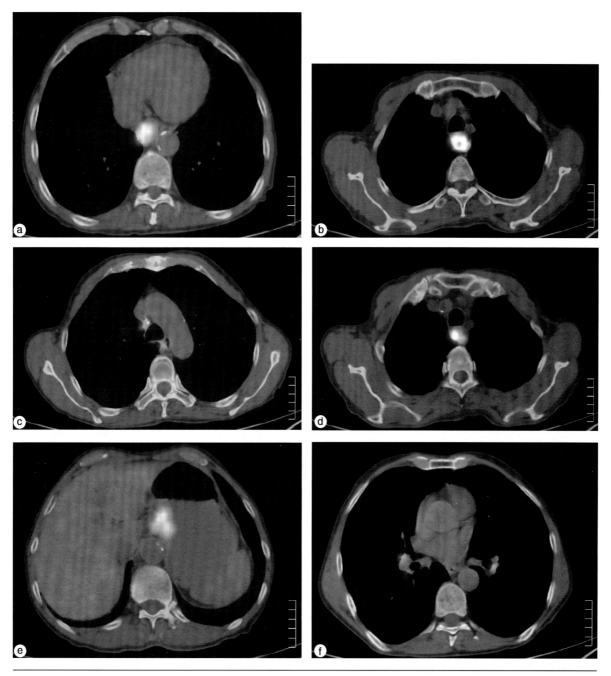

► 图 5

a. 食管下段原发肿瘤；b. 食管上段代谢增高灶；c. 食管中段代谢增高灶及纵隔 4R 区淋巴结（肉芽肿性病变可能大）；d. 右侧气管食管沟淋巴结；e. 胃左区淋巴结；f. 双肺门淋巴结（肉芽肿性病变可能大）

入院诊断

食管胸下段鳞癌

　　　食管上、中段多发壁内转移

　　　纵隔、胃左区多发淋巴结转移

分期：AJCC/UICC 2002：$T_4N_1M_0$ Ⅲ 期

治疗方案：单纯放疗

放射治疗：6F- IMRT，6MV- X，95％ PTV 50.4Gy/1.8Gy/28f。

靶区勾画范围

该患者年龄大，肿瘤侵犯范围广泛，无法给予 60Gy 的根治性放疗剂量，并且不必进行较大范围的预防性照射，所以给予以减轻患者进食梗噎症状为主的放疗，照射范围以肿瘤及转移淋巴结上下各外扩 1cm，并包括相应层面的淋巴引流区。因 GTV 及 GTVnd 范围广泛，PGTV 同步加量意义不大。仅给予 PTV 单一放疗剂量。

GTV：食管下段及贲门胃体肿瘤原发灶、食管上中段壁内转移灶。

GTVnd：3P、7 区、胃左区转移淋巴结。

CTV：上界：GTVnd 上 1cm；下界：GTV 下 1cm；包括部分 1、2、3P、4L、7、8、贲门、胃左淋巴引流区。

PTV：CTV 三维外扩 0.5cm。

靶区勾画层面示例

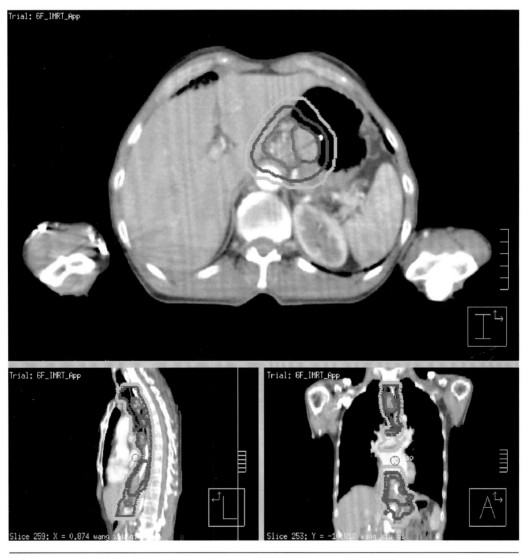

▶ 图 6　等中心点层面　绿色：PTV；蓝色：CTV；红色：GTV；粉色：GTVnd

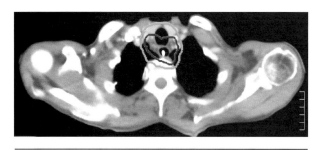

▶ 图7　CTV 上界：GTVnd 上 1cm　绿色：PTV；蓝色：CTV

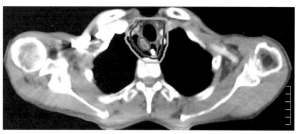

▶ 图8　绿色：PTV；蓝色：CTV；粉色：GTVnd

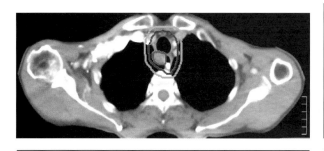

▶ 图9　锁骨头上缘层面　绿色：PTV；蓝色：CTV；粉色：GTVnd

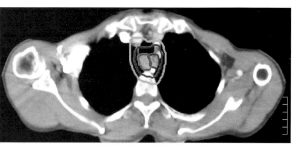

▶ 图10　胸廓入口层面　绿色：PTV；蓝色：CTV；红色：GTV；粉色：GTVnd

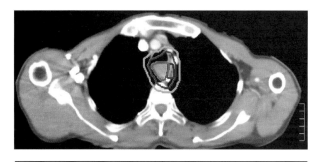

▶ 图11　绿色：PTV；蓝色：CTV；红色：GTV；粉色：GTVnd

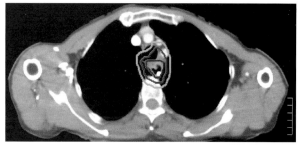

▶ 图12　绿色：PTV；蓝色：CTV；红色：GTV

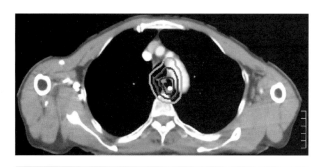

▶ 图13　主动脉弓上缘　绿色：PTV；蓝色：CTV；红色：GTV

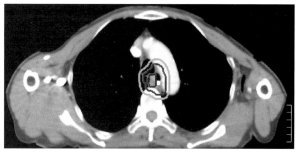

▶ 图14　左右头臂静脉汇合处　绿色：PTV；蓝色：CTV；红色：GTV

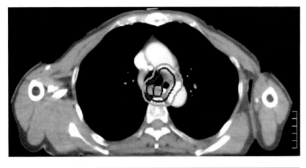

▶ 图 15　主肺动脉窗　绿色：PTV；蓝色：CTV；红色：GTV

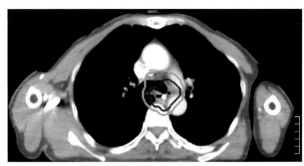

▶ 图 16　绿色：PTV；蓝色：CTV

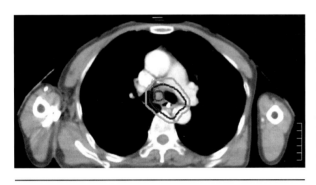

▶ 图 17　隆突下　绿色：PTV；蓝色：CTV；粉色：GTVnd

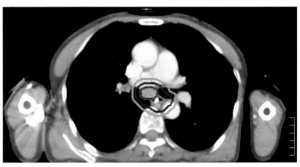

▶ 图 18　绿色：PTV；蓝色：CTV；粉色：GTVnd

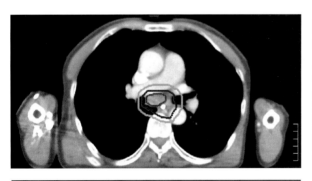

▶ 图 19　绿色：PTV；蓝色：CTV；粉色：GTVnd

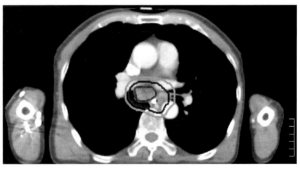

▶ 图 20　绿色：PTV；蓝色：CTV；粉色：GTVnd

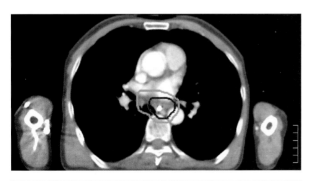

▶ 图 21　绿色：PTV；蓝色：CTV

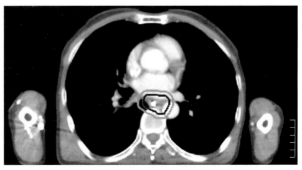

▶ 图 22　左下肺静脉　绿色：PTV；蓝色：CTV

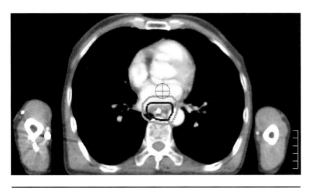

▶ 图 23　绿色：PTV；蓝色：CTV

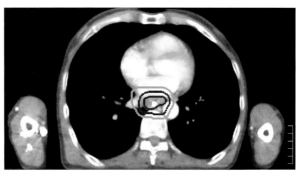

▶ 图 24　**右下肺静脉**　绿色：PTV；蓝色：CTV；红色：GTV

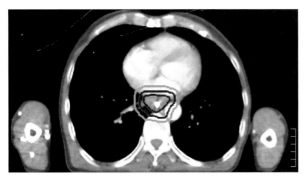

▶ 图 25　绿色：PTV；蓝色：CTV；红色：GTV

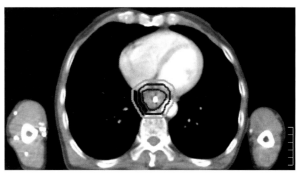

▶ 图 26　绿色：PTV；蓝色：CTV；红色：GTV

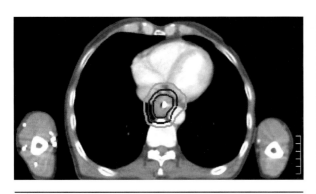

▶ 图 27　绿色：PTV；蓝色：CTV；红色：GTV

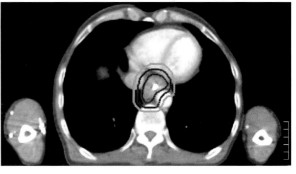

▶ 图 28　绿色：PTV；蓝色：CTV；红色：GTV

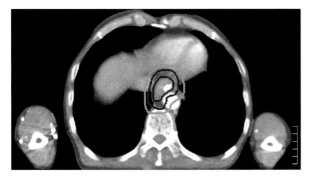

▶ 图 29　绿色：PTV；蓝色：CTV；红色：GTV

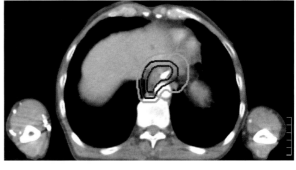

▶ 图 30　**贲门**　绿色：PTV；蓝色：CTV；红色：GTV

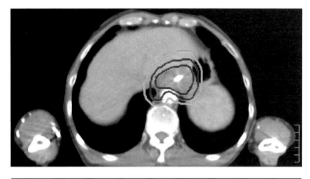

▶ 图 31　绿色：PTV；蓝色：CTV；红色：GTV

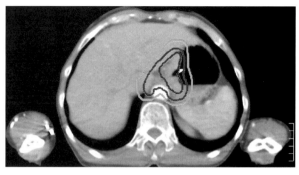

▶ 图 32　绿色：PTV；蓝色：CTV；红色：GTV

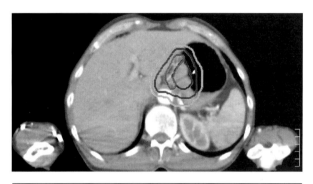

▶ 图 33　绿色：PTV；蓝色：CTV；红色：GTV；粉色：GTVnd

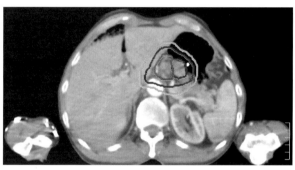

▶ 图 34　绿色：PTV；蓝色：CTV；红色：GTV；粉色：GTVnd

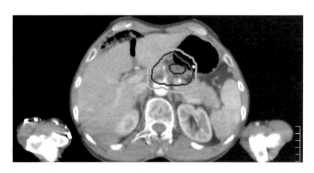

▶ 图 35　绿色：PTV；蓝色：CTV；红色：GTV

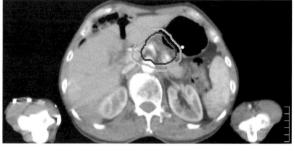

▶ 图 36　CTV 下界：肿瘤下 1cm　绿色：PTV；蓝色：CTV

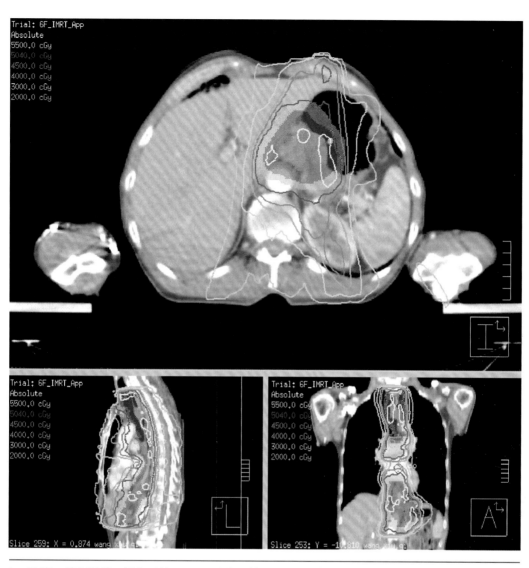

► 图 37　等剂量线　绿色区域：PTV；蓝色区域：CTV；红色区域：GTV；粉色区域：GTVnd

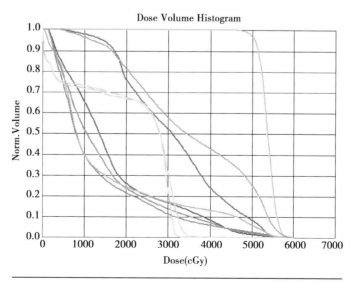

► 图 38　DVH 图

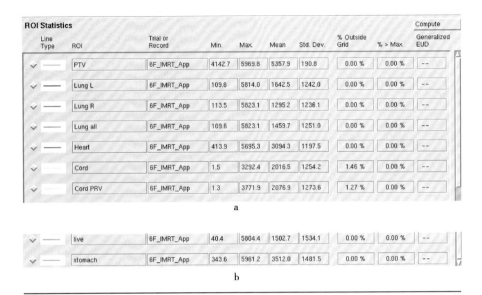

Line Type	ROI	Trial or Record	Min.	Max.	Mean	Std. Dev.	% Outside Grid	% > Max	Generalized EUD
✓	PTV	6F_IMRT_App	4142.7	5969.8	5357.9	190.8	0.00 %	0.00 %	--
✓	Lung L	6F_IMRT_App	109.6	5814.0	1642.5	1242.0	0.00 %	0.00 %	--
✓	Lung R	6F_IMRT_App	113.5	5823.1	1295.2	1236.1	0.00 %	0.00 %	--
✓	Lung all	6F_IMRT_App	109.6	5823.1	1459.7	1251.0	0.00 %	0.00 %	--
✓	Heart	6F_IMRT_App	413.9	5695.3	3094.3	1197.5	0.00 %	0.00 %	--
✓	Cord	6F_IMRT_App	1.5	3292.4	2016.5	1254.2	1.46 %	0.00 %	--
✓	Cord PRV	6F_IMRT_App	1.3	3771.9	2076.9	1273.6	1.27 %	0.00 %	--

a

Line Type	ROI	Trial or Record	Min.	Max.	Mean	Std. Dev.	% Outside Grid	% > Max	Generalized EUD
✓	live	6F_IMRT_App	40.4	5804.4	1502.7	1534.1	0.00 %	0.00 %	--
✓	stomach	6F_IMRT_App	343.6	5961.2	3512.0	1481.5	0.00 %	0.00 %	--

b

▶ 图 39　PTV 及主要的正常组织器官 Dmax 和 Dmean

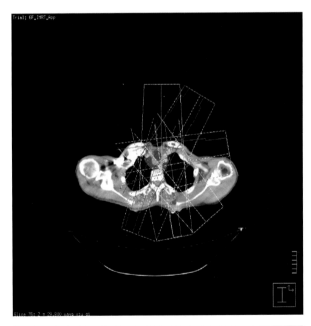

▶ 图 40　锁骨上靶区布野示意图

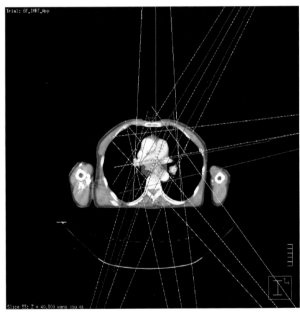

▶ 图 41　肺段靶区布野示意图

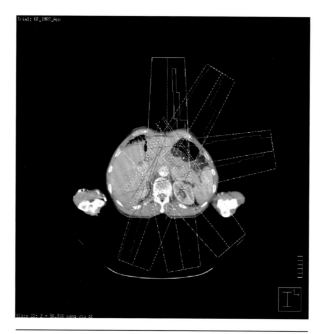

▶ 图 42　胃段靶区布野示意图

红色野：200°；绿色野：0°；深蓝色野：30°；玫红色野：80°；天蓝色野：140°；橙色野：170°

本例计划布野点评

1. 该计划大部分射野均沿纵隔前后方向布置，能有效地降低肺受低剂量照射的体积。

2. 考虑到锁骨上靶区较为扁平，若射野仍集中在沿纵隔前后方向上，会降低靶区的适形度并提高脊髓的受量，抑或形成环绕脊髓的两个高剂量尖角，则在日常治疗过程中，不论摆位误差偏左或偏右，都易造成脊髓超量。因而针对此段靶区左侧增加一个相对水平的射野（80°），以提高该段靶区的适形度，降低脊髓受量（锁骨上靶区布野示意图）。

3. 为降低肺段脊髓受量，80°照射野在肺段靶区仍然使用。相对 280°照射野，该角度入射时心脏能分担部分肺的受量。同时优化过程中应注意对肺低剂量区的控制，以达到肺受量和脊髓受量的合理平衡（肺段靶区布野示意图）。

4. 为降低胃段脊髓受量，80°照射野在肺段靶区仍然使用。该角度入射还能较好的降低左肾的受量。相对 280°照射野，该角度入射时胃能分担部分受量，从而更好地保护对低剂量更为敏感的肝脏。在优化过程中应同时注意对胃低剂量区的控制，以达到胃受量和脊髓受量的合理平衡（胃段靶区布野示意图）。

5. 左后方天蓝色照射野在胃段先照射左肾而后才能照到靶区，因而在优化过程中需对左肾受量进行合理约束，使得靶区、左肾、脊髓、胃的受量达到平衡。

例40　食管癌后装治疗联合外照射

62 岁男性患者，因"进行性吞咽困难伴背痛 4 个月余"入院，胃镜检查示距门齿 32～37cm 溃疡型肿物，病理诊断：中分化鳞状细胞癌。2008 年患"肺结核"，行右肺上叶切除术。入院时能进软食，

KPS 80 分，体重 41kg，查体无异常。

辅助检查

2016-1-19 上消化道造影：食管中下段可见长约 5.2cm 黏膜破坏及不规则充盈缺损。

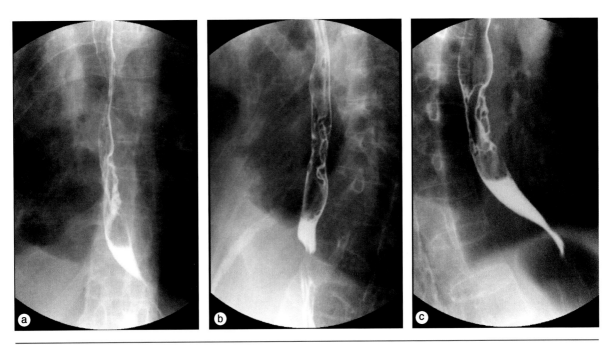

▶ 图1　上消化道造影

2016-1-15 胸部 CT：食管中下段管壁环周增厚，最厚处 1.4cm，外膜面模糊。右侧气管食管沟、纵隔 4R/L、7 区淋巴结，警惕转移。

2016-2-15 胃镜：距门齿 32～37cm 食管可见一溃疡型肿物。

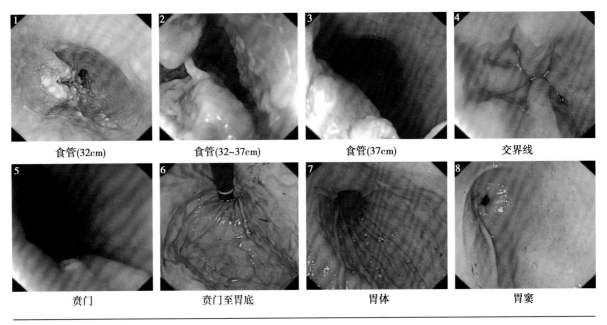

▶ 图2　胃镜

2016-2-15 活检病理：食管（32～37cm）中分化鳞状细胞癌。

2016-2-15 超声内镜：病变浸透食管壁外膜，与主动脉关系密切且分界欠清。病变处食管旁多发淋巴结，考虑转移。

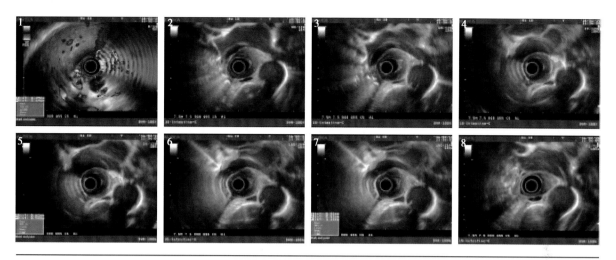

▶ 图3　超声内镜

入院诊断

食管下段鳞癌

　　　　侵及外膜

　　　　食管旁及隆突下淋巴结转移

分期：AJCC/UICC 2002：$T_4N_1M_0$ Ⅲ期

治疗方案：单纯放疗

患者于 2016-2-24 至 2016-4-5 完成外照射，并于 2016-2-26 和 2016-3-4 分别完成 1 次腔内照射。

外照射：6F-sIMRT，6MV-X，95% PTV50.40Gy/1.80Gy/28F。

腔内照射：^{192}Ir-mHDR-v2r 12Gy/6Gy/2F。

靶区勾画范围

患者肿瘤局部病变较晚，且既往右肺上叶切除术后，双肺体积明显减小，故给予外照射联合腔内照射。外照射靶区 CTV 范围为肿瘤上下外扩 3cm，不做预防性淋巴引流区照射。

GTV：下段食管肿瘤。

CTV：上界：肿瘤上 3cm；下界：肿瘤下 3cm；GTV 外扩 0.6cm 包括食管旁和病变旁淋巴结引流区域。

PTV：CTV 三维外扩 0.5cm。

外照射靶区勾画层面示例

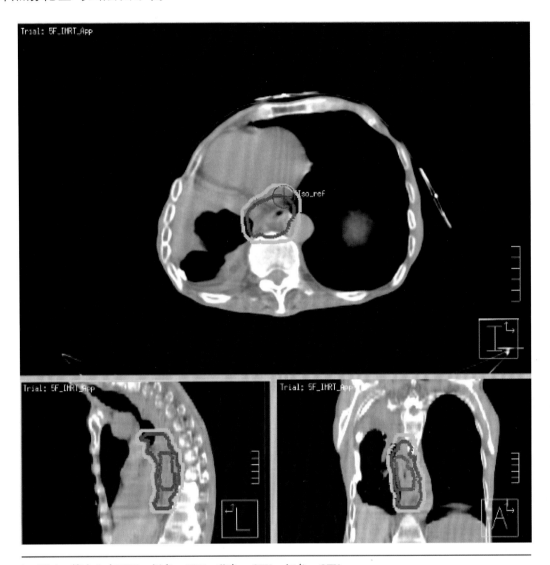

▶ 图4　等中心点层面　绿色：PTV；蓝色：CTV；红色：GTV

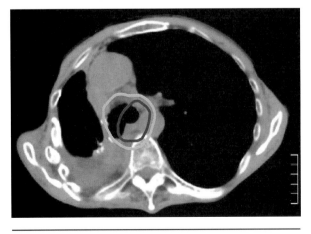

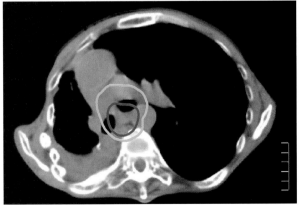

▶ 图5　CTV上界：肿瘤上3cm　绿色：PTV；蓝色：CTV

▶ 图6　隆突下层面　绿色：PTV；蓝色：CTV

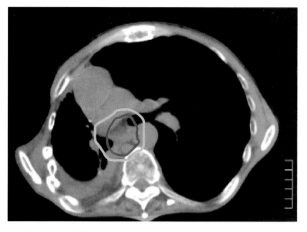

▶ 图 7　绿色：PTV；蓝色：CTV

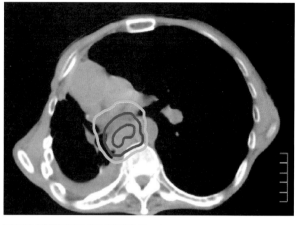

▶ 图 8　绿色：PTV；蓝色：CTV；红色：GTV

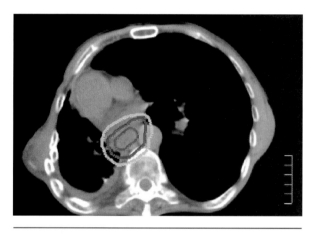

▶ 图 9　绿色：PTV；蓝色：CTV；红色：GTV

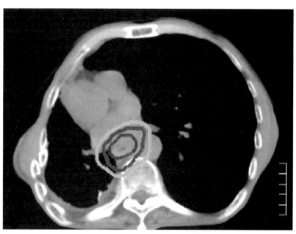

▶ 图 10　右下肺静脉层面　绿色：PTV；蓝色：CTV；红色：GTV

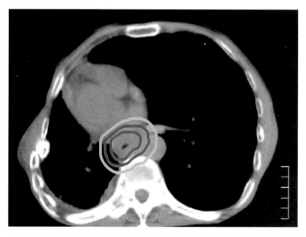

▶ 图 11　左下肺静脉层面　绿色：PTV；蓝色：CTV；红色：GTV

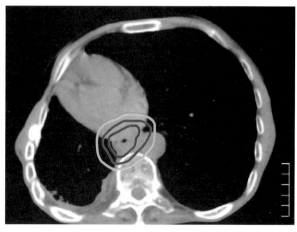

▶ 图 12　绿色：PTV；蓝色：CTV；红色：GTV

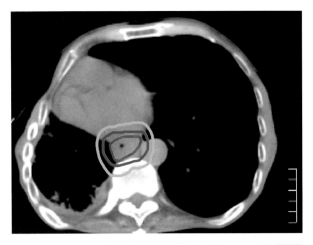

▶ 图 13 绿色：PTV；蓝色：CTV；红色：GTV

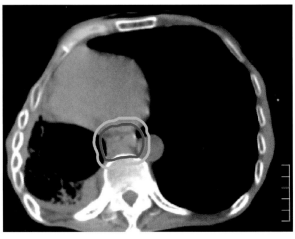

▶ 图 14 绿色：PTV；蓝色：CTV

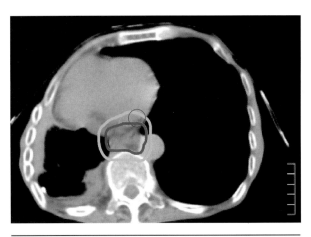

▶ 图 15 绿色：PTV；蓝色：CTV

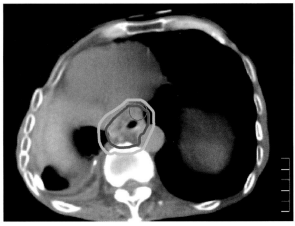

▶ 图 16 CTV 下界：肿瘤下 3cm 绿色：PTV；蓝色：CTV

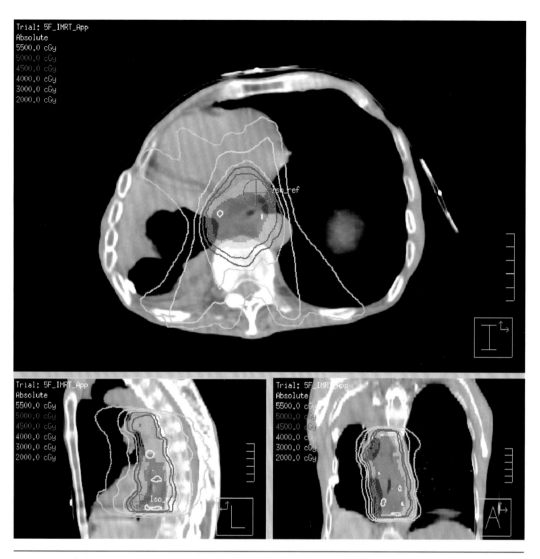

► 图 17　等剂量线　绿色区域：PTV；蓝色区域：CTV；红色区域：GTV

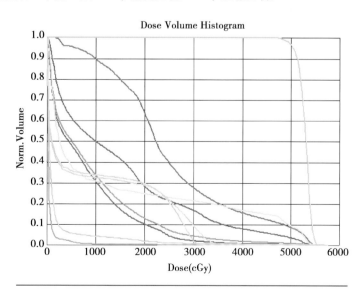

► 图 18　DVH 图

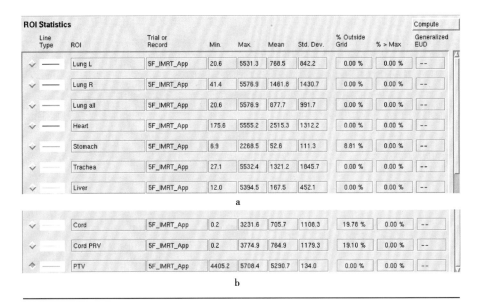

Line Type	ROI	Trial or Record	Min.	Max.	Mean	Std. Dev.	% Outside Grid	% > Max	Generalized EUD
∨	Lung L	5F_IMRT_App	20.6	5531.3	768.5	842.2	0.00 %	0.00 %	--
∨	Lung R	5F_IMRT_App	41.4	5576.9	1461.8	1430.7	0.00 %	0.00 %	--
∨	Lung all	5F_IMRT_App	20.6	5576.9	877.7	991.7	0.00 %	0.00 %	--
∨	Heart	5F_IMRT_App	175.6	5555.2	2515.3	1312.2	0.00 %	0.00 %	--
∨	Stomach	5F_IMRT_App	6.9	2268.5	52.6	111.3	8.81 %	0.00 %	--
∨	Trachea	5F_IMRT_App	27.1	5532.4	1321.2	1845.7	0.00 %	0.00 %	--
∨	Liver	5F_IMRT_App	12.0	5394.5	167.5	452.1	0.00 %	0.00 %	--

a

Line Type	ROI	Trial or Record	Min.	Max.	Mean	Std. Dev.	% Outside Grid	% > Max	Generalized EUD
∨	Cord	5F_IMRT_App	0.2	3231.6	705.7	1108.3	19.78 %	0.00 %	--
∨	Cord PRV	5F_IMRT_App	0.2	3774.9	764.9	1179.3	19.10 %	0.00 %	--
◈	PTV	5F_IMRT_App	4405.2	5708.4	5290.7	134.0	0.00 %	0.00 %	--

b

▶ 图 19　PTV 及主要的正常组织器官 Dmax 和 Dmean

腔内照射剂量分布

1. 第 1 次腔内照射

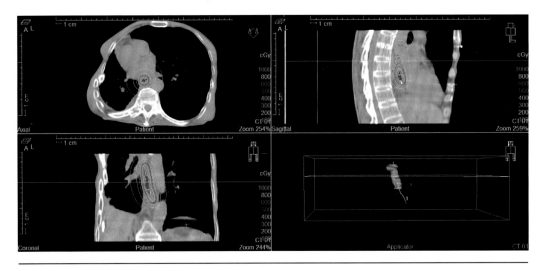

▶ 图 20　第 1 次腔内照射剂量分布图

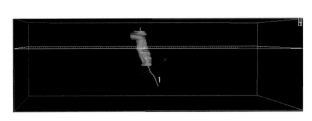

▶ 图 21　施源器示意图

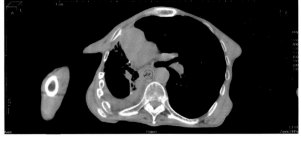

▶ 图 22　第 1 次腔内照射肿瘤上缘剂量分布图

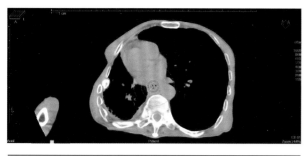

▶ 图 23　第 1 次腔内照射肿瘤中心层面剂量分布图

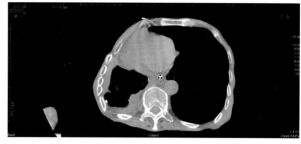

▶ 图 24　第 1 次腔内照射肿瘤下缘剂量分布图

2. 第 2 次腔内照射

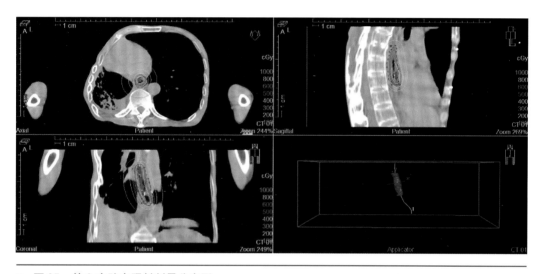

▶ 图 25　第 2 次腔内照射剂量分布图

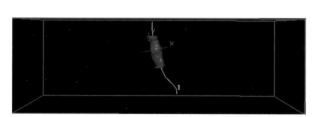

▶ 图 26　施源器示意图

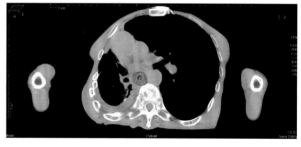

▶ 图 27　第 2 次腔内照射肿瘤上缘剂量分布图

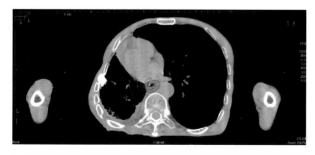

▶ 图 28　第 2 次腔内照射肿瘤中心层面剂量分布图

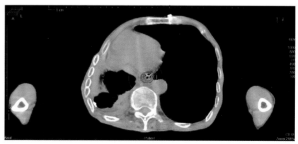

▶ 图 29　第 2 次腔内照射肿瘤下缘剂量分布图

腔内照射计划 DVH 图

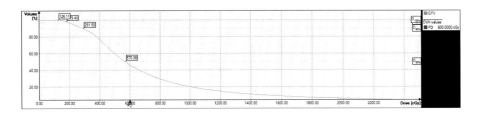

▶ 图 30　第 1 次腔内照射 DVH 图

ROI	Dose [%]	Dose [cGy]	Volume [%]	Volume [ccm]
GTV				
GTV	21.02	126.11	**100.00**	34.63
GTV	95.01	570.08	**50.00**	17.32
GTV	48.58	291.50	**90.00**	31.17
GTV	29.90	179.40	**98.00**	33.94

▶ 图 31　第 1 次腔内照射 GTV 剂量体积分布

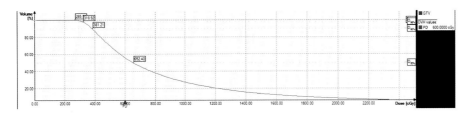

▶ 图 32　第 2 次腔内照射 DVH 图

ROI	Dose [%]	Dose [cGy]	Volume [%]	Volume [ccm]
GTV				
GTV	44.25	265.50	**100.00**	25.08
GTV	108.73	652.40	**50.00**	12.54
GTV	63.53	381.21	**90.00**	22.57
GTV	53.15	318.92	**98.00**	24.58

▶ 图 33　第 2 次腔内照射 GTV 剂量体积分布

正常组织剂量限制及定位注意事项

一、　正常组织剂量限制

双肺：肺平均剂量 15～17Gy，两肺 V20 ≤30%，两肺 V30≤20%。同步放化疗者两肺 V20≤28%。

心脏：V30<40%，V40<30%。

脊髓 PRV：Dmax<45Gy。

胃：V40<40%，胃不能有高剂量点。

小肠：V40<40%，Dmax<55Gy。

双肾：V20<30%。

肝：V30<30%。

建议按照处方剂量为 60Gy 做放疗计划，并评估正常组织的受量。

对于术后或术前放疗的患者，建议先按处方剂量（95% PTV60Gy）进行正常组织评估，再按实际执行的放疗剂量（如 50～54Gy）执行，同时确定正常组织的实际受量。

二、　定位注意事项

食管下段及食管胃交界癌，或者需要照射胃左、腹腔淋巴结的患者，为了减少胃部充盈大小造成的照射体积差异，CT 模拟定位前空腹 3～4h，CT 扫描前及每次放疗前 15min，患者需服用 200～300ml 半流食（如稠粥、酸奶等，每次定量）。上中段不照射腹腔患者无须此步骤。术后残胃位于纵隔的患者，切记不要充盈胃，以胃内无内容物时定位为佳，放疗时亦如此。

患者均采取仰卧位，双臂伸直置于体侧或者双肘交替后置于额前。颈段及上段患者建议头颈肩罩固定，中下段及食管胃交界癌体膜固定。行静脉造影增强扫描，层厚 0.5cm。对造影剂过敏者可不行增强扫描。

主要参考文献

［1］Mandard AM, Chasle J. Autopsy findings in 177 cases of esophageal cancer. Cancer, 1981, 48：329-335.

［2］Bosch, AZ Frias, W L Caldwell. Autopsy Findings in Carcinoma of the Esophagus. Acta Radiologica：Oncology, Radiation, Physics, Biology, 2009, 18：103-112.

［3］Kodama, MT Kakegawa. Treatment of superficial cancer of the esophagus：a summary of responses to a questionnaire on superficial cancer of the esophagus in Japan. Surgery, 1998, 123（4）432-439.

［4］Shimada, HY Nabeya, H Matsubara, S Okazumi, T Shiratori, T Shimizu, T Aoki, K Shuto, Y Akutsu, T Ochiai. Prediction of lymph node status in patients with superficial esophageal carcinoma：analysis of 160 surgically resected cancers. The American Journal of Surgery, 2006, 191（2）250-254.

［5］Isono, KH Sato, K Nakayama. Results of a nationwide study on the three-field lymph node dissection of esophageal cancer. Oncology, 1991, 48（5）：411-420.

［6］Akiyama, HM Tsurumaru, H Udagawa, Y Kajiyama. Radical lymph node dissection for cancer of the thoracic esophagus. Annal of Surgery, 1994, 220（3）：364-372；discussion 372-373.

［7］Machiels, MSJ Wouterse, ED Geijsen, RM van Os, RJ Bennink, HW van Laarhoven, MC Hulshof. Distribution of lymph node metastases on FDG-PET/CT in inoperable or unresectable oesophageal cancer patients and the impact on target volume definition in radiation therapy. Journal of Medical Imaging and Radiation Oncology, 2016, 60：520-527.

［8］肖泽芬, 章众, 张红志等. 用三维治疗计划系统评估食管癌常规放射治疗中肿瘤剂量的分布［J］. 中华放射肿瘤志, 2004, 13（4）：273-277.

［9］章文成, 王奇峰, 肖泽芬等. Ⅱ和Ⅲ期胸段食管癌术后预防性三维放疗疗效分析［J］. 中华放射肿瘤学杂志, 2012, 21（2）：136-139.

［10］章文成, 王奇峰, 肖泽芬等. 胸段食管鳞癌根治术后失败模式对放疗野设计的指导作用［J］. 中华放射肿瘤学杂志, 2012, 21（1）：38-41.

［11］肖泽芬, 周宗玫, 吕纪马等. 胸段食管癌淋巴结转移规律与术后放疗范围的探讨［J］. 中华放射肿瘤学杂志, 2008, 17（6）：427-43

［12］刘晓, 章文成, 于舒飞等. T2-3N0M0期食管癌R0术后失败模式分析——术后放疗潜在价值与意义［J］. 中华放射肿瘤学杂志, 2015, 24（1）：19-24.

［13］杨劲松, 刘晓, 肖泽芬等. pT2-3N0M0期食管癌根治术后3DRT前瞻性Ⅱ期临床研究［J］. 中华放射肿瘤学杂志, 2015, 24（1）：29-32.

［14］谭立君, 肖泽芬, 张红星等. 不能手术食管癌三维放疗与同期放化疗生存比较［J］. 中华放射肿瘤学杂志, 2015, 24（2）：106-110.

［15］杨劲松, 章文成, 肖泽芬等. 术后辅助3DRT改善pT3N0M0期食管癌患者长期生存［J］. 中华放射肿瘤学杂志, 2015, 24（2）：101-105.

［16］于舒飞, 章文成, 王奇峰等. 淋巴结阳性食管癌术后预防性IMRT同期化疗的临床Ⅰ期研究［J］. 中华放射肿瘤学杂志, 2016, 25（1）：26-31.

[17] 于舒飞，章文成，肖泽芬等. 胸中段淋巴结阳性食管癌术后放疗的临床意义 [J]. 中华放射肿瘤学杂志, 2016, 25 (4)：332-338.

[18] 邓玮，王奇峰，肖泽芬等. 食管癌术前 3DRT 和同期放化疗疗效分析 [J]. 中华放射肿瘤学杂志, 2016, (3)：220-226.

[19] Xiao, Z. F., Z. Y. Yang, J. Liang, Y. J. Miao, M. Wang, W. B. Yin, X. Z. Gu, D. C. Zhang, R. G. Zhang and L. J. Wang (2003). "Value of radiotherapy after radical surgery for esophageal carcinoma: a report of 495 patients." Ann Thorac Surg 75 (2): 331-336.

[20] Xiao, Z. F., Z. Y. Yang, Y. J. Miao, L. H. Wang, W. B. Yin, X. Z. Gu, D. C. Zhang, K. L. Sun, G. Y. Chen and J. He (2005). "Influence of number of metastatic lymph nodes on survival of curative resected thoracic esophageal cancer patients and value of radiotherapy: report of 549 cases." Int J Radiat Oncol Biol Phys 62 (1): 82-90.

[21] Deng, W., Q. Wang, Z. Xiao, L. Tan, Z. Yang, Z. Zhou, H. Zhang, D. Chen, Q. Feng, J. Liang, Y. Li, J. He, S. Gao, K. Sun, G. Cheng, X. Liu, D. Fang, Q. Xue, Y. Mao, D. Wang and J. Li (2017). "A prognostic nomogram for overall survival after neoadjuvant radiotherapy or chemoradiotherapy in thoracic esophageal squamous cell carcinoma: a retrospective analysis." Oncotarget.

52检